眼针带针康复疗法

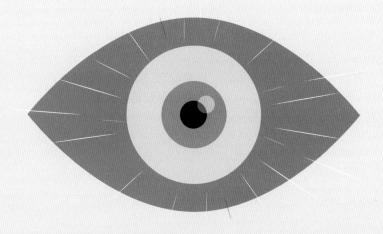

主　编　王鹏琴　邵　妍
副主编　鞠庆波　崔　聪　徐　辉
编　委　康　健　杨　森　高孟尧　郭　倩
　　　　高　晨　安太健　赵曦彤　吴　彬
　　　　赵　霞　王晨阳　刘　通　李玉蕊
　　　　栾镇宇　孙孟镓

人民卫生出版社
·北京·

图书在版编目（CIP）数据

眼针带针康复疗法 / 王鹏琴，邵妍主编 . —北京：
人民卫生出版社，2024.5

ISBN 978-7-117-36284-9

Ⅰ . ①眼… Ⅱ . ①王… ②邵… Ⅲ . ①眼针疗法
Ⅳ . ①R246.82

中国国家版本馆CIP数据核字（2024）第088601号

人卫智网	www.ipmph.com	医学教育、学术、考试、健康， 购书智慧智能综合服务平台
人卫官网	www.pmph.com	人卫官方资讯发布平台

眼针带针康复疗法
Yanzhen Daizhen Kangfu Liaofa

主　　编：王鹏琴　邵　妍
出版发行：人民卫生出版社（中继线 010-59780011）
地　　址：北京市朝阳区潘家园南里 19 号
邮　　编：100021
E - mail：pmph @ pmph.com
购书热线：010-59787592　010-59787584　010-65264830
印　　刷：北京顶佳世纪印刷有限公司
经　　销：新华书店
开　　本：710×1000　1/16　印张：16　彩插：8
字　　数：246 千字
版　　次：2024 年 5 月第 1 版
印　　次：2024 年 7 月第 1 次印刷
标准书号：ISBN 978-7-117-36284-9
定　　价：85.00 元

打击盗版举报电话：**010-59787491**　**E-mail：WQ @ pmph.com**
质量问题联系电话：**010-59787234**　**E-mail：zhiliang @ pmph.com**
数字融合服务电话：**4001118166**　**E-mail：zengzhi @ pmph.com**

王鹏琴简介

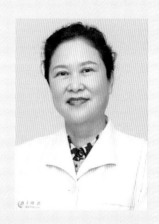

王鹏琴，女，主任医师，医学博士，博士研究生导师，辽宁省名中医，辽宁省眼针平台负责人，国家级名老中医彭静山教授学术继承人，青海省高层次引进人才计划领军人才。主要社会兼职：中国康复医学会中医中西医结合专业委员会副主任委员、中华中医药学会脑病分会常务委员、辽宁省中西医结合学会神经内科专业委员会主任委员。

1988年跟师彭静山教授，全面继承彭静山教授学术思想及诊疗技术，系辽宁彭氏眼针学术流派代表性传承人、学术带头人，现师从国医大师张静生教授，主持国家973课题、省部级课题、市级课题7项。2011年首次提出"眼针带针康复疗法"，应用临床10余年，并在全国35家二级工作站全面推广。

主持《彭静山眼针疗法研究》《辽宁彭氏眼针流派临床经验全图解》《眼针熥疗止痛技术》《彭静山针灸全集》4部著作编写及《眼针疗法》再版工作，发表相关论文80余篇。培养硕士研究生、博士研究生100余人，获得"辽宁省高校优秀研究生导师"称号。

参与项目（团队成员排名第8）"中医特色疗法诊疗体系构建与临床应用"2014年获上海市人民政府科技进步奖一等奖；2019年主持制定国家中医药管理局中医康复技术操作标准"眼针带针康复疗法"并获得实用新型专利4项、发明专利1项；《彭静山眼针疗法研究》获2021年度中华中医药学会科学技术奖·学术著作奖三等奖；《辽宁彭氏眼针流派临床经验全图解》获2023年辽宁省自然科学学术成果奖三等奖。

邵妍简介

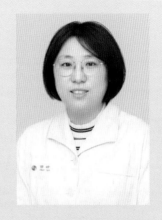

　　邵妍，女，主任医师，医学博士，硕士研究生导师，北京中医药大学循证医学中心博士后，辽宁省中医药特色人才，辽宁省"兴辽英才计划"医学名家青年名中医，沈阳市人才，师从王鹏琴教授，系辽宁彭氏眼针学术流派第三代传承人。主要社会兼职：国家自然科学基金委员会通信评审专家，中国针灸学会针法灸法分会第六届委员会常务委员，中华中医药学会中医康复技术传承创新平台常务委员，中国民族医药学会康复分会常务理事、壮医药分会常务理事，辽宁省中西医结合学会脑病康复专业委员会主任委员，辽宁省中医药学会脑病康复专业委员会副主任委员。

　　从事针灸临床及教研工作 16 年，主要研究方向为中医脑病康复，并致力于眼针流派特色诊疗技术的全国推广。主持和参与完成国家自然科学基金项目及省部级课题 11 项，2019 年参与制定国家中医药管理局中医康复技术操作标准"眼针带针康复疗法"，获发明专利和实用新型专利 6 项，参与编写《彭静山眼针疗法研究》《辽宁彭氏眼针流派临床经验全图解》《眼针燔疗止痛技术》《彭静山针灸全集》4 部著作，在国家级核心期刊发表论文 18 篇，发表 SCI 论文 2 篇。

前　言

　　眼针带针康复疗法作为一种中医特色疗法与现代康复理念相结合的技术，于 2011 年由辽宁彭氏眼针学术流派传承工作室负责人王鹏琴教授首先提出。2012 年，眼针传承团队获批承担国家中医药管理局首批中医学术流派传承工作室建设项目，在原汁原味继承学派宗师彭静山先生学术思想和诊疗技术的基础上，开展了眼针带针康复疗法的临床实践和推广应用。

　　眼针疗法是 20 世纪 70 年代彭静山先生创立的一种特色微针疗法，研究始于 1970 年，1982 年通过辽宁省卫生厅鉴定，获得辽宁省重大科技成果奖，1987 年通过国家中医药管理局的鉴定，1990 年《眼针疗法》专著出版。之后，几代人不断努力，开展了包括国家 973 计划在内的多项课题研究，获得多项科技奖励，尤其是在流派工作室建设过程中，眼针疗法的科学内涵研究及临床推广应用得到了进一步的发展。

　　眼针带针康复疗法源于彭静山先生在临床中发明的运动配合眼针治疗的方法，即眼针运动疗法。当时跟先生出诊的学员都知道，给中风偏瘫的患者针刺眼针，留针期间嘱患者活动，每每随针取效。近几十年来，现代康复学在国内蓬勃发展，我们在彭静山先生眼针运动疗法的基础上，对"运动"按照现代康复学的标准进行规范，并经过十余年的不断丰富和完善，总结出"眼针带针康复疗法"这一成果，该疗法于 2018 年 11 月立项参与国家中医药管理局《中医康复服务能力规范化建设项目实施方案》（国中医药科技中医便函〔2016〕130 号），并形成了《眼针带针康复疗法操作标准》，为确保操作的标准化，我们还发明了两项专利——"眼针运动疗法针具""眼针分区定穴仪"，以上工作为临床推广提供了便利。目前，经过国内 35 个二级工作站及多次学术会议的应用及宣传，眼针带针康复疗法已具有一定的影响力，临床实践证明，眼针带针康复疗法对由中风、脊髓损伤等疾病导致的运动功能障碍及各种疼痛有很好的疗效，使众多病患受益。

《眼针带针康复疗法》一书深入阐述了眼针带针康复疗法的具体内容，简要介绍了相关的康复技术，重点探讨了眼针带针康复疗法的理论基础、操作标准及优势病种，是流派传承工作室建设的重要成果。在眼针带针康复疗法的实践过程中，得到了辽宁中医药大学附属医院各级领导的重视和大力支持，得到了时任康复科主任宋哲教授团队的密切配合，值此成书之际，一并表示衷心感谢！

我们肩负着流派传承的重要责任，将对宗师的敬畏和忠诚深植于心，笃信流派技术，践行宗师教诲，视编撰工作为使命，但因水平有限，虽经过多次反复修稿，错漏之处亦在所难免，同时，眼针带针康复疗法在临床实践中也有进一步发展的空间，敬请读者和同道不吝赐教。

编委会

2023 年 9 月

目　录

第一章 眼针带针康复疗法缘起

第一节 辽宁彭氏眼针学术流派简述

辽宁彭氏眼针学术流派源于宗师彭静山教授，始于 20 世纪 70 年代，后经嫡传弟子王鹏琴等传承人不断探索、创新与完善，形成了以彭氏眼针、针药结合、经络功法为主，独具辽派特色的辽宁彭氏眼针学术思想体系。

本流派重点以中医学基本理论为依据，坚持"整体观念"和"辨证施治"，通过观眼识病诊断疾病、彭氏眼针疗法针刺眼针八区十三穴调节脏腑功能治疗疾病。本流派通过眼白睛脉络颜色和形态变化的局部病变，确立全身辨证论治的整体观念，根据脏腑辨证、三焦辨证、部位辨证，采取不同眼针取穴，给予针刺、中药、经络功法等整体治疗。本流派始终坚持简、便、廉、效的原则，通过多年实践和继承创新，总结凝练眼针核心理论"眼针八区十三穴络脑通脏腑"，开展彭氏眼针疗法治疗中风、疼痛疾病、消化系统疾病、痿证、颤证、神志病等。

本流派对现代医学和相关前沿学科、边缘学科也勇于探索学习，吸收他人长处，为己所用。将彭氏眼针疗法与现代康复训练结合，提出眼针带针康复疗法、眼针熥疗止痛技术，既强调全面继承，又要灵活运用，不断创新，开展彭氏眼针疗法、眼针带针康复疗法作用机制动物实验，进一步明确该疗法治疗中风的相关机制。

在学术研究上，本流派坚持衷中参西，广纳博采，汲取各家之长，倡导中西医结合，认真学习新知识、新技术，应用西医诊断先进技术和手段，开展眼针结合肉毒杆菌毒素治疗中风后痉挛等新技术，重视中西医各自优势，不断促进中医学的发展。

　　2012 年国家中医药管理局确立首批 64 家中医学术流派工作室，辽宁彭氏眼针学术流派传承工作室为其中之一，并于 2012 年和 2019 年获得两轮建设经费资助。工作室自建立以来不断开展科研工作、培养人才，系统挖掘整理学派宗师学术思想，梳理流派脉络，挖掘流派相关古代文献，厘清传承脉络，整理学派宗师著作 16 部、静思庐随笔 100 余篇、诗集 100 余篇、眼针研究手稿照片 500 余份、文字手稿 110 余篇、照片 100 余张、亲笔病例 100 余份、各代传承人传记 20 余篇，发表论文 130 余篇，建立了中医眼针文献数据库。

　　自 2013 年起，每年线上及线下举办彭氏眼针相关国家级继续教育项目培训班（图 1-1 至图 1-3），参加培训 3 000 余人次。流派传承人去北京、上海、广州、南京、郑州、福州、哈尔滨、济南、深圳、成都、武汉、长春、西安等地，并受邀去美国等国家弘扬眼针流派技术及文化，推广彭氏眼针疗法、眼针带针康复疗法等流派特色技术的临床应用，开展流派学术思想传承与推广工作。

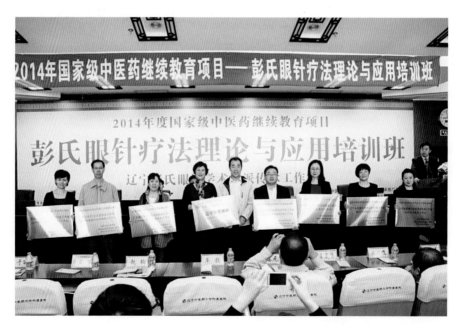

图 1-1　2014 年举办国家级中医药继续教育项目

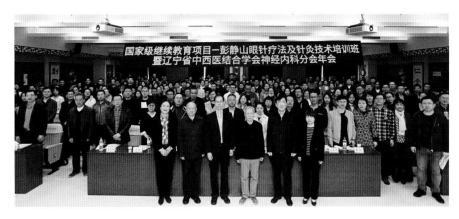

图 1-2　2015 年举办国家级继续教育项目

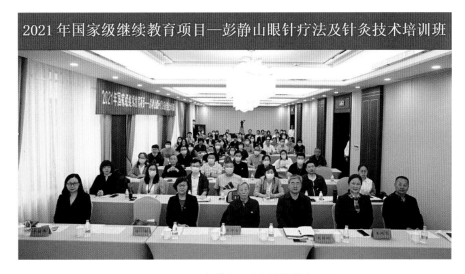

图 1-3　2021 年举办国家级继续教育项目

第二节　眼针流派宗师与继承

一、彭静山

彭静山（1909—2003），辽宁开原人，祖籍山东济南，著名针灸临床家、教育家（图 1-4）。原名彭寿龄，自号静思庐主。15 岁学医，师承东北名医马二琴先生，22 岁行医。1951 年在西医院组建中国第一个针灸教研室，1956 年任辽宁省中医院针灸科主任，1962 年任辽宁中医学院附属医院副院长、沈阳市中医学会副理事长，1978 年任辽宁省沈阳市第七届政协委员，1986 年被聘为北京中医学院名誉教授，1990 年被评为第一批国家级名老中医，是国家人事部、卫生部遴选的全国 500 名名老中医之一。临证近 70 年，精通内、外、妇、儿、针灸，提倡针药并用，临床经验丰富，一生出版书籍 16 部。晚年创立彭氏眼针疗法。

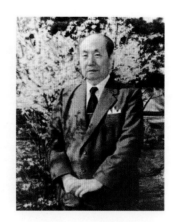

图 1-4　彭静山

彭老从长期的临床实践中，总结出"观眼识病"的望诊方法，在此基础上，开始研究彭氏眼针疗法。彭氏眼针疗法是在眼眶内外实施针刺等刺激治疗疾病，观察眼白睛脉络形色丝络，诊断疾病的一种诊疗技术。1974 年彭老第一次应用彭氏眼针疗法治疗疾病。1982 年彭氏眼针疗法通过辽宁省卫生厅鉴定，获辽宁省重大科技成果奖，1987 年彭氏眼针疗法通过国家中医药管理局的鉴定，1988 年获辽宁省政府科学技术进步奖三等奖，1990 年获国家中医药管理局科技进步奖二等奖。

《眼针疗法》一书是我国第一部关于眼针的著述，对针灸教学、医疗、科研有重要参考价值。该书的问世，标志着彭氏眼针疗法从理论到临床形成标志性成果和相对完整的体系。

二、王鹏琴

王鹏琴（图 1-5），医学博士，博士研究生导师，辽宁省名中医，辽宁省高层次人才，国家级名老中医彭静山教授学术继承人，辽宁彭氏眼针学术流派传承工作室负责人，辽宁省中医眼针临床医学研究中心负责人，辽宁省中医康复专科质控中心主任。1988 年跟师彭静山教授，作为彭静山嫡传弟子跟随彭老侍诊多年，继承和发扬彭静山教授的学术思想，从理论、临床、科研对"彭氏眼针疗法"进行深入系

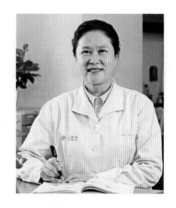

图 1-5　王鹏琴

统研究，在学术上与宗师一脉相承，临证 30 余年应用彭氏眼针疗法广济贫厄，现师从国医大师张静生教授。发表相关论文 80 余篇，培养硕士研究生、博士研究生 100 余名，培养了一大批能代表流派特色的高水平流派传承人。

王鹏琴继承彭老学术思想，秉承宗师思想，继承守正创新。主张"针药并用"，用针时"守神调气，无痛进针，同步行针"；用药时"五脏一体，生克制化，以平为期"。在眼针传承方面，从中医理论渊源、临床试验、动物实验等方面研究，厘清概念，科学诠释眼针的中医理论基础，提出眼针核心理论"眼针八区十三穴络脑通脏腑"，创新中医理论，完善眼针学术思想，筛选出眼针优势病种。2011 年率先将眼针应用于康复领域，将眼针与现代康复技术有机融合，提出"眼针带针康复疗法"。临证治疗中风以醒脑开窍、镇肝息风、益气活血为治疗原则，采用眼针结合中药分期论治、中西医结合康复早期介入、眼针带针康复疗法；治疗帕金森病以补肾柔肝法为治疗原则，早期应用眼针结合自拟止颤养筋汤，中期应用眼针结合镇肝熄风汤，晚期则虚实兼顾、标本同治，应用自拟扶正化风强骨汤；治疗重症肌无力以补脾益肾为治疗原则，采用眼针结合中药复方黄杞颗粒治疗，重用黄芪。

第三节　眼针流派特色技术

辽宁彭氏眼针学术流派特色技术包括彭氏眼针疗法（又称眼针疗法）、眼针带针康复疗法、眼针焖疗止痛技术、针灸十绝招、面瘫十法、经络功法等，其中彭氏眼针疗法和眼针带针康复疗法、眼针焖疗止痛技术是核心技术，应用临床 50 余年疗效显著，并制定了相关国家标准和中医康复技术操作标准以指导临床应用。

一、彭氏眼针疗法

晋代皇甫谧的《针灸甲乙经》记载针刺睛明、攒竹等眼周穴位治疗眼部及全身疾病。彭氏眼针疗法在古籍文献上并没有明确记载，而是由彭静山教授根据"五轮八廓"学说，结合先天八卦及 70 余年临床实践总结发明的一种特色微针疗法。

彭氏眼针疗法是在眼眶内外实施针刺等刺激治疗疾病和观察眼白睛脉络形色丝络诊断疾病的一种诊疗技术，核心理论为"眼针八区十三穴络脑通脏腑"，具有操作简单、疗效显著、适应证广的特点，优势病种有中风、疼痛类疾病、不寐、消化系统疾病等，相关图书已出版（图1-6）。

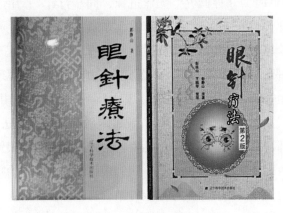

图 1-6　相关出版图书

二、眼针带针康复疗法

王鹏琴教授提出"眼针八区十三穴络脑通脏腑"核心理论，在彭氏眼针疗法的基础上将眼针与康复训练相结合，提出一种新疗法，即眼针带针康复疗法。

眼针带针康复疗法属于针刺运动疗法的一种，即在眼针带针期间进行运动疗法、作业疗法、语言训练、认知和吞咽训练等康复训练项目，康复训练项目结束后起针。主要用于治疗各种疾病导致运动障碍、认知障碍、言语障碍、疼痛感觉异常等症状，临床疗效显著。

三、眼针爆疗止痛技术

爆疗具有止痛化瘀、通经活络的作用，具备简、便、廉、验、捷等特点。眼针爆疗止痛技术是在眼针针刺留针的同时在患侧肩部进行爆疗，减轻患侧上肢肌肉无力、改善肩关节活动度、降低患侧上肢致残率的一种中药外治疗法。对于疼痛类疾病临床疗效十分显著，尤其适用于中风后肩手综合征的患者。

第二章 彭氏眼针疗法详解

　　彭氏眼针疗法包括观眼识病和眼针技术两个部分，其理论依据是眼与经络、五轮八廓、五脏密切相关，白睛的脉络变化反映脏腑生理功能、病理状态及人体气血虚实变化，对于临床诊断、治疗疾病具有指导意义。眼针八区十三穴与周围腧穴定位不同，在临床治疗上具有特色优势病种，要求操作者熟练掌握眼针技术操作规范、适应证、禁忌证。目前开展的彭氏眼针疗法研究主要包括白睛络脉形态研究、眼针临床疗效评价及动物实验机制研究等。

第一节　彭氏眼针疗法理论

　　眼是机体的重要组成部分，属五官之一，具有视万物、察秋毫、辨形状、别颜色的重要功能。这一功能的正常进行，是脏腑精气不断输注的结果，而精气的输注，又需要依靠经络来完成。眼与经络、经筋及奇经八脉关系密切。

一、眼与经络

（一）眼与十二经脉

　　《灵枢·邪气脏腑病形》："十二经脉、三百六十五络，其血气皆上于面而走空窍，其精阳气上走于目而为睛。"揭示出全身的经络与眼目关系密切，在十二经脉的具体循行中，除肺、脾、肾、心包络以外，有八条经脉是以眼作为集散地的。如"胃足阳明之脉，起于鼻，交频中，旁纳太阳之脉""小肠手太阳之脉，……，其支者，从缺盆循颈，上颊，至目锐眦""三焦手少阳之脉，……，交颊，至目锐眦""心手少阴之脉，……，从心系，上挟咽，系目系""肝足厥阴之脉，……连目系，上出额，与督脉会于巅""大肠手阳明之脉……其支者……上挟鼻孔""膀胱足太阳之脉，起于目内眦""胆足少阳之脉，起于目锐眦"。由于阴阳表里相合，经脉的相互连通，从而使眼及眼之白睛与全身经络相联系。例如，诊目痛，赤脉从上下者太阳病，从下上者阳明病，从外走内者少阳病；诊寒热，赤脉上下至瞳子，见一脉一岁死。

眼为五官之一，它通过经络和脏腑有不可分割的联系。《灵枢·邪气脏腑病形》说："十二经脉，三百六十五络，其血气皆上于面而走空窍，其精阳气上走于目而为睛。"《素问·五脏生成》说："诸脉皆属于目。"《灵枢·口问》说："目者，宗脉之所聚也。"《素问·五脏生成》又说："故人卧血归于肝，肝受血而能视。"张景岳《类经》解释说："肝为藏血之脏也，故人凡寐者其面色多白，以血藏故耳。"脏腑与眼睛相通是靠经络联系而形成的，经络分布于眼的通络。

起于眼或眼周的经络有：① 足阳明胃经起于鼻旁，与足太阳膀胱经交会于睛明穴；② 足太阳膀胱经起于目内眦睛明穴；③ 足少阳胆经起于目锐眦瞳子髎穴。

经过眼或眼周的经脉有：① 手少阴心经，其支者，系目系；② 足厥阴肝经，其经脉直接与目系相连；③ 任脉经过两目中间而终；④ 督脉经两目中间而下行终于长唇的龈交穴。终于眼或眼周的经脉有：① 手阳明大肠经，其支脉上行头面，终于鼻旁迎香穴；② 手少阳三焦经，其支脉至目眶下和目外眦；③ 手太阳小肠经的支脉，一条至目内眦，一条至目外眦；④ 阴跷脉、阳跷脉均至目内眦和外眦。

（二）眼与经筋

经筋是十二经脉循行部位上分布的体表肌肉系统的总称，也是将全身体表肌肉按照十二经脉循行部位进行分类的一种方法。因此十二经筋就是按照十二经脉来命名的。足太阳之经筋，其支者为目上纲。足少阳之经筋，其支者聚于目外眦。足阳明之经筋为目下纲。手太阳之经筋，上属目外眦。手少阳之经筋，属目外眦。

（三）眼与奇经八脉

奇经八脉中除任、督二脉具有自己所属的穴位外，其他六条都交汇于十二正经的穴位，使十二正经气血得以纵横交互，加强了经络间的密切关系，并对十二经脉气血有蓄积和渗灌的调节作用。任脉可以调节全身阴经经气，为阴脉之海；督脉循行两目中央下行而终于上唇的龈交穴，总督全身阳经经气，为阳脉之海，两目之间为眼针下焦所属；阴阳维脉维系人体表里之阴阳；阴阳跷脉交汇于目内眦，亦为眼针下焦所在区域，直接与眼相关，分主人体一身之阴阳，调节肢体运动，司眼睑开合。针刺下焦区可以通过任脉、督脉发挥平衡机体阴阳的作用，也可以通过阴阳跷脉发挥协调肢体运动功能的作用，因此眼针下焦区可借助督脉、阴阳跷脉的生理功能调节肢体功能，故眼针对下肢功能的恢复好于对上肢功能的改善。

经络与眼的关系，缭绕纠缠，表里互通，至为密切。正如《灵枢·经别》说："夫十二经脉者，人之所以生，病之所以成，人之所以治，病之所以起，学之所始，工之所止也；粗之所易，上之所难也。"

二、眼与五轮八廓

五轮八廓是中国古代医家阐述眼与脏腑相互关系并指导诊治眼病的两种学说，主要用于对眼病的分类及辨证论治，较少提及全身疾病的诊断和治疗。五轮学说是依据眼与脏腑密切相关的观点将眼部组织分为五个部分，与五脏分别联属，并依其各自所属脏腑的生理特征命名，即肉轮、血轮、气轮、风轮、水轮。用以说明眼的解剖、生理、病理，指导眼病的诊断和治疗。八廓学说是指将外眼划分为八个部位或方位，以自然界的八种物质现象或八卦名称命名，如天（乾）廓、地（坤）廓、雷（震）廓、风（巽）廓、水（坎）廓、火（离）廓、山（艮）廓、泽（兑）廓。亦有按脏腑功能命名为传导廓、水谷廓、关泉廓、养化廓、津液廓、胞阳廓、会阴廓、清净廓。

五轮八廓内应五脏六腑，是经过长期的临床实践而总结出来的。古人的经验认为轮廓属标，脏腑属本。轮之有病，多由脏腑功能失调所致。临证时运用五轮八廓学说，通过观察眼部各轮廓症状表现，辨别相应脏腑的病变。由于眼与五轮八廓相关，彭老据此钻研古籍，总结眼与五轮八廓的关系，提出彭氏眼针疗法中观眼识病的诊疗思路，奠定了彭氏眼针疗法的理论基础。

（一）眼与五轮学说

《太平圣惠方》最早论述了五轮与五脏之间的关系，其曰："眼有五轮，风轮、水轮、血轮、气轮、肉轮，五轮应于五脏，随气之主也。"明确指出了眼的五轮来源于五脏，同时也分属于五脏。明代医家王肯堂在《证治准绳》有云："金之精腾结而为气轮，木之精腾结而为风轮，火之精腾结而为血轮，土之精腾结而为肉轮，水之精腾结而为水轮。"明确地说明了五轮与五行的对应关系，并进一步指出"气轮者，目之白睛是也……金色尚白，故白泽者顺也。风轮者，白内青睛是也……血轮者，目两角大小是也……肉轮者，两睥是也……故黄泽为顺也。水轮者……。"其系统地阐述了五轮与脏腑经络的关系及发病特点等，对临床的诊断与治疗具有一定的指导作用。历代医家用五轮学说说明眼的组织结构和生理、病理等现象，下表为各个时期对于五轮的解读（表 2-1）。

表 2-1　各个时期对于五轮的解读

作者/著作	五轮					备注
	水轮	气轮	风轮	肉轮	血轮	
秦汉《灵枢·大惑论》	瞳子骨之精	白眼窠气之精	黑眼筋之精	约束肉之精	络血之精	文中未言五轮，但为五轮学说之理论源头
宋·王怀隐《太平圣惠方》	瞳仁肾	白睛之下肺	有名无形肝	白睛脾	赤黑色连于白睛心	虽然记载有五轮配位及与脏腑关系，但其理论迥异
宋·陈无择《三因极一病证方论》	瞳子肾	白眼肺	黑眼肝	约束脾	络裹心	文中既记载五轮一词，又言及目之各部分与五脏配属，但未明言此配属关系即为五轮配属
宋·杨士瀛《仁斋直指方》	黑瞳肾	白睛肺	乌睛肝	上下肉胞脾	首尾赤眦心	文中未记载五轮，但就目之各部分与五脏的对应关系，与现之五轮理论相同
元·危亦林《世医得效方》	瞳仁骨之精肾	白气之精肺	黑筋之精肝	大小眦血之精心	上下睑肉之精脾	直接论述五轮、五体与目之各部分的对应关系

续表

作者 / 著作	五轮					备注
	水轮	气轮	风轮	肉轮	血轮	
金元·张子和《儒门事亲》	被翳火乘肾	变赤火乘肺	被翳火乘肝	赤肿火乘脾	赤脉贯目火自甚	只谈到肉轮，根据在火热邪气影响下目之病变，可推导出此对应关系
明·葆光道人《秘传眼科龙木论》	黑睛肾	白睛肺	有名无形肝	两睑脾	赤翳络脉心	论述五轮，但配属关系与当今理论不同
明·傅仁宇《审视瑶函》	瞳神肾	白睛肺	青睛肝	上下睑胞脾	二眦心	论述目、五轮与五脏的对应关系，其中引入天干、地支
明·佚名氏《银海精微》	瞳仁肾	白仁肺	乌睛肝	上下胞睑脾	二眦心	论述目、五轮与五脏的对应关系
明·王肯堂《证治准绳》	瞳神肾	白睛肺	青睛肝	目睥脾	内外眦心	论述目、五轮与五脏的对应关系，同时又论述了五轮与五脏、五方、天干、地支的对应关系，以及五轮之间的相生相克、病机、表现
清·黄庭镜《目经大成》	瞳神肾	白睛肺	青睛肝	上下睑脾	两眦心	论述目、五轮与五脏的对应关系，及五轮病机
清·吴谦《医宗金鉴》	瞳人肾	白睛肺	黑睛肝	上下胞脾	两眦心	以五轮主五脏病歌，五轮所属部位歌论述五轮理论

　　五轮理论根植于《黄帝内经》中对目之生理的认识，经过历代医家不断探索发展完善逐渐成形，在此过程中以五行学说为基础，不断将五方、五体、天干、地支等理论引入其中，使其理论构架更为丰满，同时根据不断的观察和临床实践总结出了五轮病因病机，增加了五轮学说的临床应用价值，有效促进了五轮学说的发展。

（二）眼与八廓学说

　　关于"八廓"的记载最早见于宋代陈无择《三因极一病证方论·眼叙论》，而《银海精微》则首创"八廓"学说，其曰："大抵目为五脏之精华、一身之要系，故五脏分五轮，八卦名八廓……至若八廓，无位有名。"《银海精微补》（清·赵双璧）："眼有八廓者取象八卦之义也，八卦者天地风雷水火山泽是也，八廓贯联十二经络聚精会神于目。"明代王肯堂的《证治准绳》中指出"乾居西北，络通大肠之腑……故曰传导廓……兑正西方，络通下焦之腑……故曰关泉廓。"对"八廓"做了较为全面的论述，并首次提出了八方配位，"八廓应乎八卦，脉络经纬于脑，贯通脏腑，以达血气，往来以滋于目……乾居西北，络通大肠之腑，脏属肺……坎正北方，络通膀胱之腑，脏属于肾……艮位东北，络通上焦之腑，脏配命门……震正东方，络通胆腑，脏属于肝……巽位东南，络通中焦之腑，脏属肝络……离正南方，络通小肠之腑，脏属于心……坤位西南，络通胃之腑，脏属于脾……兑正西方，络通下焦之腑，脏配肾络……"他将眼部分为正东、东南、正南、西南、正西、西北、正北、东北八个方位，分别配与震廓、巽廓、离廓、坤廓、兑廓、乾廓、坎廓、艮廓，左眼从内眦按顺时针行，右眼从内眦按逆时针行，左右两眼内外挂名对称。

八廓学说作为中医眼科白睛络脉诊法，对后世及近现代八廓理论应用于临床影响颇大，下表为历代八廓理论演变的过程（表2-2）。

表 2-2　历代八廓理论演变的过程

作者著作	八廓理论	备注
宋·陈无择《三因极一病证方论》	《眼叙论》："故方论有五轮、八廓、内外障等，各各不同。"	首见"八廓"一词，未做进一步论述
元·危亦林《世医得效方》	天廓 - 传导 - 肺、大肠 地廓 - 水谷 - 脾、胃 火廓 - 抱阳 - 心、命门 水廓 - 会阴 - 肾 风廓 - 养化 - 肝 雷廓 - 关泉 - 小肠 山廓 - 清净 - 胆 泽廓 - 津液 - 膀胱	书中亦论述八廓病变的病因及表现，同时配有八廓图，图中仅记录脾、胃、心、小肠、肝、胆、肺、肾的大致位置，无法具体定位
明·佚名氏《银海精微》	天廓 - 大肠 - 传送 - 乾卦 火廓 - 心 - 抱阳 - 离卦 地廓 - 脾、胃 - 坤卦 水廓 - 肾 - 会阴 - 坎卦 山廓 - 胆 - 清净 - 艮卦 风廓 - 肝 - 养化 - 巽卦 雷廓 - 心、小肠 - 关泉 - 震卦 泽廓 - 膀胱 - 津液 - 兑卦	将八卦理论引入到八廓中

续表

作者著作	八廓理论	备注
明·王肯堂《证治准绳》	乾 - 西北 - 大肠、肺 - 传道廓 坎 - 正北 - 膀胱、肾 - 津液廓 艮 - 东北 - 上焦、命门 - 会阴廓 震 - 正东 - 胆、肝 - 清净廓 巽 - 东南 - 中焦、肝络 - 养化廓 离 - 正南 - 小肠、心 - 胞阳廓 坤 - 西南 - 胃、脾 - 水谷廓 兑 - 正西 - 下焦、肾络 - 关泉廓	其配属理论与现今公认理论最为贴近
明·傅仁宇《审视瑶函》	乾 - 肺、大肠 - 传送廓 - 西北 坎 - 肾、膀胱 - 津液廓 - 正北 艮 - 命门、上焦 - 会阴廓 - 东北 震 - 肝、胆 - 清净廓 - 东方 巽 - 肝络、中焦 - 养化廓 - 东南 离 - 心、小肠 - 抱阳廓 - 正南 坤 - 脾、胃 - 水谷廓 - 西南 兑 - 肾络、下焦 - 关泉廓 - 正西	书中将八廓对应方位，同时双目八廓左右对称，左目属阳顺行，右目属阴逆行。认为肝、肾与目关系密切，因此引入肝络肾络概念
清·黄庭镜《目经大成》	艮位 - 包络 - 山 - 育德廓 坤位 - 胃 - 地 - 资生廓 震位 - 命门 - 雷 - 靖震廓 兑位 - 三焦 - 泽 - 成能廓 乾位 - 大肠 - 天 - 行健廓 巽位 - 胆 - 风 - 定光廓 坎位 - 膀胱 - 水 - 宣化廓 离位 - 小肠 - 火 - 虚灵廓	廓名与其他文献不同，认为八廓当属六腑
清·吴谦《医宗金鉴》	水廓 - 瞳仁 - 坎 - 水 - 肾、膀胱 - 津液廓 - 水轮（肾）- 膀胱 风廓 - 黑睛 - 巽 - 风 - 肝、胆 - 养化廓 - 风轮（肝）- 胆 大廓 - 白睛 - 乾 - 天 - 肺、大肠 - 传导廓 - 气轮（肺）- 大肠 火廓 - 内眦 - 离 - 火 - 小肠、心 - 抱阳廓 - 血轮（心）- 小肠 雷廓 - 内眦 - 震 - 雷 - 命门 - 关泉廓 - 血轮（心）- 命门 山廓 - 外眦 - 艮 - 山 - 包络 - 会阴廓 - 血轮（心）- 包络 泽廓 - 外眦 - 兑 - 泽 - 三焦 - 清净廓 - 血轮（心）- 三焦 地廓 - 两胞 - 坤 - 地 - 脾、胃 - 水谷廓 - 肉轮（脾）- 胃	书中记载八廓理论最为全面，认为五轮主脏病，八廓主腑病，同时记录了五轮与八廓的对应关系，其中小肠、命门、包络、三焦都对应心，以小肠与心互为表里，命门、三焦、包络属相火，附于心火

由此可见，八廓理论的发展是一个由简到繁，逐渐完善的过程，从有名无位，到有名有位，再到与脏腑配属关系的确立，是一个由理论发展到理论指导临床实践的过程。

八廓学说基于中医的整体观，强调眼通过经络与脏腑器官的密切联系。眼针的独特之处，在于把古代八卦的原理、八廓学说用于眼部穴区，并改进了华佗的划分方法，舍去命门，保留五脏之络，把三焦分成上中下三部分，以类相从，共13个脏腑，再利用八卦将眼（目）分为八等区，纳入相关脏腑。八区与脏腑的关系为：乾属金，肺与大肠属金；金生水，坎为水，肾与膀胱属水；水生木，震为木，肝与胆属木；木生火，离为火，心与小肠属火；火生土，坤为地，脾胃属土；东北艮为山，划为上焦；东南巽为风，划为中焦；正西兑为泽，划为下焦。命门不属于脏腑，心包附属于心，均无位置。后世根据华佗的"看眼察病"法，加以临床实践经验完善发展了观察眼睛血络形态颜色的细微变化的"观眼识病（证）"。八廓学说明确了眼的8个方位与脏腑的关系，在临床中从眼睛的8个方位观察白睛脉络的变化，继而判断五脏六腑及全身各部位的病变，为后来彭氏眼针观眼识病理论的提出提供了丰富的理论基础，对于观眼识病理论的产生有重要意义。

（三）眼与五轮八廓

八廓学说与五轮学说互为补充，系统地阐明了眼睛与五脏六腑相应，为通过调理五脏六腑从而治疗眼病提供了理论依据。如《简明医彀》："眦红胬肉，心热；黑珠星障，肝火；眼眶赤烂，脾胃湿热；瞳人不明，肾水枯竭。"《明目至宝·通明论》："其眼胞者，周匝一寸三分，按五轮八廓，出乎其十二之经，分为二三之穴。若生诸患，切宜详细验源治之。"《秘传眼科龙木论·七十二问》："第六问，目睛多泪出者何也。答曰：此乃肺之实也。……五轮八廓经曰……"《眼科秘诀》："夫眼有五轮八廓，属于五脏六腑。黑睛属肝，……必当表之，用冲和汤。"

五轮八廓学说是眼针八区十三穴的理论基础，彭老眼针的八区划分即依据于此。彭老的八区十三穴根据《证治准绳》的八方配位，并延伸至眼眶，由单纯诊断疾病，扩展到在眼眶缘针刺治疗疾病，是发展和丰富了八廓学说。彭老在华佗的启发下进一步发展观眼识证理论。王肯堂《证治准绳》载有华佗云："故凡病发，则有形色丝络显现，而可验内之何脏腑受病也……"历代医家多从某一种疾病或证候进行观眼辨证，而彭老系统地将华佗的局部"形色丝络"变化与五脏六腑建立联系。

眼针继承并发展八廓学说。眼针分区根据王肯堂"八廓应乎八卦"的八方配位法划分眼区，创立了八区十三穴，并从以下四个方面发展了八廓学说。其一，调整了八廓学说与脏腑的配属，舍去命门，保留五脏之络，并把三焦分成上中下三部分，共十三个脏腑。其二，眼针八区十三穴根据《证治准绳》的八方配位，并延伸至眼眶。其三，创新并规范了观眼识证诊断方法。历代医家多从某一种疾病或证候进行观眼辨证，而彭老系统地将华佗的局部"形色丝络"变化与五脏六腑建立联系。其四，首创在八区十三穴上用针刺等方法防治全身疾病。

四川眼科名医陈达夫著有《中医眼科六经法要》。陈氏论八廓说："五轮是讲人体的组织功能，八廓是说某种眼病发生的表现，并非每个病员都有廓病，更不是正常人也分八廓。所以八廓之说，似乎无用。有的人不知其由，遂在著作中加以否认。如《银海精微》首创'五轮八廓'，却说是没有定位。即无定位，何必有名?《医宗金鉴》虽未说没有定位，却没有指出位置和说明八廓的用途。只有《审视瑶函》画了八廓定位，肯定了它的用处，说八廓是用来辨认眼病血丝的。这个理论，十分有力。但可惜他未加深讲，仅于图案上面画出左右两眼，两眼上胞各写上四个卦名，两眼下胞又各写出四个卦名，使学者无从辨认，那就更说不到临证拿来应用了。"

近代眼科名医庞赞襄，著有《中医眼科临床实践》，对五轮的解说颇详。庞氏说："五轮学说，是基于眼与脏腑关系的原理，将眼从外向内分为肉轮、血轮、气轮、风轮、水轮五个部分，而分属于脾、心、肺、肝、肾五脏，借以说明眼的部位、生理和病理等，用来指导临床诊治眼病的一种理论方法。"

1. **肉轮** 指上下胞睑，就是眼睑部分（包括睑皮肤、皮下组织、肌层、睑板、睑结膜等）分别属脾胃。因脾胃主肌肉，所以叫肉轮。其主要功能是保护眼球。

脾与胃相表里，故肉轮疾病多与脾胃病有关。如眼睑炎症用清理脾胃湿热之剂，可获得一定的疗效。

2. **血轮** 指内外眦的血络，即两眦部的血管并包括内眦部的泪阜和泪点。泪点古代叫泪窍或泪堂，是排泪液的通道。两眦血络，在脏属心，心主血，所以叫血轮。血络的作用是输运血液精气以濡养其分布部分之组织。

心与小肠相表里，故血轮疾病多与心或小肠的病变有关。如两眦部的实热性病变，用清心泻火之剂治疗，可获得良好的效果。

3. **气轮** 指球结膜与巩膜，一般称白睛。白睛在脏属肺，肺主气，所以叫气轮。其作用犹如表壳，以保护眼球内部的精细组织。

肺与大肠相表里，故气轮病多与肺或大肠有关。如肺热引起白睛的病变，用泻肺清热之剂治疗，就可收到良好效果。

4. **风轮** 指黑睛（包括角膜和虹膜），角膜呈球面而透明，有透光和屈光作用，虹膜呈棕黄色或棕黑色，古称为黄仁（又名睛帘）。由于虹膜的展缩作用，使进入眼内部的光线适当，视物得以清晰。黑睛在脏属肝，肝主风，所以叫风轮。它有透光、集光和调节光线的作用。

肝与胆相表里，故风轮疾病多与肝胆疾病有关。如角膜炎症，用泻肝之剂多能奏效。

5. **水轮** 指瞳仁（亦叫瞳子或瞳神），也就是瞳孔部分，但其实际范围包括眼内各组织，如神水（房水）、睛珠（晶状体）、神膏（玻璃体）、睛膜（脉络膜）、视衣（视网膜）、目系（视神经）等。瞳仁在脏属肾，肾主水，所以叫水轮。其功能特别重要，房水是充满于前后房内的透明液体，为晶状体及玻璃体等组织提供营养，晶状体是活动的屈光组织，它能使物体在视网膜上成像清晰，玻璃体除有屈光作用外，还起着维持眼压的作用，脉络膜因含有丰富的色素，使眼球后部形成暗箱，它又有丰富的血管，以营养视网膜等组织，视网膜则是唯一的感光组织，视神经的功能是将光、形、色觉传入大脑。所以这些组织的病变，均可导致不同程度的视力障碍。

肾与膀胱相表里，故水轮疾病多与肾或膀胱病变有关。肾虚所致的青盲病，用补肾之剂就能奏效。

现在普遍认同的五轮学说是以五体中的气、血、肉，五行中的水以及六气中的风，三种学说来混合命名的。五轮诊法是中医特色的诊法之一，可作为八廓学说指导下的观眼识病（证）的补充，在临床上灵活加以配合应用，对眼病的辨证论治具有重要的意义。

三、眼与五脏

中医始终强调整体观念,认为眼虽属于局部器官,但它却与整体,特别是以五脏为中心的脏腑经络有着不可分割的联系。通过查阅几十部中医古籍,目前已经确定了眼与脏腑的关系密切,如《针灸甲乙经》卷一《津液五别第十三》概括了眼与脏腑的关系:"五脏六腑,心为之主,耳为之听,目为之视,肺为之相,肝为之将,脾为之卫,肾为之主外,故五脏六腑之津液,尽上渗于目。"眼的正常功能依赖五脏六腑之滋养。《灵枢·大惑论》曰:"五脏六腑之精气,皆上注于目而为之精。精之窠为眼,骨之精为瞳子,筋之精为黑眼,血之精为络,其窠气之精为白眼,肌肉之精为约束,裹撷筋、骨、血、气之精而与脉并为系,上属于脑,后出于项中。故邪中于项,因逢其身之虚,其入深,则随眼系以入于脑,入于脑则脑转,脑转则引目系急,目系急则目眩以转矣。"《灵枢·脉度》曰:"肝气通于目,肝和则目能辨五色矣。""诸脉皆属于目"等均揭示出眼的生长和功能是五脏六腑之精气不断上输的结果,精气是人生命活动的最主要物质基础,眼得精则充,失精则枯。再如《灵枢·邪气脏腑病形》曰:"十二经脉,三百六十五络,其血气皆上于面而走空窍,其精阳气上走于目而为睛。"《灵枢·五阅五使》曰:"目者,肝之官也。"《灵枢·五癃津液别》曰:"五藏六府,心为之主,耳为之听,目为之候。"《灵枢·口问》曰:"目者,宗脉之所聚也。"《素问·五脏生成》曰:"诸脉者皆属于目。"肝与眼关系密切,肝藏血,肝开窍于目。《素问·五脏生成》:"故人卧血归于肝,肝受血而能视。"《太平圣惠方》言:"眼为五脏之候也。……总管于肝。……明孔遍通五脏。脏气若乱,目患即生;诸脏既安,何辄有损。"也明确指出眼与五脏六腑关系密切。

(一)眼与肝

《灵枢·五阅五使》:"肝病者,眦青。"《素问·金匮真言论》"东方青色,入通于肝,开窍于目,藏精于肝。"《灵枢·脉度》:"肝气通于目,肝和则目能辨五色矣。"《灵枢·大惑论》:"筋之精为黑眼。"肝主筋,筋之精即肝之精,肝之精气升腾结聚为黑眼,所以《审视瑶函·目为至宝论》又说:"肝之精腾,结而为风轮。"

（二）眼与心

《素问·五脏生成》说"诸血者，皆属于心""诸脉者，皆属于目"，就是说"心主身之血脉"（《素问·痿论》）。《素问·脉要精微论》："脉者，血之府。"即血脉为心所主。而脉与心相连，心气旺盛，则心血充足，血液循行脉道运行全身，上输达于目，目得到心血的濡养，才能维持正常视觉。故此《审视瑶函·开导之后宜补论》曰："夫目之有血，为养目之源，充和则有发生长养之功，而目不病，少有亏滞，目病生矣。"《灵枢·大惑论》说："目者，心使也，心者，神之舍也。"《素问·解精微论》还说："夫心者，五脏之专精也，目者其窍也。"《证治准绳·杂病·七窍门》中说："神光者，谓目自见之精华也，夫神光发于心原于胆……"《审视瑶函·内外二障论》："心藏乎神，运光于目。"《审视瑶函·目为至宝论》曰："夫神光原于命门，通于胆，发于心，皆火之用事。"

（三）眼与脾

《兰室秘藏·诸脉者皆属于目论》中说："因心事烦冗，饮食失节，劳役过度，致脾胃虚弱，心火大盛，则百脉沸腾，血脉逆行，邪害空窍，天明则日月不明矣。夫五脏六腑之精气，皆秉受于脾，上贯于目。脾者，诸阴之首也；目者，血脉之宗也。故脾虚则五脏之精气皆失所司，不能归明于目矣。心者，君火也，主人之神，宜静而安，相火代行其令，相火者，包络也，主百脉，皆荣于目。既劳役运动，势乃妄行，又因邪气所并，而损血脉，故诸病生焉。凡医者不理脾胃及养血安神，治标不治本，是不明正理也。"即脾主运化水谷精微，以生养肌肉，胞睑肌肉得养则开合自如；脾气主升，能将精微物质升运于目，目得清阳之气温养，则视物清明。

（四）眼与肺

《素问·六节脏象论》："肺者，气之本。"《灵枢·决气》："气脱者，目不明。"《灵枢·大惑论》："窠气之精为白眼"。肺朝百脉，主一身之气，肺气调和，气血流畅，脏腑功能正常，则五脏六腑清阳之气皆能源源不断地输注于目，使目得其养而视物清明。

（五）眼与肾

《仁斋直指方·眼目方论》说："肝肾之气充则精彩光明，肝肾之气乏，则昏蒙晕眩。"《素问·逆调论》："肾者水脏，主津液。"《灵枢·五癃津液别》："五脏六腑之津液，尽上渗于目。"《灵枢·大惑论》："骨之精为瞳子。"肾主水液代谢，主津液，上润目珠。肾精充足，目视精明。眼的视觉是否正常，与肾所受藏之脏腑精气充足与否，关系至为密切。

综上所述，生理上，眼的功能的正常发挥是五脏六腑协调作用的结果，正如《玉机微义》所说："人目眼，备脏腑五行，精华相资而神明，故能视。"病理上亦是互相影响。在历代医家关于眼与脏腑的关系的论述上各有侧重，有的偏于肝，有的强调脾胃，还有突出心、肾作用的。但事实上，眼与五脏六腑之间的关系各有特点，各脏腑对眼的作用是有一定差别的，正如《审视瑶函》说："大抵目窍于肝，生于肾，用于心，润于肺，藏于脾。"既然人体是一个有机整体，无论脏与脏、脏与腑、腑与腑之间，都有经络互相联系，它们在生理上相互协调，相互依存；在病理上相互影响，相互传变。

病理上眼与脏腑可相互影响，如果脏腑经络功能失调，会引起眼病。如《医宗金鉴·眼目总括》："目为五藏六府精，气白筋黑骨精瞳，血为眦络肉约束，裹撷系属脑项中。经热腠开因风入，合邪上攻赤肿疼，轻者外障生云翳，重者积热顿伤睛。"眼病也会通过经络影响脏腑，进而引起全身反应，例如绿风内障可引起头痛如劈、恶心呕吐等全身症状。因此，在研究眼的生理病理和辨证论治眼病时，必须依靠整体观念。

第二节　观眼识病与眼针定位

彭氏眼针疗法是观眼识病诊断疾病、眼针针刺治疗疾病的一种微针疗法。其中观眼识病是观察眼白睛脉络颜色和形态变化，反映五脏六腑的生理功能、病理变化。观眼识病是彭老通过临床 20 余年观察近万例患者总结出的规律，并通过临床验证其诊断率可达 90% 以上，有助于临床医生诊断疾病，填补望诊的空白。

一、观眼识病

（一）观眼识病理论来源

明·王肯堂在《证治准绳·目门》卷七中记载："华元化云：目形类

丸，瞳神居中而前，如日月之丽东南而晚西北也。内有大络六，谓心、肺、脾、肝、肾，命门各主其一；中络八，谓胆、胃，大、小肠，三焦、膀胱各主其一；外有旁支细络莫知其数，皆悬贯于脑，下连脏腑，通畅血气往来以滋于目。故凡病发，则有形色丝络显现，而可验内之何脏腑受病也。"彭老受到这段论述启示创立彭氏眼针疗法。观眼识病是基于五轮八廓学说，白睛脉络形态颜色变化与五脏六腑的生理、病理变化息息相关，通过观察眼部白睛"形色丝络显现"而"验内之何病"。探索白睛脉络的分布部位以及对应的脏腑关系，研究气血运行与经络变化在白睛脉络的体现，总结脉络与疾病变化的规律，判断疾病轻重与分析病情预后。

（二）观眼识病操作方法

医生洗净双手，先看左眼，后看右眼。让患者放松眼皮，用拇、食两指扒开，让患者眼球向鼻梁方面转，由 1 区可以看到 6 区，然后再让患者眼球向外眦方向转，则由 6 区可以看到 8 区。对哪一经区出现络脉，需要仔细再看看。两眼看完，只需一两分钟。患者无任何痛苦，检视也颇方便。偶尔遇到患者眼睑发硬不易扒开，那是极少数情况，只好不看。中风初起的患者，眼睑发硬，眼球不会转动，或神志不清的患者，狂躁不安的精神患者都不能看眼，诊脉也很困难，这类患者毕竟占少数。有的患者说："我眼睛没病。"经过解释，也就会主动配合。多数患者不说什么听凭医生检查。应备有印好眼区的"观眼识病记录图"，随看随即画在图上，便于分析。对这种检查方法熟练后，不用记录图，可直接写在病志上。

二、白睛脉络形态颜色

（一）白睛脉络七种形态

血络形状共有七种形态：根部粗大，由白睛边缘处络脉粗大，渐向前则逐渐变细，此种形状多属于顽固性疾病（图 2-1）。曲张或怒张，络脉出现曲张，由根部延伸，中间转折曲张（图 2-2）；以至于怒张，为病势较重（图 2-3）。延伸，络脉由某一经区传到另一经区，则出现延伸现象，如图为左眼肾区向下焦延伸（图 2-4）。分叉，此种现象多出现在眼球上部，眼球下部亦有时出现，说明病势不稳定而容易变化（图 2-5）。模糊一小片，此种络脉多发生在肝、胆区，肝郁证、胆石证往往出现之（图 2-6）。隆起一条，多属六腑的病，观眼识病，因巩膜与结膜的络脉深浅不同，五脏的病多出现于深层，好像络脉在玻璃板下面；六腑的病多在上层，好像在玻璃板的上面似的（图 2-7）。垂露，写毛笔字讲"悬针""垂露"，白睛络脉下端像垂着一颗露珠似的，如见于胃肠，多属虫积，见于其他经，多属郁证（图 2-8）。

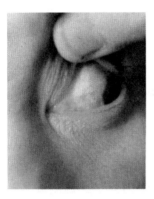

图 2-1　根部粗大

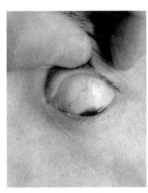

图 2-2　络脉曲张

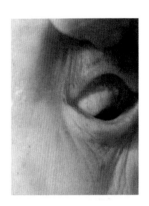

图 2-3　络脉怒张

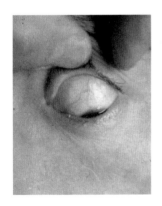

图 2-4　延伸

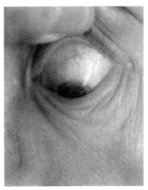

图 2-5　分叉较多

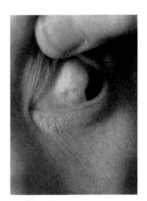

图 2-6　模糊一小片

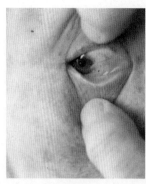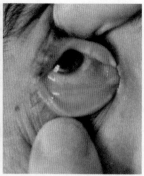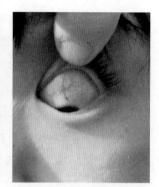

图2-7　隆起一条　　　　　　　　　　　　图2-8　垂露

（二）白睛脉络八种颜色

白睛络脉颜色有八种：鲜红，络脉鲜红，为新发病，属于实热，病势正在发展（图2-9）；紫红，主病为热盛（图2-10）；深红，主热病且病势加重（图2-11）；红中带黑，主热病入里，如图在上焦之间，患者多有神昏谵语（图2-12）；红中带黄，黄色于五行属土，脏腑为脾胃，"胃为后天之原""有胃气则生"，为病势减轻的现象（图2-13）；络脉淡黄，望面色隐隐微黄是胃气旺盛为疾病将愈的面色，白睛上出现络脉颜色淡黄亦为病势将愈的现象（图2-14）；络脉浅淡，络脉的颜色浅淡，是气血不足，属于虚证或寒证，虚证气血不足，寒证气血凝滞，络脉的颜色浅淡（图2-15）；络脉暗灰，白睛上络脉暗灰，属于陈旧性病灶，症状早已痊

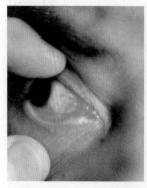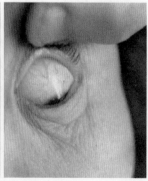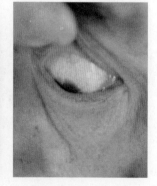

图2-9　鲜红　　　　　　　　　　　　　图2-10　紫红

愈，但经络在白睛上的痕迹永不消失，其颜色是暗灰的，然而由暗灰转为淡红是其旧病复发征兆（图 2-16）。

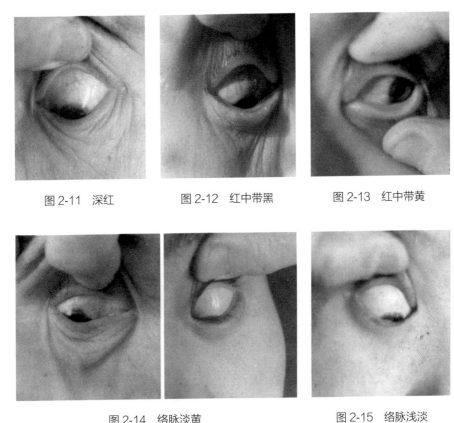

图 2-11　深红　　　　　图 2-12　红中带黑　　　　图 2-13　红中带黄

图 2-14　络脉淡黄　　　　　　　　　　图 2-15　络脉浅淡

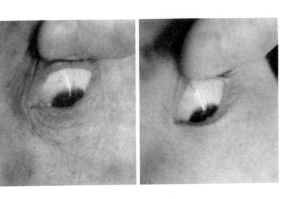

图 2-16　络脉暗灰

三、眼针穴区划分定位

（一）眼针穴区划分依据

1. 八廓定八区 穴区划分是根据八廓学说，八廓源于八卦，八卦由阴、阳两种符号变化而成。按《周易》其名称和序列为乾、兑、离、震、巽、坎、艮、坤，代表天、泽、火、雷、风、水、山、地八种自然现象，是为先天八卦。北宋邵康节、周敦颐，南宋朱熹研究《周易》，把八卦的序列改为乾、坎、艮、震、巽、离、坤、兑，是为后天八卦。西北为乾，正北为坎，东北为艮，正东为震，东南为巽，正南为离，西南为坤，正西为兑（图 2-17）。

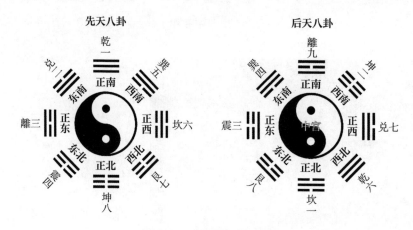

图 2-17　先天与后天八卦图

2. 八区十三穴命名 八个区名称依据八卦与脏腑配属关系，乾属金，肺与大肠属金；坎为水，肾、膀胱属水……依次类推。在临床上，一区两穴，脏腑不另命名。一区肺大肠，包括肺穴和大肠穴；二区肾膀胱，包括肾穴和膀胱穴；三区属上焦，包括上焦穴，也称上焦区；四区肝与胆，包括肝穴和胆穴；五区属中焦，包括中焦穴，也称中焦区；六区心小肠，包括心穴和小肠穴；七区脾与胃，包括脾穴和胃穴；八区应下焦，包括下焦穴，也称下焦区。

（二）眼针定位取穴

1. 定位标准 定穴位时，两眼向前平视，经瞳孔中心做一水平线延伸过内、外眦，再经瞳孔中心做该水平线之垂直线，延伸过上、下眼眶，将眼区分成四个象限。再将每一个象限分成两个相等区，即八个象限，区域相等，此八个相等区就是八个穴区。上焦、中焦、下焦各占一个穴区，其余一区两穴，称为"眼针八区十三穴"（图2-18）。针刺部位在眼眶内外眼针穴区实施针刺等刺激。

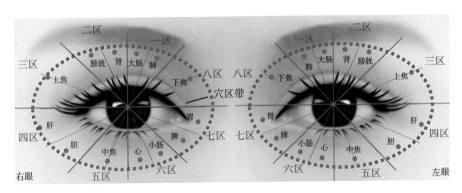

图 2-18　彭氏眼针穴位分区图

2. **取穴方法**　仰卧头向北，脚向南。左眼为例：左眼的划分则遵循王肯堂所言"左目属阳，阳道顺行"，故左廓之经位法向亦以顺行。患者仰卧位，头北脚南，以左眼为主，从西北方向起顺时针排列为乾、坎、艮、震、巽、离、坤、兑。"右目属阴，阴道逆行"，故右廓之经位法向亦以逆行。即在与左眼相对应的位置确定乾卦，然后沿逆时针方向，按八卦序列划分。

3. **取穴原则**　循经取穴，眼针循经取穴，即确诊病属于哪一经即取哪一经穴位，或同时对症取几个经区；辨证取穴，根据中医辨证，取相应穴区；观眼取穴，据观眼识病哪个经穴脉络的形状颜色最明显取哪一经穴位；病位取穴，按上、中、下三焦划分的界限，病在哪里即针所属上、中、下焦哪一经穴位。

第三节　眼针穴区与腧穴异同

一、眼针穴区解剖与功能

（一）眼针穴区解剖

1. 眼周分布肌肉　眼睑分为上睑和下睑，覆盖眼球前面。上睑上界为眉，下睑下界与面颊部皮肤相连续，无明显分界。上下眼睑的游离缘，即皮肤与结膜交界处称睑缘，上下睑缘之间的裂隙称睑裂。睑裂的高度、大小，因年龄、性别、种族、眼别不同而有差异，成人的睑裂高度总平均为7.45mm，睑裂水平长度总平均为27.88mm。睑裂的内侧端，即上下眼睑外侧交界处称外眦，呈锐角。鼻侧端，即上下眼睑内侧交界处称内眦，内眦角钝圆，略呈蹄形。睑缘宽2mm，分前后两唇，前唇钝圆，后唇呈直角，紧贴眼球，两唇间皮肤与黏膜交界处形成浅灰色线，称为灰线，该处是相对无血管区域，因此而成灰色。前唇有睫毛，后唇有一行排列整齐的睑板腺导管开口。上睑皮肤有一沟，称上睑沟，即为双重睑。眼睑组织分为5层，由前向后依次为皮肤、皮下疏松结缔组织、肌层、纤维层、结膜。

眼轮匝肌：是位于皮下的一薄层肌肉，以睑裂为中心环绕上下睑。眼轮匝肌分为睑部、眶部和泪囊部三个部分。眼睑为眼轮匝肌的主要部分，其纤维起自眼睑内眦韧带，转向外侧呈半圆形，终止于外眦韧带，按不同的位置还可分为睑板前、眶隔前两个部分。眶部位于睑部眼轮匝肌的外围。泪囊部眼轮匝肌也称 Horner 肌，其深部的纤维起始于泪后嵴后方的骨面，经泪囊后方达睑板前面，加入眼轮匝肌的纤维中。Horner 肌有助于维持眦角的后部，当闭眼时维持眼球对眼睑的紧张度，正常情况下，泪液的排出就是依赖于这泪囊部眼轮匝肌的泪液泵作用。

上睑提肌：是眼睑主要的收缩肌。从 Zinn 环的上方开始，沿眶上壁于上直肌上方向前，可见上睑横韧带，又称 Whitnall 韧带，上睑提肌膜状扩展成腱膜，向下行走 14～20mm，最后其纤维附着于上睑板上缘 3～4mm 处，部分纤维附着于上穹隆部结膜；扩展的腱膜内外两端称"角"，外侧角于泪腺的眶部和睑部间穿过附着于外眦韧带，内侧角较薄弱，附着于内眦韧带和额泪缝。

上睑板肌：起始于上睑提肌下面的横纹肌纤维间和下直肌的筋膜，附着于上下睑板的上缘下缘。上睑板肌是受颈交感神经支配的平滑肌，在上下眼睑起着辅助收缩作用，使睑裂开大。当颈交感神经麻痹时，可造成 Horner 综合征，其临床特征是上睑下垂、瞳孔缩小和面部不对称性无汗三联征。

眼外肌：眼外肌是司眼球运动的横纹肌，每眼各有 6 条，按其走行方向分直肌和斜肌，直肌 4 条，即上、下、内、外直肌；斜肌 2 条，即上斜肌和下斜肌。4 条直肌均起始于眶尖部视神经孔周围的总腱环。各肌的肌纤维自成 1 束，包围视神经分别向前展开，附着在眼球赤道前方，距角膜缘不同距离的巩膜上。

内、下、外、上直肌分别附着于角膜缘后 5.5mm、6.5mm、6.9mm、7.7mm 处。上斜肌也起始于总腱环，沿眶上壁与眶内壁交角处前行，在接近眶内上缘处变为肌腱，穿过滑车的纤维环，然后转向后外方经过上直肌的下面，到眼球赤道部后方，附着于眼球后外上部。下斜肌起源于眶壁的内下侧，然后经下直肌与眶下壁之间，向外伸展至眼球赤道部后方，附着于眼球的后外侧。眼外肌的血液由眼动脉的肌支供给。

2. 眼周分布血管　眼睑动脉来自两个系统，来自颈外动脉和颈内动脉。来自颈外动脉的面动脉、颞浅动脉和眶下动脉。眼动脉经过的分支有视网膜中央动脉、睫状后动脉、泪腺动脉、肌支、眶上动脉、筛前和筛后动脉等。来源于颈内动脉的眼动脉分支的鼻梁动脉、额动脉、眶上动脉和泪腺动脉。这些动脉于上下眼睑相互吻合，形成睑缘动脉弓和周围动脉弓。睑缘动脉弓位于离睑缘 2~3mm 处，周围动脉弓位于睑板上缘，眼轮匝肌和上睑板肌之间（图 2-19）。

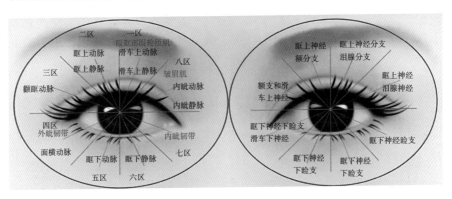

图 2-19　眼针穴区血管、肌肉及神经分布图

眼眶静脉主要向三个方向回流，向后由眼上下静脉回流于海绵窦及颅静脉系统；向前通过眼静脉和内静脉的吻合注入面静脉系统；向下经过眶下裂，回流到翼静脉丛。眼睑静脉回流汇入眼、颞及面静脉中，这些静脉皆无静脉瓣，血流可以通过眼静脉、海绵窦进入颅内。

眼睑的淋巴管分为内外两组引流，下睑内侧 2/3 和上睑内侧 1/3 由内侧淋巴组引流至颌下淋巴结；上下睑的其余部分则分浅深两组，分别由外侧淋巴组引流至耳前淋巴结和腮腺淋巴结。

3. 眼周分布神经　眼睑的神经包括运动神经（面神经、动眼神经）、感觉神经（三叉神经的第一支、第二支）和交感神经。面神经为运动神经。其颞支位于眶外上方，支配部分眼轮匝肌、皱眉肌和额肌。颧支支配眼轮匝肌下部。临床上，当面神经麻痹，眼轮匝肌功能丧失，出现眼睑闭合不全。动眼神经上支支配上睑提肌。三叉神经为感觉神经。其第一支分出泪腺神经、眶上神经、滑车上下神经等。第二支即上颌神经，分出眶下神经、颧面神经和颧颞神经等。上睑主要由眶上神经支配。交感神经为颈交感神经的分支，分布于上睑板肌、血管及皮肤的各种腺体。

眼眶神经包括视神经；第Ⅲ、Ⅳ、Ⅵ脑神经，为支配眼外肌和上睑提肌的运动神经；第Ⅴ脑神经的第一支、第二支，为支配眼球、泪腺、结膜、眼睑及面部周围皮肤区域的感觉神经；交感神经，为支配眼球、泪腺、眶平滑肌等；第Ⅶ脑神经，为支配泪腺。

（二）定位与功能

眼针穴区划分基于八廓学说，王肯堂《证治准绳》有关于八方配位法的记载："八廓应乎八卦，脉络经纬于脑，贯通脏腑，以达血气往来以滋于目。"彭老眼针的八区划分即依据于此，并调整了八廓学说与脏腑的配属，舍去命门，保留五脏之络，并把三焦分成上中下三络，共 13 个穴区。具体定位如下。

1. 一区　肺大肠区（图 2-20）。

定位： 左眼相当于 10 时 30 分顺行至 12 时，右眼相当于由 1 时 30 分逆行至 12 时。

主治： 肺系相关疾病，包括感冒、发热、咳嗽、咳痰、气短、皮肤瘙痒、荨麻疹、皮疹等；与大肠有关疾病，包括腹泻、便秘等。

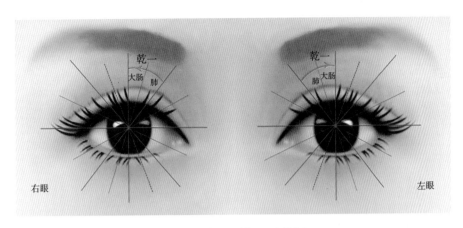

图 2-20 彭氏眼针一区定位图

2. 二区 肾膀胱区（图 2-21）。

定位：左眼相当于 12 时顺行至 1 时 30 分，右眼相当于由 12 时逆行至 10 时 30 分。

主治：肾系相关疾病，包括腰膝酸软或痛，耳鸣耳聋、齿摇发脱，男子阳痿遗精、精少不育，女子经少、经闭不孕，水肿、虚喘、二便排泄异常等；与膀胱有关疾病，包括尿频、尿急、尿痛、尿闭、遗尿、小便失禁等。

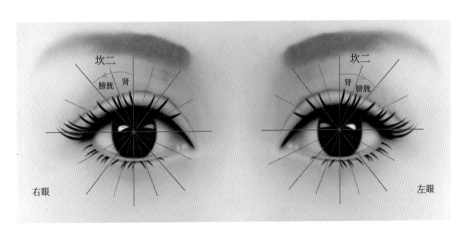

图 2-21 彭氏眼针二区定位图

3. 三区 上焦区（图 2-22）。

定位： 左眼相当于 1 时 30 分顺行至 3 时，右眼相当于由 10 时 30 分逆行至 9 时。

主治： 膈以上部位的脏腑经络疾病，包括心系、肺系、头面五官、上肢等相关部位的疾病。如头痛、眩晕、面瘫、咽痛、牙痛、落枕、颈软等。

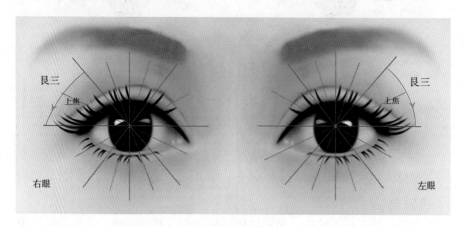

图 2-22　彭氏眼针三区定位图

4. 四区 肝胆区（图 2-23）。

定位： 左眼相当于 3 时顺行至 4 时 30 分，右眼相当于由 9 时逆行至 7 时 30 分。

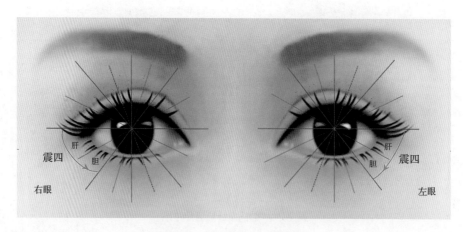

图 2-23　彭氏眼针四区定位图

主治：肝系相关疾病，包括精神抑郁或急躁易怒、胸胁少腹胀痛、眩晕、肢体震颤、抽搐、目疾、月经不调、疝痛等；与胆有关疾病，包括口苦、呕胆汁、黄疸、惊悸、胆怯、失眠等。

5. **五区**　中焦区（图 2-24）。

定位：左眼相当于 4 时 30 分顺行至 6 时，右眼相当于由 7 时 30 分逆行至 6 时。

主治：横膈以下到脐部位的相关疾病，包括脾、胃、肝胆脏腑及经络疾病，如胃脘痛、呕吐、泛酸、胁痛、口苦、咽干等。

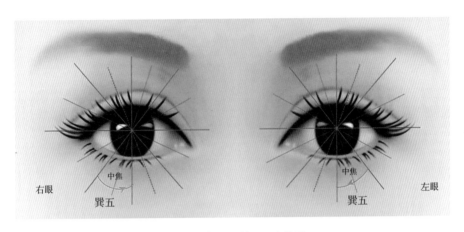

图 2-24　彭氏眼针五区定位图

6. **六区**　心小肠区（图 2-25）。

定位：左眼相当于 6 时顺行至 7 时 30 分，右眼相当于由 6 时逆行至 4 时 30 分。

主治：心系相关疾病，包括心悸、怔忡、心烦、心痛、失眠多梦、口舌生疮、狂乱、神昏谵语、脉结代等；与小肠有关疾病，小便赤涩灼痛、尿血等。

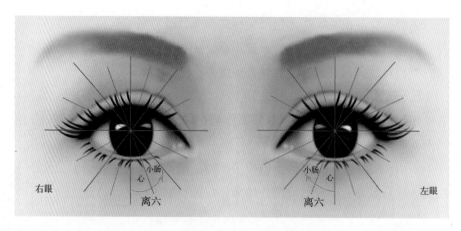

图 2-25   彭氏眼针六区定位图

7. 七区   脾胃区（图 2-26）。

定位： 左眼相当于 7 时 30 分顺行至 9 时，右眼相当于由 4 时 30 分逆行至 3 时。

主治： 脾系相关疾病，包括腹胀、腹痛、食少、纳呆、便溏、浮肿、慢性出血、内脏下垂等；与胃有关疾病，胃脘胀痛、恶心、呕吐、嗳气、呃逆等。

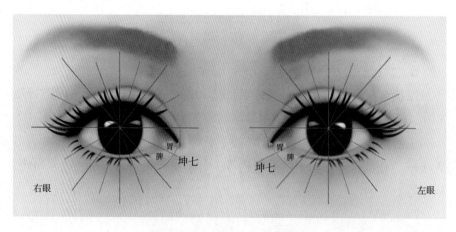

图 2-26   彭氏眼针七区定位图

8. **八区** 下焦区（图 2-27）。

定位： 左眼相当于由 11 时 30 分逆行至 9 时，右眼相当于 1 时 30 分顺行至 3 时。

主治： 脐以下部位脏腑经络疾病，至二阴、下肢相关部位的疾病，包括大小肠、小肠、膀胱、肾、肝、生殖泌尿等的病变。

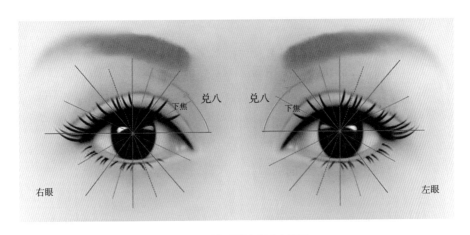

图 2-27 彭氏眼针八区定位图

二、腧穴解剖定位与功能

分布在眼周的穴位分属于不同的经脉，起到了不同的作用，比如目内眦角的穴位，如睛明，为足太阳膀胱经的腧穴；瞳孔之下的穴位，如承泣、四白等穴，为足阳明胃经的腧穴。具体穴位的定位与主治如下。

1. 承泣

定位： 平视时，在瞳孔的直下方，眼眶下缘上。仰卧合眼，于眼球直下，靠眼球边缘取穴。

解剖结构： 在眶下缘上方，眼轮匝肌中，深层眶内有眼球下直肌、下斜肌；有眶下动、静脉分支，眼动、静脉的分支；布有眶下神经分支及动眼神经下支的肌支，面神经分支。

主治： ①眼睑瞤动、迎风流泪、夜盲、近视等目疾；②口眼歪斜，面肌痉挛。

2. 四白

定位：正坐，在承泣直下，当眶下孔处。

解剖结构：在眶下孔处，有上唇方肌，深层为犬齿肌；有面动、静脉及眶下动、静脉会合支；布有眶下神经支及面神经颧支。

主治：① 目赤痛痒、眼睑眴动、目翳等眼部病症；② 口眼歪斜、面痛、面肌痉挛等面部病症；③ 头痛，眩晕。

3. 睛明

定位：在面部，目内眦内上方眶内侧壁凹陷中。

解剖结构：在眶内缘睑内侧韧带中，深部为眼内直肌；有内眦动、静脉和滑车上下动、静脉，深层上方有眼动、静脉本干；布有滑车上、下神经，深层为眼神经，上方为鼻睫神经。

主治：① 目赤肿痛、流泪、视物不明、目眩、近视、夜盲、色盲、干眼症等目疾；② 急性腰扭伤，坐骨神经痛；③ 心悸，怔忡。

4. 攒竹

定位：在面部，眉头凹陷中，额切迹处。

解剖结构：有额肌及眉皱肌；有额动、静脉；分布着额神经内侧支。

主治：① 头痛，眉棱骨痛；② 眼睑眴动、眼睑下垂、口眼歪斜、目视不明、流泪、目赤肿痛等目疾；③ 呃逆。

5. 丝竹空

定位：在面部，眉梢凹陷中。

解剖结构：有眼轮匝肌；有颞浅动、静脉额支；布有面神经颧眶支及耳颞神经分支。

主治：① 癫痫；② 头痛、目眩、目赤肿痛、眼睑眴动等头目病症；③ 齿痛。

6. 瞳子髎

定位：在面部，目外眦 0.5 寸，当眶骨外侧缘凹陷处。

解剖结构：有眼轮匝肌，深层为颞肌；当颧眶动、静脉分支处；布有颧面神经和颧颞神经，面神经的额颞支。

主治：① 头痛；② 目赤肿痛、羞明流泪、内障、目翳等目疾。

7. 阳白

定位: 在前额部,目正视,瞳孔直上,眉上 1 寸处。

解剖结构: 在额肌中;有额动、静脉外侧支;布有额神经外侧支。

主治: ① 前头痛;② 眼睑下垂,口眼歪斜;③ 目赤肿痛、视物模糊、眼睑瞤动等目疾。

8. 球后

定位: 眼眶下缘,外侧 1/4 与内侧 3/4 交界处。

解剖结构: 在眼轮匝肌中,深部为眼肌。浅层有上颌神经颧颞支和眶下神经分布;深层有面神经颧支和颞浅动脉肌支分布;进入眶内可刺及眶下神经干、下直肌、下斜肌和眶脂体,有眼神经和动眼神经分布。

主治: 目疾。

9. 鱼腰

定位: 在头部,当眉梢与目外眦之间,向后约一横指的凹陷中。

解剖结构: 在眼轮匝肌中;浅层有眶上神经分布,深层有面神经颧支和额动脉分布。

主治: 眉棱骨痛、眼睑瞤动、眼睑下垂、目赤肿痛、目翳、口眼歪斜等。

10. 外明

定位: 眼外角上 0.3 寸。

解剖结构: 针经皮肤、皮下组织,穿过眼轮匝肌,到达泪腺下内方组织,内侧有外直肌。浅层布有颞浅动静脉、面神经颞支和眶上神经分支;深层布有泪腺神经及动静脉。

主治: 屈光不正、角膜白斑、视神经萎缩。

11. 太阳

定位: 在头部,当眉梢与目外眦之间,向后约一横指的凹陷中。

解剖结构: 在颞筋膜及颞肌中;浅层有上颌神经颧颞支和颞浅动脉分布,深层有下颌神经肌支和颞浅动脉肌支分支。

主治: ① 头痛;② 目疾;③ 面瘫。

三、眼针穴区与腧穴临床异同

（一）定位区别

眼针穴区与经穴分布规律不同，眼针穴区按八廓分布，经穴按经脉循行分布，与十四经穴以外具有固定位置和有较为特殊治疗作用的经外奇穴同样有区别。针刺方法不同，眼针是贯穿穴区起止的平刺，经穴多直刺或按经脉循行方向，奇穴多为直刺。功能主治不同，眼针穴区内和传统经络穴位有重叠的地方，但两者的功能主治不同，眼针主治按照穴区功效，经穴主治则为局部作用及表里经主治，奇穴则有特定功效。综上，彭氏眼针学术流派所提出的"眼针八区十三穴络脑通脏腑"眼针核心理论及眼针穴区具有相对特异性。

（二）眼针临床应用概述

1. 眼针治疗中风　中风后常伴随各种并发症，如吞咽障碍、肢体偏瘫、失语等，患者的生活质量受到极大影响。吞咽功能训练、运动疗法、作业疗法、语言训练等康复训练都能对患者各项功能的恢复起很大作用，彭氏眼针疗法的加入又助力其治疗效果。

1983年彭静山发表第一篇眼针治疗242例中风临床报道，采取上焦区、下焦区、辨证取穴，通过观察患者生活质量以及出现后遗症的症状判定预后，其中针刺治疗出血性中风138例，综合有效率为85.7%~92.6%。孙氏采用眼针按照辨证取穴治疗150例中风急性期及后遗症期患者，通过量表评价判定肢体活动及语言恢复，急性期和恢复期有效率分别是88.4%和88.7%。张氏通过针刺眼针上焦区、下焦区、心区、肝区、肾区治疗中风，以颈总动脉血流的速度、血流量、血管管径及血管位移为观察指标，通过辨证论治观察30例中风患者眼针即时效应有效率为70%，总体改善率为80%以上。朱氏观察眼针治疗中风偏瘫的即刻效应采取双上焦区、双下焦区，患侧肢体抬高程度作为评价，总有效率85.66%。温氏、韩氏采用上焦区、下焦区辨证取穴眼针治疗脑梗死、偏瘫62例和35例，评价患者生活质量、肌力变化及语言功能恢复，总有效率分别为98.38%和97.52%。黄氏眼针取穴上焦区、下焦区、肝区、肾区治疗中风后遗症，评价标准包括肌力、语言及生活质量，总有效率为97%。曹氏眼针治疗脑梗死半身不遂156例，临床观察，针刺上焦区、下焦区、心区、肝区、肾区，评定标准是肌力变化和语言，总体有效率为 97.4%。张氏眼针针刺上焦区、下焦区、脾胃区、肝胆区治疗中风偏瘫 200 例，临床症状、肢体瘫痪作为评定标准，总有效率为 80%，病程 3 个月有效率为 95.18%，提示早期治疗临床疗效显著。刘氏、郑氏针刺上焦区、下焦区治疗中风，采用生活质量分析评定方法，总有效率为 97.3% 和 92.5%。朱氏观察眼针针刺上焦区、下焦区、肝区辨证取穴治疗中风高血压病，总体有效率为 67.7%。李氏眼针针刺上焦区、下焦区、肝区治疗中风后瘫痪 36 例，即刻见效 90%，总有效率 96.6%。任氏眼针针刺双上焦区、双下焦区，患侧肝区、胆区、肾区、心区治疗中风偏瘫 30 例，总体有效率为 93.2%。李氏眼针针刺上焦区、下焦区、心区、肝区、胆区治疗 34 例中风偏瘫，采用中医证候评价半身不遂、语言謇涩、口角流涎以及生活自理作为评价标准，有效率为 88.2%。葛氏眼针针刺上焦区、下焦区、肝区、肾区治疗中风后瘫痪，选择肌力的抬高程度为评判指标，总有效率为 84.1%。赵氏眼针针刺上焦区、下焦区、肝区脑血管意外后遗症，以思维、语言、肢体功能为评价标准，总有效率达 95%。曹氏眼针针刺上焦区、下焦区、心区、肝区、肾区，用克服阻力的重量来评价脑梗死后手指握力恢复，整体有效率达 97.4%。陈氏应用眼针疗法治疗脑卒中后遗症 53 例，穴取上焦区、下焦区，以生活自理能力程度为评价标准，总有效率达到 84.9%。赵氏眼针针刺上焦区、下焦区治疗脑血管意外后遗症 40 例，通过评价生活质量和肢体瘫痪程度，结果显示总有效率达 82.5%，从疾病类型来看，以脑血栓形成疗效最好，占 83.87%；从病程来看，以 3 个月以内者疗效最高，占 90.32%。罗氏取眼针上焦区、下焦区、肝区、肾区治疗中风后吞咽困难，采用洼田饮水试验评价患者吞咽康复程度，综合有效率为 94.29%。付氏采用眼针治疗中风后遗症 21 例，针刺上焦区、下焦区、肝区，评价患者瘫痪恢复程度，整体有效率为 95.6%。甄氏针刺上焦区、下焦区、肝区、肾区治疗中风后遗症，评价握力和生活自理能力，总有效率为 84%。黄氏眼针针刺治疗中风后遗症 90 例，评价中枢性面瘫、语言障碍和肢体瘫痪疗效，总体有效率为 96.67%。李氏眼针疗法治疗急性脑梗死患者认知功能，眼针针刺上焦区、肾区、脾区，通过精神量表 MMSE 评价，均收效良好。符氏眼针针刺上焦区、下焦区治疗急性脑梗死，通过神经功能缺损的评分量表评价，总体有效率为90.5%。聂氏眼针治疗急性脑梗死，穴取上焦区、下焦区、心区、肝区、肾区，按神经功能缺损程度评分标准评定，总有效率为95.3%。张氏眼针疗法治疗急性痛风性关节炎，以关节疼痛红肿、功能障碍为标准，有效率为96.5%。

　　另外，眼针与体针结合医治也是一种局部与整体调节的疗法。刘氏眼针配合康复治疗中风，眼针针刺肝区、肾区、心区、脾区、上焦区、下焦区。以生活自理能力评判标准，总有效率为93.9%；王氏等使用眼体针结合治疗60例患者，疗程结束后有效率95%；茹氏眼针体针并用治疗中风偏瘫81例，疗效标准根据中风中医诊断疗效评定，以瘫痪肢体的运动功能和肌力为标准，总有效率为90.1%；陈氏以眼体针并用，体针主选阳明经穴，配穴为膀胱经、胆经穴位对58例患者治疗，治疗结束后有效率为96.56%；汤氏等运用眼体针并用治疗83例脑卒中后遗症患者，辨证分型选取穴位，总有效率达95.2%；何氏通过眼体针合并治疗33例脑卒中急性期假性球麻痹患者，发现可有效治疗脑卒中急性期假性球麻痹，改善吞咽功能。吴氏以体针为主合用眼针腹针治疗偏瘫，眼针针刺上焦区、下焦区、肾区，结合腹针治疗，评价上下肢肌力，总有效率达95.0%。金氏采用头针眼针及督脉穴治疗中风，眼针针刺肝区、上焦区，以肌力为评定标准，总有效率达93.0%。李氏采用眼体针结合艾灸治疗中风偏瘫，眼针取上焦区、下焦区，按神经病学统一肌力测定法，总有效率69.5%。汝氏眼针电刺激治疗中风瘫痪合并高血压77例，针刺下焦区、肾区、上焦区、肝区，疗效甚好。许氏眼针结合导平仪治疗中风偏瘫，眼针取上焦区、下焦区、肝胆区，疗效标准为瘫痪肢体功能基本恢复，收效良好。徐氏眼针结合运动功能训练治疗缺血性中风，眼针针刺上焦区、下焦区，总有效率为73.58%。庞氏眼针结合运动疗法治疗中风68例，疗效评定标准根据脑卒中患者临床神经功能缺损程度评分标准、日常生活活动ADL能力量表Barthel指数，效果甚好。蔡氏通过对照60例眼针与体针的治疗和刘氏等使用眼针治疗60例假性球麻痹患者，均发现眼针治疗吞咽困难有效；姜氏等通过眼针联合康复训练治疗60例中风后吞咽困难患者，得出在康复训练的基础上加入眼针治疗比体针治疗效果更好；高氏等在认知训练的基础上加眼针治疗中风后伴有血管性认知障碍，总有效率达90.70%。

眼针结合中药、西药治疗中风在临床应用上已取得较好的效果。可以根据患者神志障碍的有无分为中经络和中脏腑，再根据舌脉等临床表现辨证分型，选取适宜的中药。彭氏眼针疗法的加入使中药汤剂对各种中风后并发症的治疗效果得以提升。吕氏等在临床治疗中发现眼针比单独使用常规药物治疗有明显优势。董氏用补阳还五汤与眼针结合治疗中风，眼针针刺脾肾区、上焦区，患者肌力升高，病情稳定，疗效甚好。张氏眼针联合黄芪桂枝五物汤治疗中风后肢体麻木，眼针针刺以肝区、肾区、上焦区和下焦区为主。朴氏等用眼针加会厌逐瘀汤治疗中风偏瘫患者，总有效率为93.33%；王氏等予眼针配合曲克芦丁脑蛋白水解物和加减星蒌承气汤治疗20例中风痰热腑实证患者，有效率达94.3%；王氏等眼针与自拟扶偏汤并用治疗中风偏瘫患者。

西药治疗已经广泛应用于中风，眼针与西药的结合治疗也收效甚好，如李氏眼针联合舒血宁与奥拉西坦治疗中风，针刺眼针上焦区、下焦区、肝区、肾区，疗效显著。毕氏眼针联合奥扎格雷、胞磷胆碱治疗急性小脑梗死，眼针主穴：双侧上焦区、下焦区、脾区、胃区、肝区，评价神经功能缺损评分，总有效率为90.32%。

2. 眼针治疗痛症　临床报道眼针治疗痛症范围广泛，包括腰痛、头痛、胆绞痛、坐骨神经痛、三叉神经痛、肩周炎、痛经等，按照彭静山"八区十三穴"取穴定位应用较多，取穴原则按照眼针观眼取穴、三焦取穴结合辨证取穴，多以疼痛消失为标准，收效良好。

1978年彭静山发表第一篇眼针治疗疼痛文献，针刺下焦区治疗腰痛、心区治疗怔忡、肝胆区治疗寒痹腿痛，针入痛止，即刻疗效显著。王氏眼针针刺肝区、中焦区治疗胆绞痛，按止痛时间评价疗效，总有效率为98%。宋氏辨证取穴眼针治疗急性腹痛，以痛觉消失时间为标准，总有效率为90%。林氏眼针针刺肾区、膀胱区、下焦区，治疗肾输尿管绞痛90例，以疼痛消失时间作为标准，总有效率达95.6%。谢氏眼针针刺治疗痛症，辨证论治，针刺相应的眼区，示例胁痛针刺胆区、大肠区、中焦区；腰痛取双下焦区、肾区；偏头痛取双肝胆区、肾区、下焦区；痛经取肝肾区、下焦区，总有效率为100%，且认为病程越短，眼针疗效越好。张氏眼针针刺上焦区、下焦区、心肝区、胆区、脾肾区穴治疗紧张性头痛，评价疼痛是否消失且不复发，总有效率为97.82%。孟氏眼针治疗头痛和眩晕个例研究，辨证取穴，以症状是否消失为判断标准，即刻效应有效率为100%。朱氏眼针针刺治疗头痛100例，根据头痛的部位、性质和时间选穴，前额部疼痛者取上焦区、胃区、大肠区；两侧疼痛者取中焦区、胆区、小肠区；后部疼痛者取下焦区、膀胱区、肾区；头顶部疼痛者取肝区、心区；头部胀痛者取肝区、胆区；头部跳痛者取心区、胆区；头沉而晕痛者取肾区、脾区、下焦区；外感头痛者取肺区、上焦区；肝阳头痛者取肝区、肾区、下焦区；肾虚头痛者取肾区、脾区、下焦区。评定标准为疼痛痊愈未复发，总有效率为96%。牛氏眼针通过辨证取穴联合下焦区治疗腰痛，按照疼痛是否完全消失作为判断，总体有效率为89%。唐氏眼针针刺双上焦区治疗三叉神经痛，以面痛消失或者面痛次数减少为评价标准，总有效率为100%。詹氏眼针针刺下焦区治疗腰痛，以疼痛是否3日内复发为评判标准，整体有效率为95.1%。李氏眼针针刺下焦区、肾区治疗坐骨神经痛，评定标准为能否恢复之前的劳动强度，总有效率为91.3%。黄氏眼针针刺下焦区、胆区、膀胱区治疗坐骨神经痛，采用症状消失为标准，总有效率为90%。韩氏眼针治验2例，针刺上焦区、肝区、胆区、脾区、胃区，治疗面痛；针刺双肝胆区、双下焦区治疗下肢疼痛，针起痛即除。

彭氏眼针针刺下焦区治疗腰痛，针刺心区治疗心前区疼痛，针刺肝胆区治疗寒痹腿痛，3例痛即止，无复发。刘氏、谢氏、张氏通过眼针针刺下焦区、肾区结合辨证选取眼针穴区，治疗急性腰扭伤，评价治疗前后疼痛程度和症状基本消失，总体有效率为96%。于氏应用眼针疗法治疗外伤性腰痛35例，采用中焦区、下焦区、辨证取穴，以腰痛消失且能参加日常工作为痊愈，总有效率97.1%。韩氏治疗急慢性腰痛采用眼针针刺下焦区，局部辨证取穴，评判标准是急性腰痛患者腰部疼痛消失，慢性腰痛患者活动时腰部疼痛消失且3个月内无复发为痊愈，总有效率100%。柳氏取穴针刺下焦区、肾区、膀胱区治疗急性腰扭伤，以疼痛消失和功能恢复为评价标准，37例患者总有效率为83.2%，98例患者总有效率为96.96%，均收效良好。常氏针刺双下焦区眼针治疗急性腰扭伤56例，评价症状和功能恢复，疗效良好。符氏眼针针刺膀胱区和肾区为主治疗急性腰扭伤，评价其镇痛作用，总有效率为89.66%，说明其镇痛效果良好。李氏眼针针刺以上焦区、肝胆区为主治疗肩周炎，有效率达96%。阴氏眼针治疗肩周炎90例，眼针针刺上焦区、肝区，评判标准为疼痛程度、功能恢复及活动范围，总有效率为97.8%。邹氏眼针治疗颈椎病52例，穴取以上焦区、肝区、肾区为主，疗效标准以症状和体征消失、功能恢复且半年未复发，总有效率为92.3%。林氏眼针针刺上焦区、肺区、大肠区、小肠区治疗落枕，以体征完全消失及颈部恢复活动功能为评定标准，总有效率为96.96%。孟氏、张氏采用眼针治疗落枕针刺上焦区，以治疗后疼痛消失且颈部活动正常作为疗效标准，总有效率分别为100%和95%。李氏眼针治疗肩痛110例，穴取上焦区、大肠区、小肠区，评价针刺前后肩部活动的受限程度，总有效率为96.3%。常氏眼针针刺取中焦区、胆区治疗急性胆系痛症，按疼痛的消失程度为评价标准，总体有效率为89.82%。

黄氏眼针浮针结合法治疗军事训练伤疼痛，眼针针刺肝区、肾区、上焦区及下焦区，以疼痛消失、活动自如为标准，疗效显著。王氏眼针联合头皮针治疗偏头痛，眼针针刺双侧上焦区、肾区、肝区，同时进行观眼视病，研究结果表明，联合疗法可明显减少或减轻发作次数、发作程度、持续时间，疗效显著，值得推广。王氏眼针与全息疗法治疗血管性头痛，眼针针刺以双侧上焦区，根据疼痛部位不同辨证取穴，总体有效率77.3%。李氏眼针配合穴位注射治疗坐骨神经痛，结合坐骨神经痛病因病机，辨经选穴，总有效率100%。符氏眼针为主治疗坐骨神经痛，眼针针刺主取双下焦区，根据疼痛部位证属于太阳经加膀胱区，证属少阳经加胆区，总有效率89.71%。王氏等以非甾体抗炎药合并眼针治疗60例紧张性头痛患者，得出使用彭氏眼针疗法结合非甾体抗炎药能够减轻患者的头痛症状，改善睡眠质量，得到针对性的疗效。王氏等以眼针针刺胃区、大肠区、上焦区治疗三叉神经痛，起到疏达阳明、通络止痛的作用。张氏等选取双眼的下焦区、肾区和肝区并根据两眼的巩膜（白睛）上所出现的瘀点、血络怒张等阳性反应选取相应的眼针区治疗27例原发性痛经的患者，均收效良好。常氏等针刺双侧中焦区、双侧胆区治疗108例因胆囊炎、胆结石、胆道蛔虫急性发作引起的胆系痛症，10分钟后疼痛基本消失，总有效率为 89.82%。此外，还有用眼针治疗痔疮术后疼痛及带状疱疹引起的疼痛。

3. 眼针治疗帕金森病　眼针用于帕金森病的治疗，以平肝息风、清热镇惊、滋补肝肾、活血化瘀为主，眼针取上焦区、下焦区，配以肝区、肾区，肺区、脾区等疗效较好。

冯氏眼针治疗帕金森病 55 例，穴取：肝区、肾区，以症状消失且功能恢复正常为标准，总有效率为 81.7%。崔氏等取双侧上焦区、下焦区、肝区、脾区及肾区合并口服多巴丝肼片及经颅直流电刺激治疗 60 例帕金森病患者，结果显示评定量表评分明显降低，患者运动障碍明显改善。胡氏等选取双侧肝区、肾区、三焦区治疗帕金森病患者，总有效率及震颤症状均有效改善，与其他疗法相比具有独特的优势。董氏选取双侧肝区、肾区、脾区联合头针治疗帕金森病患者，总有效率为 60.00%；且氏等通过对比发现彭氏眼针疗法与头体针疗法对帕金森病患者治疗后总有效率、显效率更高，症状改善更明显。

4. 眼针治疗消化系统疾病　眼针治疗消化系统疾病针刺取穴以中焦区、脾胃区为主结合辨证取穴，主要治疗疾病包括呃逆、便秘、肠易激综合征等，尤其对呃逆的即刻疗效明显。

胡氏眼针针刺功能性便秘，通过观眼识证，辨证取穴，疗效良好。朱氏眼针疗法治疗近视并发便秘 38 例，眼针针刺采取循经取穴、观眼取穴、三焦取穴、脏腑取穴的方法，总有效率 100%。李氏眼针针刺大肠穴、脾穴、上焦穴、下焦穴治疗中风后便秘，采用中医证候评分、便秘患者临床评分（CCB）、便秘患者生活质量量表评分（PAC-QOL）评价，结果显示眼针针刺治疗方法优于口服麻子仁丸的治疗方法。王氏眼针治疗腹泻型肠易激综合征 60 例，眼针针刺主穴下焦区、大肠区、脾区，以大便的形态为评判标准，总有效率为 91.38%。赵氏、肖氏、杨氏、胡氏、鞠氏眼针治疗呃逆，均认为呃逆是由胃气上逆所致，胃处中焦，上贯胸膈。故眼针针刺上焦区、中焦区、脾胃区，按症状的改善为标准，总有效率均为 100%。柳氏基于脾失健运论治顽固性呃逆 2 例，施眼针疗法后 5 分钟，总有效率 100%。安氏眼针治疗呃逆，辨证取穴以胃区为主，按呃逆完全停止为标准，总有效率 93.8%。肖氏眼针针刺治疗呃逆 2 例，以胃区和中焦区为主，均在 5 分钟后停止。

5. 眼针治疗面部疾病 眼针治疗面部疾病如周围性面瘫、面肌痉挛、面神经麻痹、眼肌麻痹等。眼针治疗取双侧上焦区、肝区、脾区、肾区、心区等穴，眼针穴区可疏通眼周及面部气血，调整脏腑功能，标本兼顾。

高氏眼针治疗周围性面神经麻痹，眼针针刺上焦区、肝胆区，若正气不足配脾胃区，以眼角、口角均恢复正常为标准，总有效率为100%。叶氏眼针为主治疗眼肌麻痹，评价标准为眼球运动比较灵活且复视斜视有不同程度改善，刺选穴上焦区、下焦区、肝区、胆区、脾区、胃区，总有效率为100%。王氏眼针联合缪刺法治疗面肌痉挛，眼针针刺健侧肾区、中焦区、脾区、肝区，避免刺激面部肌肉兴奋性较高的患侧，采用眼针结合缪刺法，针刺侧面部肌肉，调整神经肌肉兴奋性，平衡阴阳，疗效显著。刘氏眼针结合腹针治疗原发性面肌痉挛，眼针针刺上焦区、肝区，总有效率为91.2%。毛氏眼针配合芍药甘草汤治疗面肌痉挛，眼针针刺双侧肝区、上焦区、肾区、心区、脾区，结果显示，眼针加芍药甘草汤疗效优于单纯芍药甘草汤的疗效，其总有效率治疗组与对照组比较差异有显著意义（$P < 0.05$）。唐氏眼针体针并用治疗面肌痉挛，眼针针刺取肝区、肾区、心区、上焦区，总有效率96%。秦氏眼针与针药结合治疗面肌痉挛，眼针取穴：双侧上焦区、肝区、肾区、心区、脾区，总有效率为73.33%。杨氏电针配合眼针等综合治疗面神经麻痹，眼针针刺取穴：上焦区、肺区、心区、肾区、脾区，认为综合治疗可改善局部血液循环、促进神经组织代谢，促进面部炎症、水肿吸收，使面部神经功能恢复正常。丁氏眼针并艾灸治疗眼肌麻痹，眼针取穴为眼区上焦区、肝胆区、肾区、脾胃区，取眼针疗法其调节局部眼周围经气，及脏腑经络辨证取穴之意，从病机变化研究睛珠不正之症。庞氏眼针疗法联合毫针刺法治疗周围性面瘫顽固性上下眼睑闭合不全60例，眼针针刺上焦区、肝胆区，认为在中枢性面瘫眼睑闭合不全动眼神经、展神经受损的治疗上有效。鞠氏眼针配合常规西医疗法治疗急性周围性面瘫，眼针针刺患侧眼上焦区、肺区、脾区，认为眼针治疗急性周围性面瘫，既发挥了常规针灸治疗的优势，又避免了传统针灸是否应该应用于急性面瘫的争论，且无不良反应，依从性好。张氏眼针配合刺络放血治疗面瘫42例，眼针针刺患侧上焦区、肺大肠区、肾区、肝区，取得了满意疗效。党氏眼针加TDP照射治疗周围性

面瘫 100 例，眼针取穴：上焦区。若感受风寒者加肺区，若肝阳上亢者加肝区，若肾阴亏虚者加肾区。认为该方法取穴少，取效捷，患者自感舒适，并乐于接受，值得临床推广应用。唐氏眼针体针并用治疗面肌痉挛，眼针针刺取肝区、肾区、心区、上焦区，总有效率 96%。叶氏眼针为主治疗眼肌麻痹，眼针针刺肝胆区、脾胃区，本组 20 例均治愈。高氏眼针与旋磁针治疗面肌抽搐，眼针针刺肝胆经区、脾区、下焦区，总有效率为 88%。

6. 眼针治疗眼科疾病 眼针治疗眼科疾病白内障、青少年近视等，采用观眼取穴、三焦取穴结合辨证取穴原则，取上焦区、肝区、肾区为主穴，疗效比较明显。孙氏眼针辨证取穴治疗白内障，以术后白内障消失、有后遗症但未进展为评价标准，总有效率为 93.3%。朱氏采用眼针治疗病理性近视眼并发白内障 165 例和 56 例，眼针取穴方法是循经取穴、观眼取穴、三焦取穴以及脏腑取穴，以裸眼视力升高大于 1.0 为标准，均有显著疗效，总有效率分别为 93.3% 和 91.1%。朱氏眼针联合体针治疗青少年近视屈光不正 330 例临床研究，采用辨证取穴原则，以视力达到 1.5 为治疗标准，无复发停止治疗，总有效率为 100%，年龄越小，效果越好。冯氏总结田维柱教授眼针治疗干眼症经验，三焦取穴法眼针取穴针刺，以患者眼睛是否干涩为评判标准，收效良好。何氏眼针针刺肝区、脾区、肾区治疗干眼症，用泪液检测滤纸条检测，疗效甚好。高氏眼针针刺上焦区、肝区治疗近视，依照标准为视力提高的行数，治愈 17 例，显效 85 例，有效 18 例，总有效率为 100%。

7. 眼针治疗泌尿系统疾病 眼针治疗泌尿系统疾病有临床报道，个例报道和临床病例系列报道治疗尿潴留、遗尿等。苏氏眼针针刺膀胱区、肺区治疗产后尿潴留，38 例患者针后 20 分钟均能自主排尿。彭氏根据彭静山教授取穴原则，应用观眼识证，针刺双下焦区、肾区治疗顽固性遗尿 1 例，总有效率 100%。孟氏眼针针刺膀胱区、肾区治疗遗尿，总有效率为 96.3%。

8. 眼针治疗其他疾病 伴随着临床研究的不断丰富，彭氏眼针疗法的治疗优势正逐步凸显，不只局限于常见病，还适用于如不安腿综合征、高血压、吉兰 - 巴雷综合征、突发性聋、重症肌无力、失眠、心律失常、支气管哮喘等多种疑难疾病，多数采用彭静山教授辨证取穴原则，均取得良好疗效。

黄氏眼针治疗不安腿综合征，眼针针刺下焦区、心区、肾区、脾区，以症状消失为评判标准，总体有效率为95.24%。马氏眼针针刺中焦区、下焦区、肝区、肾区、脾区治疗干燥综合征，以临床疗效、评价积分为评定标准，总有效率达85.7%。王氏、邹氏应用眼针治疗高血压，针刺以双侧肝区为主，疗效评定标准为血压下降数值，总有效率为100%。姜氏眼针治疗吉兰 - 巴雷综合征，取穴中焦区、脾胃区，按查体无阳性体征，肌力恢复五级为标准，总有效率为94.4%。张氏眼针治疗腰椎骨质增生，根据中医辨证取穴，以针刺10次症状得到明显的改善为标准，疗效显著。崔氏采用眼针疗法治疗老年痴呆症，眼针针刺心区、脾区、上焦区，疗效甚好。黄氏眼针针刺上焦区、下焦区、肾区治愈脑外伤后偏瘫1例，改善了患者肌力及反射。仲氏眼针治疗软组织损伤，眼针针刺按三焦辨证法取穴，疗效标准为功能恢复且疼痛肿胀减轻，总有效率为93%。

眼针治疗失眠选取心区为主穴，配以脾区（心脾两虚证）、肾区（心肾不交证）、肝区、胆区（心胆气虚证）改善失眠患者睡眠质量，降低镇静类药物依赖性，疗效显著。崔氏眼针治疗原发性失眠，以中医证候诊断疗效标准判断，针刺取心区、脾区、肾区，总体准确率为90%。崔氏眼针针刺心区、肝区、肾区治疗原发性失眠，通过匹兹堡睡眠质量指数量表（PSQI）评定，总有效率为90%。徐氏眼针疗法治疗失眠，辨证取穴并以上焦区为主，参照匹兹堡睡眠质量指数量表（PSQI）、睡眠状态自评量表（SRSS）评定，总有效率为88.89%。

郑氏以眼针为主治疗突发性聋，眼针针刺肝区、肾区、上焦区，疗效评定依据突发性聋疗效分级标准，40例患者总有效率为80%，41例患者总有效率为81%。田氏眼针治疗小儿遗尿症，眼针针刺肾、膀胱区，疗效标准以针刺后遗尿完全消失为痊愈，总有效率为100%。唐氏、黄氏眼针治疗支气管哮喘，眼针针刺上焦区、肺区，诊断标准按照哮喘是否在1小时内明显缓解为依据，总有效率分别为100%、100%、75.5%。符氏眼针针刺控制哮喘急性发作，眼针针刺上焦区、肺区，以肺部哮鸣音症状和有无喘息症状为评价标准，总有效率为90%，并探讨眼针作用机制，认为眼针可提高患者的交感神经兴奋性，抑制交感神经功能的亢进。薛氏眼针治疗心律失常 1 例，眼针针刺肝区、肾区，针刺后患者右束支传导阻滞完全恢复。唐氏眼针针刺心区、上焦区治疗心律失常，观察即刻疗效，以听诊和心电图检查为依据，总有效率为 86.4%。刘氏眼针治疗眩晕 63 例，以上焦穴为主辨证取穴，以症状消失为疗效判定标准，总有效率为 95.2%。吕氏眼针治疗椎 - 基底动脉供血不足性眩晕，眼针针刺脾区、胃区、上焦区，以 TCD 及症状消失为评定标准，总有效率为 91.67%。田氏、王氏眼针针刺肝区、肾区治疗血管性痴呆，按症状改善情况评价，均疗效显著。王氏眼针治疗血管性痴呆，针刺上焦区、下焦区、肾区、心区、肝区、脾区，总有效率为 81.2%。江氏眼针治疗血管性痴呆，选择上焦区、下焦区、肾区、心区、肝区、脾区，通过 MMSE、神经功能量表积分均值的变化来表示改善，效果良好；并且说明眼针疗法能改善脑电图 a 和 e 的波频和波幅。李氏眼针针刺下焦区、肝区、肾区治疗腰椎间盘突出症，以症状消失为标准，总有效率为 95%。朱氏采用眼针疗法治疗乙脑急性期所致肢体运动障碍，选择 Fugl-Meyer 运动功能评分评定肢体运动功能，针刺上焦区、下焦区、心区、肝区、肾区，疗效良好。康氏眼针针刺上焦区、心区、肝区治疗晕车，按照症状消失评定，总有效率 100%。王氏眼针治疗外伤性截瘫所致尿闭 35 例，针刺下焦区、肾区、膀胱区，以排尿障碍消失为疗效标准，总有效率 91.4%。卢氏眼针治疗功能性子宫出血，眼针针刺肝区、肾区、脾区、下焦区，以临床症状消失为标准，总有效率 100%。柳氏运用眼针治疗急性腰扭伤取双下焦区、双肾区、双膀胱区，以疼痛消失程度和症状功能的恢复为标准，总有效率 100%。杨氏眼针疗法针刺胆区治疗胆道蛔虫病，针刺脾区、上焦区治疗重症肌无力，均收效良好。王氏眼针联合中药治疗基底动脉尖综合征 1 例，眼针针刺双侧脾胃区、中焦区、肺大肠区，疗效显著。

（三）眼周腧穴临床应用概述

1. 眼周腧穴治疗中风　王氏等在常规治疗基础上深刺睛明穴治疗 158 例中风患者，发现针刺睛明穴后，在肌力恢复等方面出现了即刻效应。郭氏采用攒竹穴、瞳子髎穴治疗 102 例中风偏瘫患者，总有效率达 91.18%。张氏应用针刺睛明穴、丝竹空穴治疗 60 例中风患者，发现两穴合用起到畅通脑脉气血，调整脏腑经络的作用，对于治疗急性脑梗死有重要的作用。

2. **眼周腧穴治疗肺系疾病**　王氏通过针刺攒竹治疗 76 例哮喘患者，应用埋针法增加对攒竹穴的刺激量，总有效率达 96.1%。陈氏针刺攒竹联合穴位贴敷治疗 120 例小儿咳嗽患者，沿眶上朝鱼腰穴方向刺入约 5mm，通过刺激攒竹穴治疗咳嗽，对肺系疾病有明显的临床疗效。

3. **眼周腧穴治疗痛证及调节血压**　梁氏采用攒竹穴、鱼腰穴，配合通里穴治疗 75 例痔疮术后疼痛患者，针刺 5 分钟后疼痛即止。沈氏采用睛明穴、瞳子髎穴治疗 150 例坐骨神经痛患者，有效率达 94%。姚氏采用攒竹穴治疗 62 例高血压患者，针刺 20 分钟后血压明显下降，总有效率达到 90.3%。

第四节　彭氏眼针技术操作规范

一、彭氏眼针疗法操作

（一）针具及针刺准备

1. **眼针针具**　眼针针具包括毫针和眼针运动疗法针具。平刺毫针型号：φ0.35mm × 13mm，直刺毫针型号：φ0.35mm × 25mm，眼针带针康复疗法针具型号：眼针运动疗法针。

2. **针刺准备**　施术部位：在眼眶内外，距眼眶 2mm 处，选取穴区进行操作。体位选择：选择患者舒适，医者便于操作的治疗体位。环境要求：环境应清洁卫生，避免污染。针具消毒：应选择高压蒸汽消毒法，宜选择一次性针具。部位消毒：应用含 75% 乙醇或 0.5% ~ 1% 碘伏的棉签或棉球在施术部位消毒。医者消毒：医者双手可先用肥皂水清洗干净，再用含 75% 乙醇或 0.5% ~ 1% 碘伏棉球擦拭。

（二）针刺方法

眼针针刺操作方法共有 9 种，具体操作如下。

1. **点刺法**　在穴区所对应的眼睑部位，进行点刺操作的方法。以押手固定眼睑，使之绷紧，持针在眼睑部选取穴区轻轻点刺 5 ~ 7 次，以不出血为度。

2. **眶内刺法** 在眶内紧靠眼区中心刺入,眶内针刺是无痛的,但要手法熟练,刺入准确。眶内都用直刺,针尖向眼眶方向刺入。进针 0.5 寸。手法不熟时,切勿轻试。

3. **沿皮横刺法** 应用在眶外,找准经区界限,向应刺的方向沿皮刺入,可刺入真皮达到皮下组织中,不可再深。眶外穴距眼眶边缘 2mm。对于每区两穴的部位不可超越界限。

4. **双刺法** 在同一穴区内,连续刺入两针的操作方法。不论采取眶内直刺法或眶外平刺法,当刺入一针后,在其所处的穴区内,紧贴着针体旁,按同一方向,再刺入一针,均进针 0.5 寸。

5. **表里配合刺法** 也叫内外配合刺法,即在选好的眼穴上,眶内、眶外各刺一针,效果更好。

6. **压穴法** 在所选的穴区内,对眼眶内缘进行点压刺激的操作方法。于所选的穴区内,使用点穴棒、三棱针柄等,按压眼眶内缘,以局部产生酸、麻、胀感为度。有的医生用火柴棒、点眼棒、三棱针柄代用针刺,而效果相同。针刺的效果是有时间性,患者如患疼痛症,在医院针刺已止痛,夜间在家又发生疼痛,怎么办? 有些患者提出这个问题,可嘱其于疼痛发作时,手压医生针过的地方,效果亦佳。儿童、畏针的患者,路远不能常来的患者都可以使用压穴法。

7. **眼区埋针法** 选好穴区,用皮内针埋在距眼眶内缘 2mm 的眼眶部位,用胶布固定,留 3~5 天(即眼针带针康复疗法针具埋在眼眶缘外 2mm 的眼针穴区)。眼针带针康复疗法即在此基础上提出,将眼区埋针法与康复疗法结合,通过多临床应用及理论研究而提出的一种新的技法。

8. **缪刺法** 一侧有病,针患侧无效时,可在对侧眼区同名穴针刺。

9. **配合其他疗法** 眼针可以单独使用,也可以配合其他疗法使用。如体针、头针、梅花针、耳针、皮内针、按摩、气功、药物、水疗、蜡疗及各种体疗。

（三）针刺特点

1. **针刺手法** 快速刺入以后,不实施任何手法。刺入以后患者感觉有麻酸胀痛或温热、清凉等感觉直达病所,是得气的现象。如未得气,可以把针提出 1/3 改换一个方向再刺入。或用手刮针柄,或用双刺法。

2. **留针**　静置留针法：留针期间不施行任何针刺手法，让针留置在穴区内。一般情况下，眼针毫针针刺不宜留针过久，至少5分钟，最长不可超过15分钟；但眼针带针康复疗法埋针时间4~6小时。

刮柄刺激法：留针期间如果局部得气感不明显，则可间歇重复施行刮柄法，以加强刺激。

3. **出针问题**　起针时用右手二指捏住针柄活动几下，缓缓拔出1/2，稍停几秒钟再慢慢提出，急用干棉球压迫针孔片刻，或交给患者按压5秒以上。

4. **注意事项**　留针要因人制宜。体弱者留针时间较短，体壮者可适当延长留针时间。婴幼儿和躁动患者，以及其他难于合作者，不宜留针。留针要因时制宜。夏季天气炎热，不宜久留针；冬季气候寒冷，适宜久留针。留针要因病而宜。病情轻、症状轻或经治疗症状已消失者，可以不留针或短时间留针；病情重，症状顽固者宜久留针。留针要注意安全。留针期间要叮嘱患者及家属不要碰触留置在眼眶内外的毫针，以免折针、弯针。对需要长期留针而又有严重心脑血管疾病患者，须加强监护，以免发生意外。

5. **晕针处理**　眼针针刺如发生晕针，处理如下，发生晕针可立即起针，嘱患者去枕平卧；如仍不能缓解，可给予对症处理。康复训练过程中如出现患者不适，可停止。眼周血管丰富，易于出血淤青，应向患者解释清楚，没有危险。注意发生晕针或晕血、局部出血或血肿。进针时注意避开眼球。点刺操作时，进针宜浅，手法宜轻、宜快。注意防止操作部位感染。

二、适应证及禁忌证

（一）适应证

彭氏眼针疗法适应证涉及内、外、妇、儿多种疾病。内科疾病包括中风、头痛、眩晕、面瘫、失眠、高血压、三叉神经痛、膈肌痉挛、血管性痴呆、抑郁症、癫痫、重症肌无力、眼肌麻痹、不安腿综合征、吉兰-巴雷综合征、面肌痉挛、胆囊炎、溃疡性结肠炎、急性胃肠炎、胆道蛔虫症、支气管哮喘等；骨伤科包括颈椎病、肩周炎、腰椎间盘突出症、坐骨神经痛、落枕、急性腰扭伤等；妇科如痛经、月经不调等；儿科如疳积、小儿腹泻、百日咳等；皮肤科如黄褐斑、蝴蝶斑、痤疮、带状疱疹等；外科如肾结石、胆结石、血栓性闭塞性脉管炎等；五官科如突发性聋、中心性视网膜炎、近视、眼肌麻痹、弱视等。

（二）禁忌证

眼区有破损感染者、精神病患者、传染病患者、金属过敏者、病情不稳定、生命体征不平稳者、有出血性疾病、损伤后不易止血者、下肢静脉血栓者、精神系统疾病者及眼针穴区局部有感染、皮疹、破溃者禁用。患者精神紧张、大汗后、劳累后或饥饿时慎用；震颤不止、躁动不安及眼睑肥厚者慎用。孕妇及新产后慎用。

第五节　彭氏眼针疗法的临床疗效及机制研究

彭氏眼针疗法目前对于白睛络脉的形态及流态、临床疗效研究与动物实验机制研究已有一定进展。临床治疗应用于中风相关机制研究较多，通过 ADL 评分、神经功能缺损评分、中医证候评分及各种功能障碍疗效评价，表明眼针有改善中风后运动障碍、语言障碍、感觉障碍、吞咽障碍等疗效，改善患侧肢体运动与感觉功能障碍症状，提高患者日常生活能力，提升患者生存质量。

眼针治疗脑缺血再灌注作用机制包括抑制炎症反应、缺血缺氧机制、促进血管新生、抑制细胞凋亡自噬、促进神经保护等。

一、观眼识证的白睛络脉形态及流态研究

我们团队研究通过观察 60 例中风恢复期肝肾阴虚证患者白睛脉络相关指标变化，观察眼针针刺前后白睛脉络出现的不同变化，探讨眼针对中风的治疗机制。结果发现眼针可明显改善中风恢复期肝肾阴虚证患者下焦区白睛络脉异常状态，其改善效果要优于常规康复治疗。

在形态方面，白睛脉络粗细不均提示血管收缩舒张功能异常，眼针可增加血管活性物质含量调节其分布。网状结构提示末梢循环障碍，备用血管开放；眼针可改善局部缺血缺氧状态，使血管恢复正常形态。白睛脉络

边缘不齐提示长期缺血、血液黏稠度高，脂质代谢障碍，血管内皮病变；眼针可促进局部血液循环、促进脂质代谢并改善内皮功能。在慢性刺激下，管壁不断破坏吸收出现缺血区；眼针可促进缺血区血管再生。

在流态方面，走行异常提示血管在有限空间内增生，局部长期缺血缺氧，机体的代偿变化产生螺旋迁曲，局部物质代谢障碍以及血液流变学变化导致血管堵塞，出现囊状扩张与微血管瘤。眼针可促进局部物质代谢，改善循环，缓解血液壅滞状态。白睛脉络的血色取决于血中含氧血红蛋白与脱氧血红蛋白的量，眼针可促进局部血供，增加含氧血红蛋白含量；清晰度则反映组织水、脂肪含量。

眼针对白睛络脉在形态与流态方面改善显著，对下焦区白睛络脉形态与流态的作用主要体现在：① 眼针能提高络脉的清晰度；改善络脉粗细不均、边缘不齐等异常形态，改善络脉异常走行；改善络脉中血液凝滞状态，显著减少络脉局部囊状扩张及微血管瘤。② 眼针能促进白睛缺血区血管增生，增加缺血区血管数量。

二、彭氏眼针疗法的临床疗效及机制研究

孙氏和高氏等采用眼针治疗中风患者，发现眼针可加强人体整体的调节作用，改善脏腑气机、活血通经、滑利关节，其吞咽功能、认知功能、神经功能缺损程度和 Barthel 指数积分均明显改善，提高患者日常生活能力并提高临床疗效。徐氏研究发现彭氏眼针疗法是治疗卒中后抑郁（PSD）的有效方法；蒲氏运用彭氏眼针疗法结合电针治疗脑卒中眼外肌麻痹临床效果确切，安全性好；孙氏研究发现彭氏眼针疗法对脑卒中后假性球麻痹治疗有效，能显著提高患者症状积分，减少患者并发症的发生率，无明显不良反应，操作简单，配合吞咽及言语康复训练，可改善患者的吞咽及言语等功能，提高患者生存质量。

吕氏等运用彭氏眼针疗法治疗中风偏瘫患者，观察血浆内皮素（ET）含量的变化，证明眼针能有效降低血浆内皮素的含量，提高急性脑梗死患者的认知功能和生活质量，提高 MMSE 评分，提高愈显率，加快神经功能缺损的恢复。王氏等运用眼针治疗急性脑梗死患者，观察 FIB 水平，血清 C 反应蛋白水平，血浆 ET 降钙素基因相关肽（CGRP）的含量，表

明眼针能够降低血浆 FIB 水平、血清 C 反应蛋白水平，调节血浆 ET、CGRP 的含量，升高降钙素基因相关肽的含量，促进神经功能恢复，改善脑梗死患者局限性缺血区的脑血流量（rCBF），激发脑细胞的功能活动，改善病灶周围的半暗带组织供血，改善中风患者血管舒缩功能、保护神经元损伤，从而增加病灶处局部的脑血流量，改善脑缺血状态。冯氏利用 SPECT-rCBF 研究彭氏眼针疗法对缺血性中风患者局部 rCBF 的影响，发现彭氏眼针疗法治疗中风的即时效应是存在而且有效。

三、彭氏眼针疗法的动物实验机制研究

（一）抑制炎症反应

在脑缺血再灌注损伤病理过程中，眼针可以通过调节不同通路或炎性因子来达到改善损伤的效应。脑缺血再灌注后脑内炎性介质被激活，炎性细胞增殖，从而引起级联性炎性反应，使受损的脑组织更加严重。细胞间黏附分子 -1（ICAM-1）是一种与脑血管病有关的黏附因子，可以帮助白细胞与内皮细胞粘附，从而引起血管堵塞。王氏发现眼针治疗后大鼠 ICAM-1 的含量明显降低，同时可以降低 ICAM-1 与淋巴细胞功能相关抗原 -1（LFA-1）和巨噬细胞活化趋化因子（Mac-1）结合，降低炎症反应的发生。宓氏通过研究核因子 -κBp65、血管细胞黏附分子 -1 表达，发现眼针治疗后 NF-κBp65 含量下降，能抑制微血管内皮细胞的 VCAM-1 表达，减少白细胞聚集浸润。刘氏发现眼针可以使嘌呤能离子通道型受体 7（P2X7R）、NOD 样受体热蛋白结构域相关蛋白 3（NLRP3）、胱天蛋白酶 -1 前体（pro-caspase-1）、衔接蛋白凋亡相关斑点样蛋白（ASC）、胱天蛋白酶 -1（caspase-1）的表达水平显著下调，白细胞介素 -1β（IL-1β）、白细胞介素 -18（IL-18）含量降低，进而抑制细胞焦亡并发挥抗炎作用。赵氏发现眼针可以降低 IKB 激酶 β（IKKβ）表达，从而抑制 Toll 样受体 4（TLR4）引导的核因子 -κB 信号传导通路。祥氏发现肿瘤坏死因子 -α（TNF-α）可以通过磷酸化肿瘤坏死因子（TNF）受体相关因子，从而激活核因子 -κB（NF-κB），促进多种炎症递质及凋亡基因的表达。张氏发现眼针治疗后细胞外信号调节激酶 1/2（ERK 1/2）、磷酸化细胞外信号调节激酶 1/2（p-ERK1/2）的表达显著上调，尤其是磷酸化细胞外信号调节激

酶 1/2（p-ERK1/2），激活了 ERK1/2 信号传导通路，抑制损伤后脑组织的炎症反应发生。

（二）抑制细胞凋亡、自噬

脑缺血再灌注后，眼针可以通过抑制细胞凋亡、自噬及增加细胞活化来改善受损神经元。脑缺血后细胞死亡存在细胞凋亡和细胞自噬等方式，而细胞活化可能帮助发挥针刺作用，合理调节这些机制能帮助我们建立恢复脑组织的治疗思路。张氏等通过实验发现眼针可以使 p38 丝裂原激活的蛋白激酶（p38MAPK）表达水平和磷酸化水平得到了显著抑制，降低 c-Jun 氨基末端激酶（JNK）表达水平，升高细胞外信号调节激酶 1/2（ERK1/2）表达，抑制 p38MAPK 信号传导通路造成的脑损伤。雷氏发现眼针及运动训练可以抑制或延迟肿瘤抑制蛋白 53（p53）蛋白表达，降低 p53 及其下游基因在神经元细胞凋亡过程中的作用；还能抑制细胞凋亡膜表面分子（Fas）蛋白表达，阻止淋巴细胞蛋白与神经细胞 Fas 基因之间的结合，减少凋亡，改善脑部缺血缺氧。徐氏在微管相关蛋白轻链 3（LC3）的基础上检测了抗胸腺细胞球蛋白（ATG）家族中的自噬蛋白 1（ATG1）和自噬蛋白 4（ATG4）与眼针之间的关系，发现眼针疗法能下调脑缺血再灌注损伤大鼠脑组织 LC3、ATG1、ATG4 蛋白表达来抑制神经细胞过度自噬，保护缺血缺氧后对脑部的伤害。

（三）促进神经保护

脑缺血再灌注后神经细胞易坏死，导致神经元损伤，继而引起一系列神经功能受损的症状。张氏发现眼针在改善脑缺血再灌注损伤中的作用可能与脑源性神经营养因子（BDNF）在脑内的表达上调有关。马氏扩展研究了酪氨酸激酶受体 B（TrkB），发现眼针干预后 BDNF 和 TrkB 表达显著上调，二者结合后，可以发挥保护神经元的代偿作用。李氏观察到脑源性神经营养因子（BDNF）、神经生长因子（NGF）、胶质细胞源性神经营养因子（GDNF）、碱性成纤维细胞生长因子（bFGF）等神经营养因子通过眼针治疗得到提高，调控神经细胞周期，在一定程度上实现缺血后神经功能的重构。高氏发现眼针可以活化 Wnt 通路，提高信号通路关键因子 Wnt、Dvl 等的表达，人脑髓鞘碱性蛋白（MBP）、少突胶质细胞系转录因子 2（Olig2）等蛋白的表达水平也显著升高，提示着眼针能加速髓鞘形成，促进神经元再生，促进少突胶质细胞成熟及活化。

（四）促进血管新生

浦氏发现眼针可以增加 MCAO/R 大鼠缺氧诱导因子 -1α（HIF-1α）因子及经典 Wnt 信号传导通路中 Wnt3a、β-catenin、LEF1 的表达，从而促进血管新生，促进神经功能恢复。宓氏等研究运用眼针对局灶性脑缺血再灌注大鼠进行干预，检测血管内皮生长因子及其受体（（VEGF/VEGFR）、血管生成素 1（Ang-1）和内皮抑素（ES）表达，结果表明眼针能上调 VEGF/VEGFR 表达，下调缺血区血管抑制因子 ES 表达，以促进脑缺血再灌注大鼠微血管生成。邵氏发现眼针可以提高 VEGF、VEGFR1、VEGFR2 mRNA 及蛋白表达促进血管新生。

（五）减少缺血缺氧

吴氏运用激光多普勒微循环测量仪检测模型大鼠大脑皮层组织血流量及血流速度，发现眼针治疗可以增加血流量和血流速度，还能恢复毛细血管的超微结构，改善微循环。

四、彭氏眼针疗法治疗中风循证医学研究

彭氏眼针疗法属于针灸疗法的一部分，能够治疗全身疾病。第一篇眼针治疗中风文献病例系列研究于 1983 年发表，该文献纳入 242 例中风患者，应用眼针作为干预手段，观察临床疗效。根据 PRISMA（系统审查和荟萃分析的首选报告项目）指南进行报告 1983—2020 年眼针治疗疾病文献计量研究，为彭氏眼针疗法治疗中风提供循证依据。

系统研究随机对照试验（RCT）、对照临床试验（CCTs）、病例系列和病例个例报告，对于 RCT、CCTs 除对症治疗外，选择眼针疗法作为干预手段。治疗组共同干预措施包括眼针疗法、眼针结合其他中医疗法（如眼针＋体针、眼针＋体针＋头针、眼针＋康复训练、眼针＋康复训练＋中药、眼针＋体针＋康复训练、眼针＋西药、眼针＋中药＋西医、眼针＋体针＋康复训练＋西药治疗）。对照组采用单独体针、头针、单独康复训练、单独西药、单独西药加康复训练等干预措施。对于不同的穴位区和不同的治疗时间等眼针疗效进行比较。

通过检索两个英文电子数据库（PubMed 和 Cochrane Library）和四个中

文电子数据库（CNKI、中文科技期刊数据库、万方数据和 SinoMed），搜索使用术语 "eye-acupuncture"，"eye acupuncture"，"eye needle" or "yanzhen"（Chinese characters "眼针"），"stroke"，and "paralysis"，从数据库建库到 2020 年 12 月 31 日，检索出文献 4 758 条记录，并对摘要进行逐条筛选。4 758 条记录因为文献重复或是没有相关性排除，剩余 732 条记录。通过全文阅读，按照纳入标准，最终纳入 195 篇文章。文献检索流程图见图 2-28。

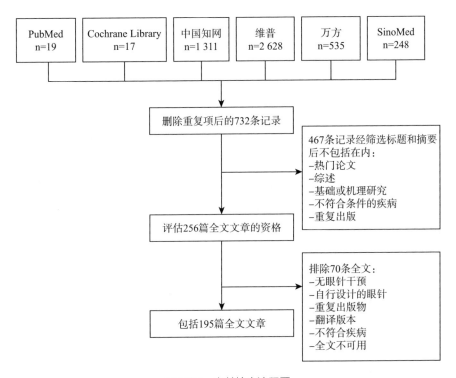

图 2-28　文献检索流程图

195 篇文献中 RCT 文献 108 篇（55.38%），CCTs 文献 36 篇（18.46%），病例系列 45 篇（23.07%）和病例个例报告 6 篇（3.08%），其中中文发表 194 篇（99.49%），英文发表 1 篇（0.51%）。从 1983 年到 2017 年 12 月 31 日，总发表量一直稳定增长，出版物数量增长最快的年份是 1983 年。截至 2011 年至 2017 年，出版总量约为 1983 年至 2010 年的 1.7 倍。1995 年首次发表眼针的 RCT，2011 年至 2017 年 RCT 达到 78 例。对照临床试验

（CCTs）的数量略有增加，从 1996 年的 5 个增加到 2017 年的 17 个。

195 篇文献共纳入 15 466 名参与者，他们分别来自医院（194 篇，99.49%）和社区卫生服务中心（1 篇）。随机对照试验和对照临床试验研究样本量从 34 到 840 不等。只有 1 项研究（0.51%）没有报告参与者的年龄。在整个研究中，年龄分布很广，从 18 岁到 96 岁。在 181 篇报道性别概况的研究中，治疗组和对照组的女性比例分别为 40.00%（中位）（IQR = 33.51%，46.15%）和 41.28%（IQR = 35.12%，46.67%）。

根据中药新药临床研究指导原则确定中风急性期在两周内，恢复期 2 ~ 6 个月，后遗症期 6 个月以上。195 篇文章的分类如下：卒中无明确分期（112 篇，57.44%）、急性期（38 篇，19.48%）、恢复期（32 篇，16.41%）、后遗症期（13 篇，6.67%）。195 项研究中 EA 在卒中后的应用情况，按降序排列，偏瘫（143 篇，73.33%），吞咽困难（15 篇，7.69%），焦虑（8 篇，4.10%），失语（7 篇，3.59%），肩手综合征（5 篇，2.56%），尿失禁（4 篇，2.05%），眼麻痹（4 篇，2.05%），便秘（4 篇，2.05%），认知功能（3 篇，1.54%），高血压（1 篇，0.51%）和失眠（1 篇，0.51%）。使用频率最高的量表为神经功能缺损量表（NDS）（45 篇，23.08%），其次为改良 Barthel 指数（MBI）（37 篇，18.97%）、日常生活活动（ADL）（32 篇，16.41%）和 Fugl-Meyer 评估量表（FMA）（29 篇，14.87%）。还有八个等级量分别在八个不同的研究中提到过一次：Balance Scale（BBS）、Functional Ambulation Category Scale（FAC）、社交焦虑量表（SIAS）、副作用评定量表（SERS）、the Western Aphasia Battery（WAB）、Chinese Functional Communication Profile（CFCP）、自我评估焦虑量表（SAS）和自我抑郁评估量表（SDS）。

通过查阅文献，眼针治疗疾病范围很广，包括疼痛、情绪障碍、扭伤、震颤、痹证（关节痛）等。本研究发现眼针治疗中风急性期的临床文献数为 38 篇，恢复期文献数为 32 篇，眼针在中风急性期和恢复期疗效显著，这一结果与彭老在《眼针疗法》一书中提出的眼针疗效迅速、起效快是一致的。研究也证实了眼针对中风急性期和恢复期的显著疗效，作为辅助治疗有效，可改善神经功能障碍症状，改善患者日常生活能力活动，降低致残率。本研究还发现大多数眼针取穴为上焦区（30.17%）和下焦区

（27.28%）。这一结果与彭老在临床实践中认为中风多因肝肾阴虚，阴虚风动是一致的，故提出眼针治疗中风应选择上焦区、下焦区、肾区、肝区为主。

从文献计量学的角度，对眼针治疗缺血性或出血性中风的临床报道进行了初步研究。眼针作为一种辅助手段，由于其有效性和无严重不良反应，被广泛应用于改善脑血管疾病的神经功能缺损。在脑卒中的临床治疗中，单纯眼针治疗肢体功能障碍症状较多，而眼针结合体针治疗便秘、失语、呼吸困难、认知障碍、抑郁等中风后并发症较多。

1983 年发表了第一篇关于眼针治疗中风的文章。此后，这方面的论文数量每年都在增加，尤其是临床随机对照试验的论文数量增加明显。眼针作为一种辅助治疗手段，在中风的急性期和恢复期疗效显著，有效取穴多用上焦穴区和下焦穴区，临床实践中常采用眼针联合其他中医疗法，疗效评价的结果评估是使用 NDS。在对文献进行梳理后，仍有必要对符合"CONSORT"指导原则的脑卒中患者进行高质量的 EA 随机对照试验。

第三章　康复疗法概述

康复治疗是以研究人体功能障碍的预防和改善功能为导向的一门医学专科，通过各种有效的专科治疗手段，最大限度地改善康复对象的功能障碍。康复以人为对象，针对的是病伤残者、慢性病患者、老年人的功能障碍，以改善这些对象的功能为主导。康复治疗主要关注疾病对患者功能的影响及其程度，以及康复干预后的效果及其功能转归。

康复疗法包括物理治疗（physical therapy, PT）、作业治疗（occupational therapy, OT）、言语 - 语言治疗（speech therapy, ST）和康复工程（rehabilitation engineering，RE）、康复护理（rehabilitation nursing，RN）以及其他辅助治疗。康复治疗的作用从最初关注器官功能，逐渐转为关注患者的整体功能，包括提高患者活动和参与的能力，增强患者的个人自信，改善患者与环境的互动，最终提高患者的生存质量。

第一节　物理治疗

物理治疗是包括运动治疗（movement therapy）和物理因子治疗（modality therapy），借助包括声、光、冷、热、电、力等物理因子，来提高人体健康，预防和治疗疾病，恢复或重建躯体功能的一种专门的医学学科。

一、运动治疗

运动治疗是指利用器械、徒手或患者自身力量，通过某些运动方式（主动或被动运动等），使患者全身或局部运动功能、感觉功能恢复的训练方法。常用的运动治疗技术包括肌力与肌耐力训练技术、关节活动训练技术、平衡及协调功能训练技术、肌肉牵伸技术和牵引技术。

（一）肌力与肌耐力训练技术

肌力训练是根据超量负荷的原理，通过肌肉的主动收缩来改善或增强肌肉的力量。肌力训练常用于训练肌肉萎缩无力的患者，包括因伤病固定肢体或长期卧床、活动减少所致的肌肉失用性萎缩和骨关节及周围神经病损所致的肌肉无力或瘫痪。

（二）关节活动训练技术

关节活动训练是指应用各种方式来维持各种原因导致的肢体活动度减少或抑制所致的失用；或关节内外的创伤、炎症和手术，以及肌肉、肌腱挛缩引起的关节内外粘连等因素所导致的关节功能障碍的治疗技术。包括主动运动、主动助力运动、被动运动和机器人引导的运动。

（三）平衡及协调功能训练技术

平衡训练是指经过各种手段，激发姿势反射，加强前庭器官的稳定性，改善身体平衡能力的训练。通过平衡训练可以加强关节的本体感觉，刺激姿势反射，常用于因神经系统或前庭器官病变引起的平衡功能障碍患者，要求患者在训练后能够达到下意识自动维持平衡的能力。

（四）肌肉牵伸技术

牵伸技术是指运用外力（人工或器械/电动设备）牵伸短缩或挛缩组织并使其延长，做轻微超过组织阻力和关节活动范围内的运动，达到重新获得关节周围软组织的伸展性、降低肌张力、改善或恢复关节活动范围的目的。根据牵伸力量的来源可分为手法牵伸、器械牵伸和自我牵伸。根据牵伸部位可分为上肢肌肉牵伸、下肢肌肉牵伸和脊柱肌肉牵伸。肌肉牵伸技术适用于各种原因导致的软组织挛缩、粘连或瘢痕形成，继发引起的关节活动受限，但肌肉麻痹、严重肌无力、炎症急性期等应避免使用牵伸技术。临床中，肌肉牵伸技术常与其他技术联合使用，如热疗、手法按摩、夹板和支具等，进一步巩固牵伸的效果。

（五）牵引技术

牵引疗法是应用外力对身体某一部位或关节施加牵拉力，使其发生一定的分离，周围软组织得到适当的牵伸，从而达到治疗的目的。根据治疗部位来分类，临床常用的牵引治疗有颈椎牵引、腰椎牵引和四肢关节牵引。牵引过程中应关注患者反应，若出现头晕、心慌、胸闷、出冷汗、四肢麻木等症状应立即停止牵引，及时进行处理。各型颈椎病，轻度脊髓型颈椎病但脊髓受压症状不明显者常采取颈椎牵引，在颈椎牵引时，枕颌带要注意避开颈动脉窦和喉部，防止压迫颈动脉窦引起晕厥或发生意外，而颈椎结构完整性受到损害时则不建议采取颈椎牵引技术；孕妇，严重高血压、心脏病患者则禁止使用腰椎牵引技术；骨质疏松、严重肌无力患者应慎用四肢关节牵引技术。

二、物理因子治疗

物理因子治疗是应用自然以及人工的各种物理因子，作用于人体并通过神经、体液、内分泌和免疫等生理调节机制，达到预防、治疗和康复的方法。根据物理因子种类可将物理因子疗法分为电疗法、光疗法、磁疗法、声疗法、热疗法、冷疗法、水疗法、其他疗法（如生物反馈疗法、冲击波疗法、压力疗法、高压氧疗法等）。可以改善神经 - 内分泌功能障碍；提高机体或某些系统、器官的功能水平；改善组织器官的血液循环和营养，促进组织修复再生；提高局部或全身的抵抗力；发挥镇痛消炎、消肿、缓解痉挛、脱敏等作用；增强机体的适应能力；提高药物的渗透性等。

三、神经物理治疗常用技术

常见的中枢神经系统疾病，如脑卒中、颅脑损伤等，因其神经生理的特殊性，故这类患者的康复治疗措施除了常规的运动治疗技术外，以神经生理为基础发展而来的神经发育学疗法和运动再学习疗法则是临床普遍采用的物理治疗方法。

（一）神经发育学疗法

根据神经生理的理论，利用特殊的运动模式、反射活动、本体和皮肤刺激以抑制异常的运动，促进正常的运动；或顺应中枢神经损伤后运动功能恢复的规律，促进运动功能的恢复，以治疗神经肌肉，特别是中枢神经损伤后引起的运动功能障碍的一类治疗方法。其主要治疗技术为 Bobath

技术、Rood 技术、Brunnstrom 技术、本体感觉神经肌肉促进技术（PNF技术）等。

（二）运动再学习疗法

把中枢神经系统损伤后运动功能的恢复训练视为一种再学习或再训练的过程，因此运动再学习技术主要以生物力学、运动学、神经学、行为学等为理论基础，以脑损伤后的可塑性和功能重组为理论依据。认为实现功能重组的主要条件是需要进行针对性的练习活动，练习得越多，功能重组就越有效，特别是早期练习有关的运动。此法主要用于脑卒中患者，也可用于其他运动障碍的患者。重点是特殊运动作业训练、可控制的肌肉活动练习和控制作业中的各个运动成分，认为康复应该是对患者有意义的、现实生活活动的再学习，而不只是易化或练习非特异性的活动。运动再学习疗法由七部分组成，包括了日常生活中的基本运动功能，分别为上肢功能、口面部功能、仰卧到床边坐起、坐位平衡、站起与坐下、站立平衡、步行。治疗时根据患者存在的具体问题选择最适合患者的部分开始训练。

第二节　作业治疗

作业治疗是指有选择性和目的性地应用与日常生活、工作、学习和休闲等有关的各种活动来治疗患者躯体、心理等方面的功能障碍。其目的是使患者最大限度地恢复或提高独立生活和劳动的能力，使其作为家庭和社会一员过着有意义的生活，是患者从医院回归家庭正常生活、重返社会的重要纽带。根据常见的治疗目的、内容和作用可大致分为三大类：日常生活活动训练技术、治疗性作业活动、认知与感知觉训练技术。

一、日常生活活动训练技术

日常生活活动训练技术是指人们在日常生活中进行的各项活动，分为基本日常生活活动能力与工具性或扩展性日常生活活动能力。训练目的在于改善患者的躯体功能，提高患者的残存潜能，降低对他人的依赖程度，达到最大限度的生活自理并重建独立生活的信心，以适应日后回归家庭、重返社会的需要。

（一）自理活动

自理活动是指为了保持生存与健康，人们每天都要进行的常规活动，包括进食、梳洗修饰、洗澡、口腔清洁、穿脱衣、上厕所、吃饭、移动、使用交通工具、钱的管理、购物、做饭、服药、维护日常安全等活动。自理活动在一天中所占的时间并不多（2~3 小时），却十分重要。为了生存与保持身体健康，人必须进食和排泄；为了保持心理健康与符合社会生活的要求，还必须遵守卫生、衣着及社会形象的要求；为了工作，人必须吃、喝、穿、梳洗打扮，所以自理活动也是其他作业活动的基础。

（二）工作 / 生产性活动

工作或生产性活动指通过提供物质与服务，能够对社会、对家庭做出贡献或对自己有益的那些活动，是体现个人价值的角色活动，如有报酬的工作、志愿者服务、学习受教育、家务管理、抚养子女、照顾他人等。家庭妇女虽然没有参加工作，直接服务于社会，但在家相夫教子和管理家务，可以使其丈夫不必为家务分心而得以全身心投入工作，并将子女培养成为对社会有用之人，她对社会做出的贡献是长远而不可低估的。生活中的每个人都在各自不同的角色中实现个人价值的最大化。

（三）休闲活动

休闲活动通常指那些有趣的、能给人们带来轻松、愉悦或惬意感的娱乐消遣活动，如体育运动、艺术活动等。参与这些活动可以缓解压力、满足兴趣，保持身体健康，和家人或友人增进感情以及增加自我表现的机会。虽然参加休闲活动并不需要承担义务，是一种自由的选择，但它有助于扩展个人的知识与技能范围，有助于保持正常生理与心理空间，是生活中不可缺少的组成部分。

一个人要达到真正意义上的健康，不仅需要完成自理活动、从事各种角色活动，也不能忽视必要的休闲活动，并使三者之间的比例达到一种平衡。其比例随不同的生理时期而发生变化。

二、治疗性作业活动

治疗性作业活动（therapeutic activities）是作业治疗的重要组成部分，是指通过各种精心选择的、具有针对性并具有治疗作用的作业活动，来维持和提高患者的功能，预防功能障碍或残疾的加重，最终使患者获得独立的生活能力，提高生活质量。根据作业功能分类，可分为生产性活动、手工艺活动、园艺类活动和娱乐性活动等。

三、认知与感知觉训练技术

各种原因引起的脑损伤均可引起不同程度和形式的认知功能与感知觉障碍，临床上以注意障碍、记忆障碍、失认症和失用症多见。认知与感知觉训练目的在于减轻患者的认知障碍，协助患者重获日常生活及工作所需的技巧与能力，从而提升生活质量。

（一）注意障碍作业治疗技术

根据注意障碍的不同类型选择设计不同作业活动。持续性注意障碍可进行删除作业、连线作业、画画、象棋等趣味性较高的作业活动；选择性注意障碍训练关键为引导患者在复杂背景中将注意力集中于特定事物上；交替性注意障碍可要求患者交替进行不同作业活动；分别性注意障碍则要求患者同时进行多个任务。为增强训练难度，可将注意力与其他认知功能结合训练，如数字加减游戏、猜测游戏时间感练习。

（二）记忆障碍作业治疗技术

记忆障碍常与注意障碍合并出现。记忆障碍训练方法主要有内在记忆辅助、外在记忆辅助及环境调整。内在记忆辅助是通过利用自身因素，以损伤较轻或正常的功能弥补损伤的功能以达到改善记忆障碍的一些方法和对策。包括言语记忆法、视形象记忆法及 PQRST 记忆法。外在记忆辅助是一种利用身体外在辅助工具或提示来帮助记忆的代偿技术。存储类工具一般可携带，并能容纳较大量的信息，使用的时间较长，无需依赖其他工具，可记录已经发生的事或者标记即将要做的事，如日程表等。提示类工具在最需要时立即提供，提示的内容对被提示的信息有特异性，如录音提示等。环境调整是通过环境的改良与重建，保证患者日常生活的独立性。

（三）失认症作业治疗技术

包括视觉失认训练、听觉失认训练、触觉失认训练、体感缺失训练和单侧忽略训练。视觉失认训练是通过对常用的、必需的生活物品、颜色及亲人面孔的反复实践辨认指导患者抓住所要识别的事物的主要特征，鼓励患者在活动中多运用其他感觉如触觉、听觉等进行功能代偿。听觉失认训练是设计作业活动进行听觉辨识训练。如让患者仔细聆听一种声音后，要求患者从画有各种发声体的图片或在词卡中找出与所听到的声音相对应的目标。同时可将目标发声体放在患者的视野内，让患者在视觉的帮助下尽可能准确地辨认出声音。触觉失认训练是使用不同纹理的物品（砂纸、棉、麻、弹珠、米粒、石子）反复刺激患者皮肤来加强辨认准确度，以建立稳定的感觉输入。建议利用视听觉或者一些辅助工具来帮助识别事物。如洗澡时可通过观察蒸汽强度并设置测温计以避免意外发生。体感缺失训练常用方法有自体失认和格斯特曼综合征训练。单侧忽略训练推荐强制性诱发疗法，并反复提醒患者进食时勿忘吃患侧的食物，勿忘记放置好患侧肢体；把所需物品放在能注意到的空间范围内；使用较宽大的椅子以防摔倒；避免患者接触热水袋等危险物品。

（四）失用症作业治疗技术

运动性失用的患者在进行相应的活动前，可对肢体进行活动并给予感觉刺激，尽量减少患者不能理解的口令及动作模仿，治疗师可通过其他方式引导患者完成活动训练。意念性失用可通过让患者排列多张带有字词的卡片组成完整的短故事来加强患者复杂性排序的能力，在进行作业活动时，将整个活动分解为一系列小动作，让患者分步训练，循序渐进。意念运动性失用患者往往容易进行粗大和整体的运动，因此不可将训练动作进行分解，而应使活动完整的呈现。如训练患者翻身时，直接给予口令"翻过去"；活动前和活动过程中向患者提供感觉刺激，以加强正常运动模式和运动计划的输出；在纠正患者错误动作时，建议用动作进行指导；训练应尽可能地在合适的时间、地点和场景中进行，如在早晨起床后在床边进行穿衣训练。结构性失用可引导患者复制图形，由易到难，起初给予较多视觉和言语提示，有进步后再逐渐减少提示的数量，并增加图形或构图的复杂性。适当给予奖励以调动患者的积极性。

第三节　言语 - 语言治疗

言语 - 语言治疗是指通过各种手段对言语功能有障碍的患者进行针对

性治疗。治疗的目的主要是改善患者的言语功能，手段是言语训练，或借助于交流替代设备如交流板、交流手册及手势语等。常用的基本治疗方法有许尔失语症刺激疗法、强制诱导型语言疗法和旋律语调疗法。

许尔失语症刺激疗法是多种失语症治疗方法的基础，是 20 世纪 60 年代以来应用广泛的失语症治疗方法之一。当患者的语言符号系统受损害，采用强烈的、被控制的和一定强度的听觉刺激作为首要的治疗工具促进失语症患者语言功能的重组和恢复。

一、强制诱导型语言疗法

强制诱导型语言疗法（CILT）是在语言治疗中强制口语交流障碍的患者使用口语交流，并采用高强度训练的一种语言治疗方法。它一般采用小组治疗模式，在治疗过程中治疗师和其他参与人员提供比较好的环境，让患者在一个近似日常生活的情境下进行口语交流。强制诱导型语言治疗的理论基础有三个，它们是神经可塑性（neuroplasticity）、习得性失用（learned non-use）和功能依赖性学习（use-dependent learning）。

强制诱导型语言治疗现在常常被用于有一定口语表达能力的失语症患者，这种治疗方法对于慢性期患者的疗效比较明显，目前还没有被用于重度失语症或者口语表达严重障碍的失语症患者以及失语症恢复的急性期研究的报道。

二、旋律语调疗法

旋律语调疗法（MIT）是运用语言的音乐元素（比如旋律、韵律和重音）来提高语言表达能力。由于 MIT 并非聚焦于表演的因素，所以患者并不需要成为一个音乐家或者好的歌手去表演。MIT 的目标在于将语言中旋律的因素剥离出来，帮助患者提高语言表达能力及流畅性。主要用于优势半球损伤后表达困难，而理解相对好的患者。具体包括：① 口语表达严重受限，仅能以刻板式的杂乱语说话；② 口头模仿能力差；③ 相对保留语言理解能力；④ 有合适的记忆广度和情绪稳定的患者。一般的方法是：选择合适的语言资料，将语言"谱"成可以吟诵的句子，教患者以歌的形式吟诵。治疗师用手在桌上拍出"歌"的节律，根据此节律吟诵句子，患者逐渐加入，当患者与治疗师一起吟诵成功后，治疗师逐步撤出。以后将吟诵形式改变为说歌（spoken song）的形式，节律和重音不变，但用变化的音调代替比较恒定的音调，起初也是治疗师和患者一同"说"，待患者能独立后，治疗师逐步撤出。然后用连续接近法将发音向正常韵律成型，最后让患者以回答问题的方式产生靶句，学会一些句子后再换新句子。

三、构音障碍的治疗

（一）治疗原则

构音障碍治疗与言语治疗既有联系又有区别，遵循的原则如下。

1. 针对言语表现进行治疗　言语治疗的重点往往是针对异常的言语表现，而不是按构音障碍的类型进行治疗。言语的发生受神经和肌肉控制，身体姿势、肌张力、肌力和运动协调的异常都会影响到言语的质量。言语治疗应从改变这些状态开始，异常状态的纠正会促进言语的改善。

2. 按评定结果选择治疗顺序　一般情况下，按呼吸、喉、腭和腭咽区、舌体、舌尖、唇、下颌运动逐个进行训练。构音器官评定所发现的异常部位，便是构音运动训练的出发点，多个部位的运动障碍要从有利于言语产生的角度出发，选择几个部位同时开始。构音运动改善后，可以开始构音训练。对于轻中度患者，训练应该以主动训练为主；对于重度患者，由于患者自主运动较差，应以治疗师采用手法辅助治疗及训练使用交流辅助系统为主。

3. 选择合适的治疗方法和强度　恰当的治疗方法对提高疗效非常重要，不恰当的治疗会降低患者的训练欲望，使患者形成错误的构音动作模式。原则上，治疗的次数和时间越多越好，但要根据患者的具体情况进行调整，避免过度疲劳，一般情况下以每次治疗 30 分钟为宜。

（二）训练方法

松弛训练，呼吸训练，下颌、舌、唇的训练，语音训练，减慢言语速度训练，音辨别训练，克服鼻音化训练，韵律训练，音节折指法训练。

第四节　吞咽治疗

吞咽是指食物在口腔经咀嚼形成食团再经咽和食管入胃的过程，是人类赖以生存的基本生理活动之一。这一过程主要由口腔、咽和食管三部分组成。吞咽障碍（deglutition disorders）指由多种原因引起的、发生于不同部位的吞咽时咽下困难。吞咽障碍可影响摄食及营养吸收，还可导致食物误吸入气管引发吸入性肺炎，严重者可危及生命。根据正常吞咽的过程，可将吞咽障碍分为口腔期吞咽障碍、咽期吞咽障碍和食管期吞咽障碍。由于吞咽和言语共用口咽部器官，因此，目前将吞咽障碍的康复治疗也归属于言语 - 语言治疗。口腔训练是恢复吞咽功能的基础训练，通过大脑皮层感觉运动的神经调控机制，改善咀嚼、舌的感觉及功能活动，不容忽视。

一、口腔感觉训练技术

口腔感觉训练技术是针对口腔期吞咽障碍患者的舌肌运动，口腔浅深感觉、反射异常设计的一系列训练技术，旨在帮助改善口腔器官的感觉及口周、舌运动功能。包括冷刺激训练、嗅觉刺激、味觉刺激、口面部振动刺激、气脉冲感觉刺激、冰酸刺激、K 点刺激、深层咽肌神经刺激疗法（DPNS）、改良振动棒深感觉训练。如嗅觉刺激是通过芳香味刺激物对嗅觉进行调节，减少咽部残留，使喉关闭时间提前，提高舌骨位移幅度，可改善感觉和反射活动，常用的嗅觉刺激物有黑胡椒、薄荷脑等。味觉刺激是将不同味道的食物放置于舌部相应味蕾敏感区域，可以增强外周感觉传入，从而兴奋吞咽皮质，改善吞咽功能。冰酸刺激是指吞咽前在腭舌弓给予冰酸刺激，可以提高口咽对食物的敏感度，减少口腔中过多的唾液分泌，提高对食物的感知和对吞咽的注意力。改良振动棒深感觉训练是利用改良振动棒为口腔提供振动刺激，改善局部血液循环，促进炎症恢复，预防肌肉萎缩，改善口颜面运动功能。

二、口腔运动训练技术

口腔运动训练技术包括口腔器官运动体操、舌压抗阻反馈训练、舌肌主被动康复训练、舌制动吞咽法（Masako 训练法）、抬头训练法（Shaker

训练法）。如舌制动吞咽法（Masako训练法）是一种在舌根部水平改善咽闭合的技术，可增加舌根的力量，延长舌根与咽后壁的接触时间，促进咽后壁肌群代偿性向前运动。抬头训练法是提高食管上括约肌的开放时间和宽度，促进吞咽后因食管上括约肌开放不全引起的咽部残留食物的清除，从而改善吞咽功能。

（一）气道保护方法

旨在增加患者口、咽、舌喉复合体等结构的运动范围，增强运动力度，增强患者的感觉和运动协调性，避免误吸。

（二）注意事项

培养患者良好的进食习惯，最好定时、定量，能坐起来进食就不要躺着，能在餐桌上进食就不要在床边。

有以下情况的患者暂时不宜经口进食：昏迷状态或意识尚未清醒；对外界的刺激迟钝，认知严重障碍；吞咽反射、咳嗽反射消失或明显减弱；处理唾液的能力低，不断流涎，口部功能严重受损。

表面肌电生物反馈训练：对于依从性较好的吞咽障碍患者，表面肌电生物反馈训练有较多的循证支持，配合用力吞咽或Mendelsohn吞咽法，肌电触发电刺激方法的效果更好。

针刺治疗：针刺作为中医传统治疗方法，在吞咽障碍中应用广泛。电针除了常规的针刺作用之外，还有低频电刺激作用，国内大量的文献报道有效，基于经验推荐使用，应强调辨证施治。

第五节　心理与认知治疗

一、心理康复

心理治疗又称精神治疗，是应用心理学的原则和方法，通过治疗者与被治疗者的相互作用，医治患者心理、情绪、认知行为等方面的问题。

心理治疗的作用是通过语言、表情、行为向患者施加心理上的影响，解决心理上的问题，达到治疗疾病的目的。从广义的角度看，心理治疗是通过使用各种方法，包括语言的和非语言的交流方式，通过解释、说服、支持、同情、相互理解来改变对方的认知、信念、情感、态度、行为等，达到排忧解难、降低痛苦的目的。从这个意义上来说，人类的亲密关系就构成了"治疗作用"，理解、同情、支持就是"治疗药物"，所以非正式的心理帮助可以表现在父母与子女之间、牧师与信徒之间、夫妻之间、邻里之间、同事之间的心理影响。但正规的心理治疗与非正式的心理帮助有所不同，一是医师接受过专门的训练并且得到社会的认可，其次是医师的活动有相应的理论体系做指导。

常用心理治疗有支持性心理治疗、行为疗法和操作条件技术、认知疗法、社会技能训练、生物反馈疗法。

二、认知康复

脑损伤患者会出现以知觉、注意、记忆、计算、思维、解决问题及语言等方面为主要表现的认知障碍。认知康复是针对认知缺陷的患者，为改善和提高其认知功能和日常生活能力而进行的综合管理。采用改善注意、记忆、计算、思维、问题解决和执行功能以及知觉障碍的康复治疗，是认知障碍康复的主要治疗手段。根据障碍诊断，制定针对性康复训练计划。适用于有认知障碍存在的各种脑损伤患者，包括脑外伤、脑卒中、痴呆、脑肿瘤术后、脑瘫、精神疾患等。

（一）常用方法

记忆障碍的康复分为一般策略和特定策略。一般策略包括恢复记忆法、重新组织记忆法、行为补偿法；特定策略包括改善编码和巩固损伤的策略、改善提取损伤的策略。

1. **注意障碍的康复** 包括促进觉醒的策略，提高集中注意、降低分散注意的策略，改善持续注意的策略等。

2. **知觉障碍的康复** 视觉空间认知障碍，让患者自己画钟面、房屋等，或在市区路线图上画出回家的路线；让患者按要求用火柴、积木、拼图等构成不同图案等。通过环境、阅读、感觉输入等方法加强忽略侧的刺激及注意力。

3. **失用症的康复** 对结构性失用症患者，可让其临摹平面图或用积木排列立体构造，由易到难，可以给予暗示和提醒。对运动性失用症患者要加强练习，给予大量暗示、提醒，或治疗者手把手地教患者，改善后再逐渐减少暗示。提醒时亦应加入复杂的动作。对穿衣失用症患者可用言语指示，并给患者示范，然后在衣服的不同位置做出标记，以引起患者的注意。

（二）机能整体康复方法

脑损伤患者的机能整体康复方法采用强调意识、情感上承认残留缺陷、补偿或矫正认知残损的系统治疗。一般在急性期后采用这种方法，要求家庭完全参与。治疗的时间有时是固定的，即所有患者在同一时间进入和离开，或是根据治疗安排，逐个确定患者的进入和离开。这些计划提供每日 1 次、每周 4～5 天的工作框架。根据计划及患者的情况，治疗的平均时间为 3～6 个月。对脑损伤的患者提供的机能整体性认知康复，在患者社会心理、独立生活、雇用状况、减少卫生保健的费用方面均获得了显著的效果。

第六节　其他康复技术

随着临床医学、康复医学的发展，人们对功能康复需要的增加，临床上辅助器具的广泛应用越来越普及，已成为康复医学的重要组成部分。它与物理治疗、作业治疗、语言治疗构成了康复医学技术的四大基本治疗技术。在严重创伤、神经系统和骨关节病损、糖尿病、老年病等疾病的中早期，合理地选用适配的辅助器具，能够有效预防、矫正或代偿这些病损可能造成的功能障碍，提高患者的独立生活能力，帮助患者回归社会。

一、辅助器具

国际标准化组织（ISO）在 1992 年颁布了国际标准 ISO—9999《残疾人辅助器具分类》，将辅助器具分为十大类：治疗和训练辅助器具；假肢和矫形器；生活自理及防护器具；个人移动辅助器具；家务管理辅助器具；家具及残疾人专用住宅设备；通讯、信息及信号辅助器具；持物的辅助器具；环境改善辅助器具和设备；休闲娱乐辅助器具。在临床应用中，最常用的辅助器具主要有假肢、矫形器、轮椅、助行器和生活自助器具。

二、非侵入性脑刺激技术

临床上常见的非侵入性脑刺激技术主要包括经颅磁刺激和经颅直流电刺激两种。它们可以改变大脑皮层神经元的兴奋性，并调节神经系统的可塑性，目前在临床及科研方面均受到广泛的关注。非侵入性脑刺激（non-invasive brain stimulation，NIBS）技术指不依靠外科手术等有创操作，利用磁场或者电场作用于大脑的特定部位，从而起到调节大脑皮层神经元活动的技术。

1. **经颅磁刺激（transcranial magnetic stimulation，TMS）** 该疗法是一种利用脉冲磁场作用于中枢神经系统，使之产生感应电流改变皮层神经细胞的动作电位，引起一系列生理生化反应，从而影响脑内代谢和神经电活动的磁刺激技术。该技术由英国科学家 Barker 于 1985 年首先创立，具有无痛、无损伤、操作简便、安全可靠等优点，很快得到了临床应用。在经颅磁刺激的基础上发展起来的重复性经颅磁刺激（repetitive transcranial magnetic stimulation，rTMS）是一种新的神经电生理技术，目前在临床工作中得到了广泛的应用。

2. **经颅直流电刺激（transcranial direct current stimulation，tDCS）** 该疗法是使用一对电极将恒定的低强度的直流电（1~2mA）作用于特定脑区，达到调节大脑皮层神经活动的技术，是一种非侵入性神经刺激技术。因其具有无痛、无损伤、操作简便、安全可靠等优点，目前在临床工作中也得到了广泛的应用。

第四章 眼针带针康复疗法

第一节 研究前沿

一、国内研究现状

缺血性脑血管病属于中医"中风"范畴，我们认为中风发生病机虽复杂，但归纳起来不外虚、火、风、痰、气、血六端，其中以肝肾阴虚为根本。因此在临床上治疗中风时我们眼针取穴为肝区、肾区、上焦区、下焦区。肝区、肾区滋补肝肾，治病求本，彭老在临床观察中风患者多在上焦区、下焦区范围内的白睛有脉络变化，故扩大了三焦的治病范围，偏瘫患者上、下肢分别归属上焦区、下焦区，取上焦区、下焦区以活血通络以治其标。眼针运动疗法是彭氏眼针疗法的深入研究，是对彭氏眼针疗法的创新与发展。彭氏眼针疗法是彭静山教授根据华佗的"观眼识病"及中医理论眼与脏腑经络的关系，参照八廓学说，于20世纪70年代创立，在眼眶内外实施针刺等刺激治疗疾病和观察眼白睛脉络形色丝络诊断疾病的一种诊疗技术。应用临床40余年，治疗中风临床疗效肯定，临床和实验表明，眼针可以有效改善急性脑梗死患者的脑血流量。但与康复训练同步进行，尚未见到临床研究报道。我们将这两种技术的同步进行，形成眼针带针状态下运动疗法规范操作流程，称为眼针运动疗法。两者具有协同作用，可提高中风康复患者的临床疗效。

脑卒中患者的康复训练疗效仍不理想。因而，目前紧迫任务就是探究创新一种适合我国国情的治疗方式。近年来研究发现针刺与康复训练能够改善脑卒中后的认知障碍，提高患者的运动功能和日常生活活动能力。

脑卒中后血流速度变化是决定预后的重要因素之一，尤其是侧支循环的开放是如何建立以及新生血管的产生机制都尚未明确。因此，如何通过干预措施来促进侧支循环开放，加快急性脑缺血区域血流速度，改善供氧，减少神经功能损伤，成为目前研究的一个新热点。卒中后脑血流的代偿与恢复依赖于侧支循环的及时开放与建立，对预后具有十分重要的意义。

机体脑血流始终保持着相对恒定的循环，维持机体的正常生理功能作用。为了更好地掌握脑血管疾病的生理和病理机制，应加深对脑血流量变化的研究，以便更好地指导临床诊断和治疗疾病。正常情况下，脑血管侧支循环分三级：一级侧支循环是前交通动脉（AComA）和后交通动脉（PComA）；二级侧支循环是眼动脉和软脑膜侧支；三级侧支循环是新生血管。其中新生血管是目前脑血管病机制产生和治疗的研究热点。如何有效地打开二级侧支循环，促进三级侧支循环代偿即新生血管的发生，良好的侧支循环可有效减少梗死灶容积，改善预后，降低复发风险，是目前临床治疗的研究方向。

目前，有很多种方法来测定脑血流，包括 N_2O 吸入测定法、^{133}Xe 吸收法、单光子发射断层扫描法（SPECT）、正电子发射断层扫描法（PET）、经颅多普勒超声（TCD）以及磁共振法等，每种方法优缺点都不一样。本实验采用激光散斑成像技术，也称激光散斑衬比分析技术，通过分析时间积分散斑的空间统计特性提取血流速度信息。其原理是通过散斑图样成像，分析由流速引起的空间模糊程度来获得高空间和时间分辨率的二维流速分布图。该方法作为一种新的区域性流速监测技术，能够实现在无需扫描条件下，分辨测量血流变化。因激光散斑成像技术的发明，为我们研究脑部微循环提供了新的技术手段。

二、研究机制内涵

眼针带针康复疗法是由辽宁中医药大学附属医院康复中心王鹏琴教授首创。此疗法根据患者病情及康复评定结果，按照彭氏眼针取穴原则将眼针运动疗法针具埋置眼针穴区后由康复师进行康复训练。在眼针留针期间进行现代康复的运动疗法、作业疗法、语言训练、智能和吞咽训练等，训练结束后起针。

　　此疗法是源于彭氏眼针疗法，是将彭氏眼针疗法与运动疗法相结合。眼针在增加脑血流量的同时配合运动疗法训练，能最大限度地促进瘫痪肢体的恢复。查阅目前文献，关于眼针运动疗法治疗中风的动物实验研究除了我们团队未见相关报道。我们通过进一步科研实验，以眼针机理研究为出发点，探讨眼针运动疗法治疗缺血性脑血管病的机理。我们已经开展"基于促进侧支循环开放探讨眼针治疗脑梗死作用机制的实验研究"的科研课题研究，以 MCAO 模型大鼠为载体，围绕促进次级侧支循环眼动脉逆流和三级侧支循环血管新生深入研究，探讨眼针促进眼动脉逆流，促进新生血管形成；多层次揭示眼针作用机制；阐释其生物学效应；为临床眼针治疗中风提供科学依据。

　　首次提出采用眼针结合运动疗法联合治疗 MCAO 大鼠模型，利用激光散斑技术研究脑缺血半暗带区血管内皮生长因子（VEGF）蛋白及 VEGFmRNA 表达的影响，动态观察眼针运动疗法对脑缺血再灌注大鼠干预后脑皮质血流速度及眼部球结膜血流速度。MCAO 模型大鼠在 3h 时间点 Ang-1 及其 mRNA 表达水平上调，随时间延长 Ang-1 及其 mRNA 表达逐渐增高，72h 达到高峰值，并通过与受体人血管生成素受体酪氨酸激酶 2（Tie-2）结合，促进血管生成，提示脑缺血半暗带血管新生相关因子增加，启动缺血半影区血管新生和重塑。表明急性脑卒中大鼠的脑皮质区和眼部球结膜血流通过建立侧支循环，可以提高脑皮质区血流速度，恢复脑血流灌注，挽救缺血半暗带，改善缺血区周围的血氧含量，减轻缺血损伤，促进神经功能恢复。

　　眼针运动疗法能促进血清中 Ang-1 含量，增加 Ang-1 及其 mRNA 表达增加，与受体 Tie-2 结合，启动 Ang/Tie-2 信号传导系统。通过促进 HIF-1 的表达明显提高脑神经元对缺氧、缺血的耐受，发挥脑保护、抑制神经元凋亡、恢复脑血流量的作用。这是眼针运动疗法对治疗缺血性脑血管病有显著疗效的机制之一，还有研究认为眼针可抑制 TLR4/NF-κB 信号传导通路，减轻炎症反应，保护脑组织，为临床上进一步应用眼针运动疗法治疗缺血性脑血管疾病提供了实验依据。

第二节　针刺运动

眼针带针康复疗法是针刺运动疗法的一种，针刺运动疗法是指包括针刺和运动两个治疗因素，即在针刺的同时或在针刺之后或在针刺之前运动患部。

一、针刺运动疗法起源

20世纪70年代随着医学的进步，出现"针刺运动疗法"这一术语。针刺运动疗法是在针刺的同时配合使用运动疗法以增强疗效的中西医结合技术。

1975年日本的学者即已报道了针刺的同时结合运动来治疗疾病的理念，1977年千某采用此法治疗五十肩取得了良好的效果。台湾的董氏奇穴将此理念的针法称为"动气针法"，为董景昌先生（1916—1975）自创，由于董景昌去世于1975年，所以针刺与运动疗法结合这一理念的提出年代可能要早于1975年。之后，何广新于1978年提出"针刺运动疗法"的概念并分析了其机理。注重针刺与运动结合的疗法还有动痛穴与动刺法，其中浮针疗法尤其注重针刺与运动的结合，并将运动称为再灌注活动。总之，虽然不同学者对这一治疗理念的命名不同，操作细节也略有差异，但共同特点是针刺的同时配合主动或者被动的运动来提高治疗效果。针刺运动疗法实施的原则是针刺与运动结合、主动运动与被动运动结合、局部与整体结合、躯体与心理结合。

针灸临床实践显示针刺运动疗法具有明显的治瘫作用、止痛作用。运动对针刺止痛有明显的正向作用，运动具有加强针刺止痛的作用，提高针刺止痛疗效的作用。针刺疗法与运动疗法联合应用或配伍应用，二者相辅相成，产生协同作用或增强作用。针刺运动疗法不仅堪称针刺治痛要术，而且也是针刺治病要术。针刺运动疗法经过近几十年的发展，其选穴、治疗范围等方面都有不同程度的发展变化，从针刺健侧体针同时活动患部治疗运动系统软组织损伤、心胸疾患等，到针刺头针活动患部治疗运动系统软组织损伤，再到头针捻针同时活动患部治疗脑卒中后肢体功能障碍，治疗范围从运动系统扩展到神经系统、呼吸系统、心血管系统等。该疗法既将传统中医、中药、针灸、推拿、心理等疗法融入其中，又与现代解剖学相结合，体现了中西医结合新特点，临床疗效肯定，值得推广应用。

二、针刺运动疗法主要内容

针刺运动疗法包括针刺和运动两个治疗因素，即在针刺同时或针刺之前、之后运动患部。这是一种将传统的针刺疗法与康复医学的运动疗法结合使用的治疗技术，其特征是适应证广，见效快，疗效稳定，疗效持久，是一种体现中西医结合特色的治疗方法。

针刺运动疗法可分为狭义针刺运动疗法和广义针刺运动疗法两种。狭义的针刺运动疗法是指在针刺前按摩穴位，在针刺之同时运动患部或在起针后紧接着运动患部或活动局部。广义的针刺运动疗法，除了在狭义的针刺运动疗法治疗时针刺与运动的配合外，在整个针刺治疗期间，患者需坚持每天进行运动或活动患部或进行导引运动。

针刺运动疗法又可分为主动运动疗法和被动运动疗法。以往学者研究与临床使用针刺运动疗法时，多采用主动运动的方式，尤其是关节的功能活动，即关节的屈伸内收外展旋转等生理运动（与关节的附属运动相区别）。实际上，还可配合使用一些自成体系的运动或者康复技术，如瑜伽、普拉提、核心训练、牵伸技术、肌肉能量技术、姿势放松术、PNF技术、悬吊训练等。一方面，这些技术本身有一定的治疗作用；另一方面，这些技术的趣味性比较强，患者也乐于接受。但不管使用何种运动技术，都应该重视与精准的运动学分析相配合，只有这样才能更好地了解损伤机制从而设计出更合适的动作以提高疗效。除躯体的主动运动外，思维活动也是一种主动运动，比如运动想象以及生物反馈，但针刺同时配合思维活动的研究非常少。运动想象与生物反馈的适应证，在治疗的同时加上针刺，效果是否会更好，也是值得深入研究的一个领域。主动运动疗法主要是利用关节的生理运动，而被动运动疗法既可利用关节的生理运动，也可利用关节的附属运动。利用关节生理运动的被动运动疗法，比如推拿中的摇法和康复中的被动功能训练。利用关节附属运动的被动运动疗法，最典型的是关节松动术，尤其针刺结合关节松动术对于改善疼痛伴关节活动障碍有良好的效果。除松动术外，整骨、麦肯基技术等治疗技术也能为治疗提供有价值的参考。相关的研究中，针刺结合被动运动疗法的研究相对少得多，说明针刺结合被动运动疗法还没有引起学者们的重视。不论是主动还是被动的运动疗法，在关注局部躯体之外，还应重视整体观念以及联系观念，在前文提到的运动学分析的基础上，结合传统医学的经络经筋理论以及国外的筋膜和肌肉链理论等知识。

针刺运动疗法开始主要用于运动系统损伤方面。其综合了针刺与运动疗法两种治疗技术，在改善疼痛或功能障碍方面尤其是疼痛伴随功能障碍方面有着重要价值。取穴可根据"远痛点""对应点"和"经脉循行路线上相应腧穴"三个方面取用。通常认为使用针刺运动疗法时常采用三种配穴方法：左右对称取穴、上下相应取穴和前后对应取穴。左右对称取穴是在患部的对侧相应部位取穴，病在左，右取之，病在右，左取之。这种方法适用于肩、肘、腕、指、髋、膝、踝趾关节的扭挫伤。上下相应取穴即病在上，下取之，病在下，上取之。这种方法适用于颈项部和腰部的扭挫伤。前后对应取穴即病在胸取之背，病在背取之胸，适用于胸背部撞击伤。刺激部位不限于经穴，还有皮下组织和肌肉的感觉、异常点及压痛点。

进针后，运针务必使其"得气"，在"得气"的同时，产生感应留针。进行针刺运动时可先运动后针刺，或运动针刺同时进行，或先针刺而后运动。患者主动运动或被动运动患部。主动运动宜缓慢，运动幅度宜逐渐加大；被动运动不宜用力过猛，要轻缓而柔。原则上不使留针部位的肌肉运动，而是运动距针刺部位最近的可动关节。运动能使针刺部位产生针感，这种针感叫作运动针感。运动与针刺相结合，一般运动进行到疼痛缓解为止。

针刺运动疗法的适应证广泛，不仅可以治疗运动系统软组织损伤及运动系统疾病，而且可以治疗脏腑疾患、神经系统疾患及其他杂症。运动系统软组织损伤如各种扭挫伤、慢性劳损、损伤积累。运动系统疾患如颈项痛、关节痛、腰背痛、四肢痛、肩关节周围炎、肩颈肌筋膜疼痛综合征、腰背肌筋膜疼痛综合征、纤维性肌痛、股骨头坏死性髋关节痛、腰椎间盘突出等。各种神经痛如三叉神经痛、坐骨神经痛、肋间神经痛、枕大神经痛等。神经损伤及神经根损伤疼痛如残端痛、幻肢痛、复合性局部疼痛综合征（烧灼痛及反射性交感神经营养不良症）。偏瘫、脑出血、脑血栓形成和脑栓塞后遗症、脑外伤后遗症。偏头痛、丛集性头痛、血管性头痛、脑外伤后头痛。冠心病、心绞痛，放置支架后胸痛。胆囊炎、胆结石、肝区痛等。胃脘痛如胃炎、胃溃疡、胃痉挛、肠炎、痢疾、疝气、痛经等。其他疾病如痛风、颞颌关节功能紊乱、非典型面痛、咽喉痛、扁桃体炎等。

三、针刺运动疗法研究进展

针刺运动疗法的理念来源于实践。起初，运动是检测针刺的效果，慢慢发现运动有助于增强疗效。疼痛、肢体活动障碍、肿胀瘀血，是运动系统损伤的主要证候。中医认为"形伤"可导致气血运行失常，则气血瘀滞。陈修园指出："痛则不通，气血壅滞也；通则不痛，气血调和也。"《灵枢·刺节真邪》："用针之类，在于调气。"可知针刺运动疗法的止痛作用在于通经络，调气血。

从神经生理学的角度来看，针刺止痛实际上是神经系统的一种作用，不同感觉传入信号在中枢神经系统相互作用的结果。针刺有关的神经冲动，可以激活脊髓上位中枢、发放下行冲动、加强下行抑制是针刺止痛的原理之一。针刺运动疗法治疗运动软组织损伤及中风偏瘫后遗症的过程，有相互联系的两个阶段：第一阶段，针刺提高痛阈和耐痛阈，产生疼痛的暂时缓解；第二阶段，在第一阶段的基础上紧跟着的主动运动和被动运动是使疼痛获得持久缓解的决定性因素。

针刺运动疗法常用于运动系统软组织损伤，对颈椎痛、腰扭伤等一些疼痛疾患有良好效果。同时在中风偏瘫患者的治疗中，采用针刺运动疗法进行左右交叉配穴，针刺运动同时活动患肢也有较好的疗效。日本学者用交叉对称取穴法，在健侧取穴进行针刺，运动患侧肩关节治疗上肢关节活动不利，取得了良好的疗效。治疗 2～3 次后疼痛缓解，2～5 次后治愈，平均治疗次数是 3.5 次。Mannheim 用触觉敏感点作为治疗点配合患部运动的方法治疗肌肉撕裂伤、背部扭伤或抽打伤、肌肉痉挛、挫伤等疾患，获得了良好的临床效果。他认为针刺后紧跟着的练习活动和广泛的伸展运动有助于针刺的治疗作用。Field 发现使受累部分增加活动，似乎是使疼痛获得彻底治疗的关键，针刺粗纤维引起的镇痛效应有助于实现这一要求。

四、针刺运动疗法与普通针刺疗法区别

针刺运动疗法在刺法和手法上都不同于普通针刺疗法。普通针刺疗法即传统针刺疗法，通常只进行针刺治疗，主要涉及针刺的深浅、针刺的数量、针刺的分布形式，注重配穴和补泻，有诸如提插补泻、捻转补泻、迎随补泻等多种补泻手法，但不进行患部运动。与普通针刺疗法相似的耳针疗法、头针疗法、腹针疗法等，均刺激特定有效穴及敏感点，注重刺激的频率、强度、刺激反应，一般也不进行患处的运动。

针刺运动疗法有它独特的选穴原则与使用方法，是基于传统针刺疗法的，治疗效果更强、更明显的治疗方法。

第三节　理论基础

眼针带针康复疗法包括眼针技术及康复训练两个部分，在眼针带针同时进行康复训练，体现动静结合的特点。将彭氏眼针疗法与康复训练有机结合，发挥眼针持续刺激效益，增加康复训练准确性、针对性，缩短康复的疗程，提高临床疗效。

一、眼针理论基础

眼针通过针刺八区十三穴，调整机体阴阳消长变化，恢复"阴平阳秘"的正常生理功能。中风的病位在脑，责之肝肾，气血逆乱，夹火夹痰，直冲犯脑，流窜经脉，致使脑窍闭阻，肢体筋脉失养。通常选取肝区、肾区、心区、脾区、上焦区、下焦区进行针刺以调肝平肝、通调气血、滋养脑髓、濡润经脉。肾区与肾脏、肾经相关，起到滋阴补肾、生髓填精的作用，为"五脏阴阳之本"，开窍于耳及二阴，能治疗运动功能障碍；上焦区与膈以上部位的脏腑经络相关，起到宣发卫气、敷布津液的功能，能治疗胸膈以上（包括头颈部）肢体、感觉及运动障碍；肝区与肝脏、肝经相关，起到滋养筋脉、濡养形体的作用，肝主疏泄与藏血，开窍

于目，能治疗肌张力亢进、痉挛、肢体震颤等功能障碍；心区与心系、心包络、心经相关，起到宁心定志、理气和血的作用，心主神明，开窍于舌，能治疗语言不利等功能障碍；脾区与脾胃、脾经相关，起到运化水谷、充足四肢的作用，脾主运化与统血，开窍于口，能治疗肌肉萎缩、感觉异常等；下焦区与脐以下部位的脏腑经络相关，起到通导气机、排泄糟粕的功能，能治疗脐以下（包括腰部及骨盆）肢体、感觉及运动障碍、二便障碍，上焦区和下焦区，分别调节上下肢体障碍，两区协同发挥作用能够调气畅血、疏经理气，使气血能够上达头窍，下至脏腑经络。

二、康复理论研究

康复训练是患者在治疗师的指导下进行患侧肢体的主动及被动训练，重新学习运动模式，纠正异常行为的训练方式。通过刺激外周感受器、强化大脑皮层对躯体活动的响应，使未损伤的脑组织和神经细胞功能代偿，重组中枢神经系统的结构及功能，促进神经功能恢复，改善患侧肢体功能。

眼针针刺肝区、肾区、上焦区、下焦区，起到滋补肝肾、舒经活络的作用；眼针针刺心区、脾区、上焦区、下焦区，起到通调气血、醒神开窍的作用；康复训练重组中枢神经系统、促进肢体功能恢复。在眼针刺激下进行康复训练，提高了神经冲动的敏感性，且眼针的即刻效应可增强康复训练的效果，二者结合达到促进脑循环、增加脑血流量及减少神经元的损伤作用，起到协同增递的效果，最大程度地重塑中枢系统。我们团队研究发现，眼针带针康复疗法能够明显改善中风患者的神经功能缺损症状，从而降低患者的残疾率，提高患者的日常生活能力及生活质量。

依据《素问·异法方宜论》提出的"圣人杂合以治，各得其所宜，故治所以异而病皆愈者"。眼针带针康复疗法内联脏腑，外络肢节，"杂和以治""动静结合"，共奏调和阴阳、恢复机体功能之效。二者联合不仅弥补了单纯康复训练的局限性，更加强了针刺效果，最大化地恢复和改善肢体功能。该方法体现了中医康复学整体康复、综合康复的理念。

第四节　操作标准

眼针带针康复疗法包括眼针物理疗法、眼针作业疗法、眼针言语训练、眼针吞咽障碍训练、眼针认知康复训练、眼针止痛康复技术。

眼针物理疗法包括眼针运动疗法和眼针器械训练。埋置针具于双侧肝区、肾区、上焦区、下焦区，按照康复评定，确定康复项目，对患者进行徒手或器械各种运动训练来治疗，恢复或改善其功能障碍。眼针器械训练所运用的器械包括肢体智能反馈训练系统、步态分析跑步机、智能运动训练器、全自动起立床、吞咽障碍治疗仪、情景互动康复系统、平衡功能检查训练系统等。

眼针作业疗法是埋置眼针运动疗法针具于双侧肝区、肾区、上焦区、下焦区，同时根据患者日常生活、家庭生活、社会和职业生活方面需要，选择有目的的活动进行治疗和训练。

眼针言语训练是埋置眼针运动疗法针具于双侧上焦区、下焦区、心区，同时通过各种手段对有言语障碍的患者进行针对性治疗。

眼针吞咽障碍训练是埋置眼针运动疗法针具于双侧上焦区、下焦区、心区、脾区，同时通过针对吞咽障碍患者的主要功能异常，循序渐进地进行康复锻炼治疗，以恢复或提高患者的吞咽功能。

眼针认知康复训练是埋置眼针运动疗法针具于双侧上焦区、下焦区、心区、肾区，同时进行针对注意、记忆、计算、思维、问题解决和执行功能、知觉障碍的康复治疗，以改善和提高认知功能和日常生活能力。

眼针止痛康复技术是埋置眼针运动疗法针具于双侧上焦区、下焦区、心区、脾区，同时进行患者主要功能异常的康复训练。

一、操作准备

（一）操作环境准备

眼针操作的环境应选择在安静、整洁、舒适、自然光充足的治疗室或病房。治疗前保证屋内通风良好，空气清新，温度适宜。

（二）相关用具准备

操作前准备眼针运动疗法针具、针盘、镊子、75% 乙醇、医用棉签等。眼针运动疗法针具：它是一种特殊的一次性眼针针具，现已申请专利并特殊定制，包括针体、针柄，针柄为圆形或椭圆形，固设在针体的一端，而针体的另一端为针尖。专利授权号 CN201320166807，针具型号分别是 0.25mm × 7mm、0.30mm × 7mm、0.25mm × 8mm、0.30mm × 8mm，一次性针具。针身应光滑，无锈蚀，针尖应锐利，无倒钩。具有结构简单，使用方便，不锈蚀，易固定，可长时间在体内保留，不损伤机体的特点。

（三）体位选择

视患者病情决定针刺体位。例如脑卒中软瘫期的卧床患者，可取仰卧位进行针刺操作。坐位平衡达 2 级以上（包括 2 级）的有一定活动能力患者，可取坐位进行针刺操作。

（四）消毒工作

为了避免发生感染事故，医生需要具备严格的无菌观念，在针刺前做好消毒工作是至关重要的。针刺前的消毒工作包括眼针运动疗法针具及器械的消毒、医生双手的消毒、针刺部位的消毒、治疗室或病房的消毒。具体消毒方法如下。

1. 器械及针具的消毒

（1）器械的消毒：操作过程中需要用的镊子、针盘、针盒等器械可采用高压蒸汽灭菌法消毒。将器械用纱布包裹，放置于密闭的高压蒸汽锅内进行高压、高温灭菌 30 分钟以上。压强设置在 $1.0 \sim 1.4 kg/cm^2$，温度设置在 $115 \sim 123℃$ 可以达到消毒灭菌的要求。

（2）针具的消毒：虽然针具选用的是一次性无菌针具，但医生在开启包装的过程中，针具仍有污染的可能，所以眼针运动疗法针具的消毒环节仍不能免去。在医生开启针具外包装后，将针具放入 75% 乙醇中浸泡，$30 \sim 60$ 分钟后取出，用无菌棉球擦干后将针尖插入无菌棉，并放置于消毒后的针盘或针盒中备用。

2. 医生双手的消毒

在针刺操作前，医生应先用肥皂水洗净双手，手干后用 75% 乙醇浸泡过的棉球擦拭手指，然后才可以施行眼针治疗。

3. 针刺部位的消毒

医生在双手消毒后，用 75% 乙醇浸泡过的医用棉签擦拭需要进行针刺的眼周穴区皮肤。也可用医用棉签浸泡过 1.5% 的碘伏后消毒穴区皮肤。消毒时应从针刺中心点向外周方向擦拭，消毒后的皮肤应避免接触污染物，以防重新污染。

4. 治疗室或病房内的消毒治疗室或病房应保持空气流通，洁净卫生，可定期进行紫外线消毒。治疗床或病床上的床品要定期换洗、消毒。

二、操作规范

（一）针刺方法

针刺部位选择在眼眶眶缘外 2mm 处，选取眼针穴区进行操作。环境应清洁卫生，避免污染、嘈杂。医者双手可先用肥皂水清洗干净，再用 75% 乙醇棉球擦拭。用含 75% 乙醇的棉签或棉球在施术部位消毒。以押手固定眼针穴区皮肤，刺手用镊子夹住眼针运动疗法针具针柄，由眼针穴区始点向眼针穴区终点方向，沿皮 15° 左右将眼针运动疗法针具刺入，刺入真皮达皮下组织中，不可再深刺，刺入 5 ~ 8mm，按压针柄以得气，粘贴固定针柄。

（二）康复训练

埋置眼针运动疗法针具后，观察 5 分钟，按照康复评定，确定康复项目，由康复师进行康复训练。留针进行康复训练包括运动疗法（45 分钟 / 次）、作业疗法（45 分钟 / 次）、言语治疗（30 分钟 / 次）、吞咽训练（20 分钟 / 次）、等速肌力训练（20 分钟 / 次）、气压疗法（20 分钟 / 次）、电动起立床训练（20 分钟 / 次）等。

（三）起针方法

康复训练结束后，观察 5 分钟，出针。用镊子捏持针柄，轻轻转动后缓慢出针 1/2，然后慢慢拔出，拔针后即刻用干棉球按压针孔，宜按压 30 秒以上。

（四）治疗疗程

眼针带针康复疗法治疗宜每日 1 次，每次留针康复训练时间 4 ~ 6 小时，每周 5 次，休息 2 日，连续治疗 4 周，进行下一疗程。

三、适应证和禁忌证

（一）适应证

主要适应证包括上肢、下肢运动障碍性疾病（偏瘫和截瘫）：脑血管病（包括脑梗死、脑出血、蛛网膜下腔出血、脑静脉血栓形成、脑淀粉样血管病、多发性硬化等）急性期、恢复期，后遗症期伴有肢体运动功能障碍、言语障碍、吞咽障碍、日常生活能力障碍的患者，其他原因（如颅内动脉瘤破裂、脑动静脉畸形、颅内肿瘤等）引起的颅内病变遗留有肢体功能障碍，由于颅脑外伤所致肢体运动功能障碍，由于脊髓损伤所导致的肢体运动功能障碍。吞咽障碍指由于下颌、唇、舌、软腭、咽喉、食管括约肌或食管功能受损，不能安全有效地把食物由口送到胃内以取得足够营养和水分的进食困难，如脑梗死、脑出血、脑外伤、帕金森病、急性吉兰 - 巴雷综合征、慢性吉兰 - 巴雷综合征等。言语障碍指由于口语形成障碍，包括发音困难或不清、嗓音产生困难、气流中断或言语韵律异常，如脑梗死、脑出血、脑外伤、脑瘫、帕金森病、运动神经元病、多发性硬化等。认知功能障碍指视觉、听觉、触觉及自身躯体方面的障碍导致对外界环境的感知和适应困难及生活和社会适应性方面障碍，如脑血管病、颅内病变、颅脑外伤、帕金森病、多发性硬化等。疼痛感觉障碍指出现疼痛感觉障碍或由此所致运动功能障碍，如中风后肩手综合征、肩关节半脱位、急性吉兰 - 巴雷综合征、慢性吉兰 - 巴雷综合征、军事训练伤、骨关节疼痛、脊髓损伤、帕金森病、多发性硬化等。生命体征平稳，原发疾病无进行性加重，能耐受针刺治疗，家属积极配合。

（二）禁忌证

病情不稳定，患有颅内压升高、严重高血压、冠心病、心功能不全失代偿期、严重心律失常、严重肝肾功能不全的患者；生命体征不平稳，原发疾病仍进行性加重的患者；患有出血性疾病，或有自发性出血，出血后不易止血者；有动脉瘤破裂危险，下肢深静脉血栓形成，精神疾病的患者；患者发热，体温大于38℃；

患者基础心率快，安静状态时心率大于100次/min，或者伴有严重心律失常；患者血压控制不达标，收缩压高于160mmHg，舒张压高于100mmHg；严重的晕针患者；有严重的认知功能障碍、言语交流障碍、精神障碍，不能执行口头语言或肢体指令，无法完成常规康复训练内容的患者。

四、注意事项及意外处理

（一）注意事项

眼针穴区范围内有皮肤感染、破溃、瘢痕等不宜行此法；过度疲劳、精神高度紧张、饥饿者不宜针刺；年老体弱者应尽量在卧位下针刺，取穴宜少，手法宜轻，避免因疼痛而抵触针刺；针刺角度为15°，沿眼眶平刺，针尖应避免朝向眼球方向；眼睑肥厚或眼睑上青色静脉明显者，宜特别慎重，应轻刺、浅刺。

（二）意外情况及处理

晕针应避免患者精神过度紧张、空腹，在治疗前做好解释，消除其对针刺的顾虑。行针时注意观察患者的神色，询问患者的感觉。患者出现晕针时，立即停止针刺，将针全部起出。让患者平卧，松开衣带，注意保暖。轻者仰卧片刻，给饮温开水或糖水后，即可恢复正常。重者可选人中、内关、足三里等穴针刺或指压，或灸百会、关元、气海等穴，即可恢复。若仍不省人事，可考虑配合其他治疗或采用急救措施。出现血肿时，若微量的皮下出血而呈现局部小块青紫，一般不必处理，可以自行消退；若局部肿胀疼痛较剧，青紫面积大而且影响到活动功能时，先冷敷，24小时后再做热敷或在局部轻轻揉按。

在康复训练结束后起出眼针过程中，若眼周穴区皮下出血应用无菌干棉球长时间按压针孔，直至出血停止。若因眼周出血导致少量瘀青时不必特殊处理，可自行消退。若有大片瘀青，应在近期停止眼针治疗，可用土豆切片外敷以助于瘀血消散。

康复训练过程中如果患者出现心慌、心前区憋闷疼痛、晕厥、昏迷、抽搐等突发症状，应停止治疗，结合病史考虑是否有低血糖、急性心肌梗死、突发房颤、心源性栓子脱落造成脑栓塞、下肢深静脉血栓脱落等急性并发症，进行相应的临床处置。

第五节　疗效评价

一、康复评定目的

康复治疗主要针对患者的功能障碍，对患者的功能障碍进行全面评定，目的是确定患者各种功能障碍的类型、严重程度和原因，预防、认识和处理脑卒中时的各种神经功能缺损和伴发病，防治失用综合征和误用综合征等并发症；以便制定客观和个体化的康复目标及计划，进行针对性精准康复治疗，使患者最大限度地提高功能、尽可能地提高患者的生活质量，达到生活独立的目的。

二、康复评定方法

脑卒中康复评定是对脑卒中后患者所存留的功能进行测定，从而对患者的功能障碍及其严重程度做出评估，以制订科学的康复计划。康复评定也是评测患者功能变化的标准，判断康复治疗效果，对患者疾病结局做出合理评价和预测的有效指标。针对脑卒中后运动、感觉、语言、认知、吞咽、情感、日常生活活动和社会参与能力有各种专项评价量表和方法。近年来，脑卒中指南也多次推荐对脑卒中患者跌倒风险因素的评估，因为70%的脑卒中患者在出院后 6 个月内出现跌倒，并且脑卒中患者容易出现重复跌倒的现象，而跌倒相关损伤的风险也会随之增高。

（一）康复评价标准

运动功能评价：脑卒中后运动功能障碍的发生率约为 70%，对其进行评定是为患者制订科学康复医疗计划的依据，也是评价康复治疗计划合理性并作为调整康复治疗方案的依据，同时对患者的康复转归做出合理的评价。临床上用于脑卒中后偏瘫的评价方法很多，包括各种脑卒中后神经功能缺损程度评价表，涵盖了肌力、肌张力、运动模式和姿势反射，以及平衡和运动、活动等各个方面。WHO 制定的 ICF 更是从损伤水平、活动水平及参与水平评价患者的功能障碍，已逐渐成为临床使用的通用量表。运动功能评分评价运动功能状况采用 Brunnstrom 分期和简化 Fugl-Meyer，平衡功能采用 Berg 平衡量表评价，肌张力状况采用徒手肌力评定和改良 Ashworth 痉挛评定量表评价。

言语功能评价：失语症是指因与语言功能有关的脑组织的病变，如脑卒中、脑外伤、脑肿瘤、脑部炎症等，造成患者对人类进行交际符号系统的理解和表达能力的损害，表现为不同程度的听、说、读、写功能障碍。由于失语症是对符号系统的理解和表达障碍，因此也包括与符号系统有关的其他交际障碍，如应用手势进行交际的能力。失语症患者也可能伴有智能改变，如记忆、逻辑思维、计算、注意力等。脑卒中后最常见的言语障碍是构音障碍。构音是指自胸腔呼出的气流经过声带的振动，再经唇、舌、腭和咽等构音器官的摩擦或阻断等动作以发出语音的过程。当发音器官的运动力量、运动协调性、运动方向等出现异常就可表现出构音障碍。言语功能评价采用中国康复研究中心汉语标准失语症检查表或构音障碍检查表。

吞咽功能评价：应首先评价患者的意识状态和能否合作。通过检查面部表情及咀嚼或咬牙时触摸咬肌和颞肌来了解两侧面、口、颈部肌肉是否对称或无力。下颌向一侧运动，了解对侧翼外肌的功能。吞咽功能评价采用洼田饮水试验、染料测试、进食试验等。

认知功能评价：认知功能是大脑的高级功能之一，广义上是指人脑反映、分析和认识客观事物的特点与联系，并揭示事物对人的意义与作用的心理活动。具体地说，包括感知觉、注意、记忆、表象、思维和语言等心理过程。脑卒中常可造成患者的认知功能障碍，进而导致对外界环境的感知和适应困难，发生生活和社会适应性障碍。当患者意识清楚时，可以通过简易精神状态检查量表（MMSE）和蒙特利尔认知评估量表（MoCA）进行认知功能筛查。

日常生活能力评价：帮助患者 ADL 独立是康复工作的重要任务，要改善患者 ADL 能力，首先必须进行 ADL 能力的评估。目前 ADL 能力的评估多采用量表法，主要有直接观察法和间接评定法，临床中常将两种方法结合使用。目前国内常用的 ADL 评估量表分为两类，即 BADL 和 IADL，前者包括 Barthel 指数（BI）与改良 Barthel 指数（MBI）、功能独立性评定量表（FIM）等。

（二）疗效评价

在患者入院后初期评定、治疗中每个月评定一次、出院前进行末期评定，根据不同的功能缺损程度，采用不同量表进行疗效评价。

入院初期康复评定：评定时间为入院后 1~3 天。康复师或评价师采用 Brunnstrom 分期、简化 Fugl-Meyer、改良 Ashworth 痉挛评定量表、Berg 平衡量表、改良 Barthel 指数量表、汉语标准失语症检查表或构音障碍检查表、蒙特利尔认知评估、简易智力状态检查量表、疼痛视觉模拟评分法等进行评价，详细评定患者神经功能等缺损情况，制定康复计划和眼针带针康复疗法康复项目。

治疗每个月康复评定（中期评定）：康复师或评价师采用 Brunnstrom 分期、简化 Fugl-Meyer、改良 Ashworth 痉挛评定量表、Berg 平衡量表、改良 Barthel 指数量表、汉语标准失语症检查表或构音障碍检查表、蒙特利尔认知评估、简易智力状态检查量表、疼痛视觉模拟评分法等进行评价，详细评定患者神经功能等缺损情况，制定康复计划和眼针带针康复疗法康复项目。

出院前末期康复评定：评定时间为出院前 1～2 天。根据入院时评价量表，针对疗效进行量表评价。可选用 Brunnstrom 分期、简化 Fugl-Meyer、改良 Ashworth 痉挛评定量表、Berg 平衡量表、改良 Barthel 指数量表、汉语标准失语症检查表或构音障碍检查表、蒙特利尔认知评估、简易智力状态检查量表、疼痛视觉模拟评分法等进行评价。

（三）疗效评价标准

尼莫地平法，通常是指疗效指数计算公式，指的是利用治疗前积分减去治疗后积分，再除以治疗前积分，并乘上百分之百，一般情况下可以分为四个阶段。临床认为尼莫地平法，疗效评判标准为机体功能缺损评分≥95% 时，代表症状、体征消失或基本消失，表示痊愈。当机体缺损症状、体征明显改善，疗效指数≥75% 表示显效。当机体缺损症状、体征均有好转，表示有效，疗效指数≥30%。最后，当机体缺损症状、体征无明显改善时，疗效指数<30%，表示无效。如果出现无效症状，可能会出现不可逆的神经损伤或后遗症，如言语功能障碍、运动感觉障碍或共济失调等症状。

三、疗效评价量表

简易智能精神状态检查见图 4-1，蒙特利尔认知评估量表见图 4-2。

简易智能精神状态检查(MMSE)

项　　　目		得分
定向力	今年是哪一年 现在是什么季节? 现在是几月份? 今天是几号? 今天是星期几?	/5
	我们现在是在哪个省? 我们现在是在哪个市? 我们现在是在哪个区县或乡镇? 我们现在是在什么医院（哪里）? 我们现在是在第几层楼?	/5
记忆力	现在我会说三样东西的名称, 说完之后, 请你重复一次。请记住它们, 因为几分钟后, 我会叫你再说出来给我听。　　　　[苹果]　[报纸]　[火车] 现在请你说出这三样东西给我听。（每样东西一秒钟, 一个一分, 以第一次的表现进行打分; 然后重复物件, 直至全部三样都记住, 至多重复6次）	/3
注意力 和 计算力	请你用100减7, 然后再减7, 一路减下去, 直至我叫你停为止。（减五次后便停） （口头表达困难者, 可手写代替, 但要求每写出一个答案, 测试者须将其遮掩起来不能让受试者看到。） （　）93　　（　）86　　（　）79　　（　）72　　（　）65	/5
回忆力	我之前叫你记住的三样东西是什么?	/3
命名	（出示铅笔、手表）这个是什么东西?	/2
复述	请你跟我讲这句话　"非如果, 还有, 或但是"	/1
3级指令	我给你一张纸, 请你按我说的去做, 现在开始: "用你的右手（若右手不能, 可用左手代替）拿起这张纸, 将它对折, 并放在地上。"	/3
阅读	请你看看这句话, 并且按上面的意思去做。　"闭上你的眼睛"	/1
书写	请你写一个完整的句子。 _____	/1
临摹	这里有一幅图, 请你照着它一模一样地画。 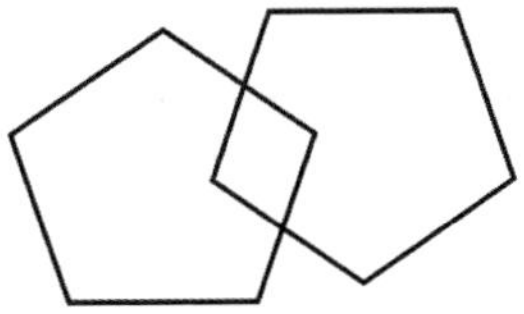 	/1

闭上你的眼睛

图 4-1　简易智能精神状态检查

"十二·五"版蒙特利尔认知评估量表

视空间/执行能力			得分
戊 结束 甲 ⑤ ① 开始 乙 ② 丁 ④ ③ 丙 [ ]	临摹立方体 [ ]	画钟表（11 点过 10 分） [ ] [ ] [ ] 轮廓 数字 指针	/5

命名			
[ ]	[ ]	[ ]	/3

记忆		面孔	丝绒	寺庙	菊花	红色	
朗读右侧词语，之后由受试者复述，不论第一次复述是否完全正确，重复朗读两遍词语，并提醒受试者 5 分钟后回忆。	第一次						不计分
	第二次						

注意	读出下列数字，请受试者重复（每秒 1 个）	顺背 [ ]21854 倒背 [ ]742	/2
	读出下列数字，每当数字 1 出现时，受试者必须用手敲一下桌面，错误数大于或等于 2 个不给分 [ ] 52139411806215194511141905112		/1
	100 连续减 7 [ ]93 [ ]86 [ ]79 [ ]72 [ ]65 4~5 个正确给 3 分，2~3 个正确给 2 分，1 个正确给 1 分，全都错误为 0 分		/3

语言	复述： 我只知道今天小张来帮忙。 [ ] 狗在房间时，猫总躲在沙发下面。 [ ]	/2
	流畅性：1 min 之内尽可能多说出以 "yi" 同音的字开头的词语。	/1

抽象	词语相似性：如香蕉—橘子=水果 [ ]火车—自行车 [ ]手表—直尺	/2

延迟回忆	回忆时不能提示	面孔 [ ]	丝绒 [ ]	寺庙 [ ]	菊花 [ ]	红色 [ ]	仅根据非提示回忆计分	
选项	第一次							
	第二次							/5

定向力	[ ]日期 [ ]月份 [ ]年 [ ]星期几 [ ]地点 [ ]城市	/6

分类提示：
面孔：身体的一部分
丝绒：一种纺织品
寺庙：一座建筑物
菊花：一种花
红色：一种颜色

多选提示：
鼻子　面孔　手掌
麻布　棉布　丝绒
学校　寺庙　医院
牡丹　玫瑰　菊花
红色　蓝色　黄色

图 4-2（a） 蒙特利尔认知评估量表

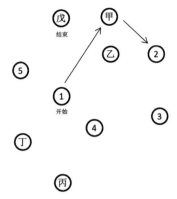

图 4-2（b） 蒙特利尔认知评估量表

改良 Barthel 指数评定量表（MBI）

项目	完全依赖 1级	最大帮助 2级	中等帮助 3级	最小帮助 4级	完全独立 5级	每项评分
(1) 进食	0	2	5	8	10	
(2) 个人卫生	0	1	3	4	5	
(3) 穿衣	0	2	5	8	10	
(4) 洗澡	0	1	3	4	5	
(5) 如厕	0	2	5	8	10	
(6) 大便控制	0	2	5	8	10	
(7) 小便控制	0	2	5	8	10	
(8) 床椅转移	0	3	8	12	15	
(9) 行走	0	3	8	12	15	
(9A) 轮椅操作*	0	1	3	4	5	
(10) 上下楼梯	0	2	5	8	10	

注：*表示仅在不能行走时才评定此项。

评定结果：

正常 100 分；

≥60 分，生活基本自理；

41~59 分，中度功能障碍，生活需要帮助；

21~40 分，重度功能障碍，生活依赖明显；

≤20 分，生活完全依赖。

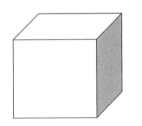

图 4-2（c） 蒙特利尔认知评估量表　　　　图 4-2（d） 蒙特利尔认知评估量表

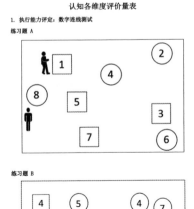

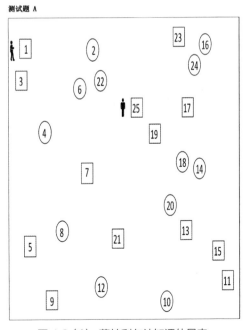

图 4-2（e） 蒙特利尔认知评估量表　　　　图 4-2（f） 蒙特利尔认知评估量表

测验题 B

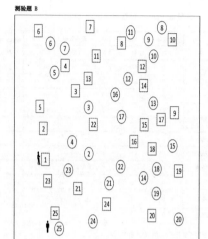

总结：

项目	TMT 练习题 A	TMT 练习题 B	TMT 测试题 A	TMT 测试题 B
计时（秒）				
连接错误次数				
提示次数				
连接错误的分类				

图 4-2（g） 蒙特利尔认知评估量表

2. 记忆力评定：听觉词语学习测验（AVLT）

要求测试者读出以下词语，请受试者听完后**立即回忆**，在事先提醒需要回忆的情况下连续学习并回忆 3 次，每次 2min；予非言词测验间隔约 15min 后，对上述词语做自由回忆（称为"**延迟回忆**"）；由测试者读出上述词语及增加干扰词语（非阴影标注者为记过的——目标词语；阴影者为干扰词语），请受试者回答是否学习过，即为**延迟再认**。

2.1 即刻回忆、延迟回忆：

测试者记录每次回忆的"词语次序"（按 1、2、3 等阿拉伯数字进行记录，）、"正确词语数"和"错误词语数"。

项 目	第一遍	第二遍	第三遍	15min 延迟回忆
鼓				
窗 帘				
摇 铃				
茶 叶				
学 校				
家 长				
月 亮				
花 园				
帽				
农 民				
耳 朵				
天 鹅				
颜 色				
房 屋				
自行车				
正确词语数				
错误词语数				

图 4-2（h） 蒙特利尔认知评估量表

2.2 延时再认：

摇铃	是□ 否□	镜我	是□ 否□		
茶叶	是□ 否□	花园	是□ 否□		
手枪	是□ 否□	鼓	是□ 否□		
帽	是□ 否□	钢笔	是□ 否□		
山蜂	是□ 否□	月亮	是□ 否□		
颜色	是□ 否□	耳朵	是□ 否□		
窗帘	是□ 否□	绵羊	是□ 否□		
家长	是□ 否□	天鹅	是□ 否□		
火炬	是□ 否□	毛巾	是□ 否□		
教室	是□ 否□	白云	是□ 否□		
轻松	是□ 否□	眼镜	是□ 否□		
农民	是□ 否□	房屋	是□ 否□		
画	是□ 否□	画	是□ 否□		
小鸟	是□ 否□	河	是□ 否□		

最后的得分：非阴影的"是"的个数减去阴影的"是"的个数。

总分：_____

3. 处理速度评定：数字划消测验（DCT）

划去数字列表中出现的数字"6"

举 例：2 4 9 1 3 **6** 5 2 0 4 8 **6** 3 5 2 1 7 8 9 2

练 习：7 5 4 3 9 0 1 8 6 4 2 5 9 8 0 7 3 2 4 1

评价：

项目	靶数	正确	错划	遗漏	用时	指数	结果
数字 6	160			5			

图 4-2（i） 蒙特利尔认知评估量表

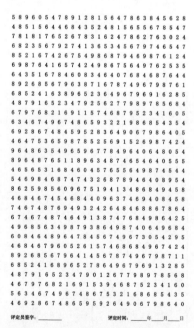

评定员签字：_____   评定时间：_____年____月___日

图 4-2（j） 蒙特利尔认知评估量表

第五章 眼针带针康复优势病种

眼针带针康复疗法是在眼针理论指导下，以结合临床康复训练为宗旨，尽最大限度降低各种疾病导致的患者致残率，增加患侧的功能，提高患者的生活自理能力。目前临床应用范围较广，康复训练项目均可配合彭氏眼针疗法进行，动静结合，远治近治相配合，同时叠加两者作用，达到1+1＞2效应。治疗疾病包括脑血管疾病、脊髓疾病、神经系统变性病、吉兰-巴雷综合征和帕金森病。通过眼针带针康复疗法大大提高康复训练效果，增加患者信心，为临床治疗提供新的思路。

康复疗法是眼针带针康复疗法中重要的组成部分，适用于脑卒中和脑外伤恢复期、脊髓损伤恢复期、帕金森病等遗留的肢体运动功能障碍、平衡功能障碍、言语障碍、吞咽障碍、日常生活能力障碍、二便障碍等各种功能障碍的患者，另外也适用于运动神经元病、多发性硬化、多系统萎缩、吉兰-巴雷综合征等疾病伴有上述各种功能障碍的患者。上述这些病症及功能障碍应归属于中医中风、痿证、颤证的范畴。下面分别详述眼针带针康复疗法治疗中风、痿证、颤证所采用的康复方案。

第一节 中风

中风是临床常见的急性疾病，多见于中老年人，以猝然昏仆、不省人事、半身不遂、语言不利、口角㖞斜为主症。因起病急骤，症见多端，变化迅速，与自然界之风善行数变的特性联系而名为中风。古时又称"厥证""偏枯"。现代医学中的脑血管病，如脑梗死、脑出血、蛛网膜下腔出血、心源性脑栓塞、动脉瘤破裂引发的出血、脑动静脉畸形等均可归属于中医的"中风"范畴。中风的眼针取穴需根据病期和辨证分型来确定。

中风急性期需辨别中经络还是中脏腑。若患者症见猝然昏仆，不省人事，或神志恍惚、嗜睡，兼见半身不遂，口眼㖞斜为中脏腑。中脏腑急性期者病位深，病情重，不适合康复训练，无法进行眼针带针康复疗法。中脏腑者进入恢复期，生命体征平稳者，可继续行该方法治疗。

中风中经络病位浅，病情轻，经过及时有效的抢救生命体征平稳，患者意识清楚，手足麻木或半身不遂、言语謇涩、口舌歪斜等症，尽早进行眼针带针康复治疗，主要证型包括风痰入络证、风阳上扰证、阴虚风动证、风痰瘀阻证、气虚血瘀证、肝肾亏虚证。

一、眼针带针康复治疗辨证分型

根据临床应用及机制研究，眼针带针康复治疗中风辨证分型六型。

1. **风痰入络证**　半身麻木不仁，突发口眼歪斜，言语謇涩，口角流涎，甚至半身不遂，或手足拘挛，肢节酸痛，舌淡红，苔薄白，脉浮数。

2. **风阳上扰证**　平素常有头晕目眩，头痛耳鸣，突发口舌歪斜，言语謇涩，甚至半身不遂，舌红，苔黄，脉弦。

3. **阴虚风动证**　平素常有头晕耳鸣，腰酸症状，突发口舌歪斜，言语謇涩，手足瞤动，甚至半身不遂，舌红，苔腻，脉弦细数。

4. **风痰瘀阻证**　口舌歪斜，言语謇涩或失语，半身不遂，肢体麻木，舌紫暗，苔滑腻，脉弦滑。

5. **气虚血瘀证**　半身不遂，肢软无力，面色萎黄，舌质淡紫或有瘀斑，苔薄白，脉细涩。

6. **肝肾亏虚证**　半身不遂，偏瘫肢体僵硬，拘挛变形，或肌肉萎缩，舌强语謇，舌红或淡红，苔薄白，脉细。

二、眼针主穴及配穴

详见表5-1。

表 5-1　中风眼针主穴及配穴

证型	治则	眼针主穴	眼针配穴
风痰入络证	祛风化痰通络	双侧上焦区、下焦区	双侧肝穴、脾穴
风阳上扰证	平肝潜阳，活血通络	双侧上焦区、下焦区	双侧肝穴
阴虚风动证	滋阴潜阳，息风通络	双侧上焦区、下焦区	肝穴、肾穴
风痰瘀阻证	搜风化痰，行瘀通络	双侧上焦区、下焦区	双侧肝穴、脾穴、心穴
气虚血瘀证	益气养血，化瘀通络	双侧上焦区、下焦区	双侧肾穴、脾穴
肝肾亏虚证	滋养肝肾	双侧上焦区、下焦区	双侧肝穴、肾穴

三、康复目标和康复评定

（一）康复目标

为符合我国分层级康复医疗服务体系的基本要求，已建立脑卒中三级康复网络，一级康复是指中风（脑卒中）急性期在神经内科或神经外科住院期间进行的康复治疗，卒中单元已经成为中风（脑卒中）规范治疗的重要组成部分，即将早期规范的康复治疗与中风（脑卒中）急性期治疗有机地结合，积极防治各种并发症，为下一步改善患者受损的功能创造条件；二级康复是指中风（脑卒中）恢复早期在康复医学科或康复中心进行的康复治疗，尽可能使中风（脑卒中）患者受损的功能达到最大程度的改善，提高患者日常生活活动能力；三级康复是指中风（脑卒中）恢复中后期和后遗症期在社区或家庭开展的康复治疗，提高患者参与社会生活的能力。

强化康复治疗目标：在患者具有一定的认知功能、言语交流功能、体力和心肺功能、运动和日常生活功能、情感和心理功能等的基础上，开展加强训练，以加强各方面能力的恢复。争取帮助患者达到体能和上下肢运动近于正常，可进行生活自理；有记忆存储能力，能控制情感和心理等。经过长期的康复强化治疗后，患者可恢复独立行走及肢体的实用性活动能力，Fugl-Meyer 积分>98 分，10m 内步行时间<5 分钟；小便可完全控制，巴氏指数>85 分；认知功能基本恢复，基本认知功能测定>55 分；能够参加一些社会参与性活动，ICF<20 分。

（二）康复评定

脑损害严重程度评定包括格拉斯哥昏迷量表、中风患者临床神经功能缺损程度评分标准、美国国立卫生研究院卒中量表（NIHSS）。

格拉斯哥昏迷量表（GCS）：GCS 是国际上普遍认可的判断中风急性损伤期的意识状况。该方法检查颅脑损伤患者的睁眼反应、言语反应和运动反应 3 项指标，确定这 3 项反应的计分后，再累计得分，作为判断伤情轻重的依据。

中风患者临床神经功能缺损程度评分标准：该量表是我国学者在参考爱丁堡 - 斯堪的那维亚评分量表的基础上编制而成的，它是目前我国用于评定脑卒中临床神经功能缺损程度最广泛的量表之一。其评分为 0～45 分，0～15 分为轻度神经功能缺损，16～30 分为中重度神经功能缺损，31～45 分为重度神经缺损。

美国国立卫生研究院卒中量表（NIHSS）：是目前世界上较为通用的、简明易行的评价急性卒中患者神经功能缺损程度的量表，它较为全面地评价了脑卒中后的功能障碍，有 11 项检测内容，NIHSS 评分范围为 0～42 分，分级如下：0～1 分：正常或近乎正常；1～4 分：轻度卒中；5～15 分：中度卒中；15～20 分：中重度卒中；21～42 分：重度卒中。分数越高，神经受损越严重。

运动功能评定包括 Brunnstrom 分期、Fugl-Meyer 评定法、平衡功能评定、日常生活活动能力评定、生存质量评定、其他功能障碍的评定。

Brunnstrom 运动功能评定法：将中风偏瘫运动功能恢复分为 6 期，根据患者上肢、手和下肢肌张力与运动模式的变化来评定其运动功能恢复情况。Brunnstrom1 期为患者无随意运动；Brunnstrom2 期为患者开始出现随意运动，并能引出联合反应、共同运动；Brunnstrom3 期为患者的异常肌张力明显增高，可随意出现共同运动；Brunnstrom4 期为患者的异常肌张力开始下降，其共同运动模式被打破，开始出现分离运动；Brunnstrom5 期为患者的肌张力逐渐恢复，并出现精细运动；Brunnstrom6 期为患者的运动能力接近正常水平，但运动速度和准确性比健侧差。

Fugl-Meyer 评定法：主要包括肢体运动、平衡和感觉积分，以及关节被动活动度积分（包括运动和疼痛总积分）。

平衡功能评定包括三级平衡检测和 Berg 平衡量表。三级平衡检测在临床上经常使用，Ⅰ级平衡是指在静态不借助外力的条件下，患者可以保持坐位或站立位平衡，Ⅱ级平衡是指在支撑面不动（坐位或站立位）条件下，患者身体的某个或几个部位运动时可以保持平衡，Ⅲ级平衡是指患者在有外力作用或外来干扰的条件下，仍可以保持坐位或站立位平衡。Berg 平衡量表是中风临床康复与研究中最常用的量表，一共有 14 项检测内容，包括：① 坐→站；② 无支撑站立；③ 足着地，无支撑坐；④ 站→坐；⑤ 床→椅转移；⑥ 无支撑闭眼站立；⑦ 双脚并拢，无支撑站立；⑧ 上肢向前伸；⑨ 从地面拾物；⑩ 站立位转身向后看；⑪ 转体 360°；⑫ 双脚交替踏台阶；⑬ 双足前后位，无支撑站立；⑭ 单腿站立。每项评分 0～4 分，满分 56 分，得分高表明平衡功能好，得分低表明平衡功能差。

日常生活活动能力评定是中风临床康复常用的功能评定，其方法主要有 Barthel 指数和功能活动问卷（FAQ）。

生存质量（QOL）评定分为主观取向、客观取向和疾病相关的 QOL 三种，常用量表有生活满意度量表、WHOQOL-100 量表和 SF-36 量表等。

其他功能障碍的评定还有感觉功能评定、认知功能评定、失语症评定、构音障碍评定和心理评定等。

（三）康复方案

按照中风眼针带针康复疗法进行取穴，根据康复评定结果，制定中风康复训练方案，具体方案如下。

1. **良肢位摆放**　中风后早期，患者尚处于软瘫期，此期患者没有随意的肌肉收缩，尚未出现联合反应和共同运动，机体基本处于全面松弛状态，相当于 Brunnstrom 分期的 1 至 2 期。康复训练的目的是防止出现严重影响康复进程的合并症，如肌肉萎缩、关节活动受限、肩关节半脱位、肩 - 手综合征、下肢深静脉血栓形成等。此外，应特别关注患肢肌张力异常升高的情况，防止上肢屈肌痉挛、下肢伸肌痉挛模式的出现。所以，早期应告知患者及家属良肢位的摆放方法。良肢位摆放包括仰卧位、半卧位、健侧卧位和患侧卧位的方法。仰卧位时患侧臀部和肩胛带用枕头支撑，患侧肩外展、外旋，上肢肘、腕、手指伸直，前臂旋后，掌心向上，患侧膝关节下方用枕头支撑，呈屈髋屈膝，膝关节外侧用枕头支撑以防突然的髋外旋导致股内收肌拉伤，足尖向上；半卧位时要求患侧后背、肩部、手臂、下肢用枕头支撑，患侧上肢保持伸展位，下肢保持屈曲位；健侧卧位要求患侧在上，身体前方和后背均用枕头支撑，患侧上肢放置在身前的枕头上呈自然伸展，患侧下肢屈曲；患侧卧位要求患侧肢体在下，患者背后用枕头支撑，患侧上肢伸展，下肢微微屈曲，健侧上肢呈自然位，下肢呈迈步状。良肢位的摆放要求每 2 小时为患者变化一次体位，可配合拍背。

2. **床边被动活动**　软瘫期患者无法进行主动活动，可进行肢体的被动活动以维持关节活动度，避免关节挛缩。可被动活动上肢的肩胛带、肩关节、肘关节及腕指关节，还有下肢的髋关节、膝关节及踝趾关节。活动时应动作轻柔缓和，不宜快速牵拉肌肉关节，以免造成肌肉关节的损伤和异常肌张力升高。

3. **翻身训练**　软瘫期的患者除进行良肢位摆放和关节被动活动外，还应该尽早进行床上的翻身训练。向患侧翻身时患者仰卧，双手交叉，患手拇指在健手拇指的前方，呈 Bobath 握手，双侧上肢伸展并上举过头，双下肢屈曲，双足撑床。双上肢在头上方左右摆动，利用健侧上肢带动患侧上肢借助摆动的惯性，带动身体翻向患侧；向健侧翻身时患者也呈仰卧位，双上肢屈曲抱胸，或者健侧上肢握住患侧上肢，健侧下肢屈曲，健侧脚插入患腿的下方并钩住患腿，在身体旋转的同时，利用健侧伸腿的力量带动患侧身体翻向健侧。

4. **爬位及爬行训练**　要完成步行，需要训练有髋、膝的动作。开始时，单独的髋、膝支撑身体尚不稳定，故采用双手、双膝关节着地的四点跪立姿势，即手膝位。在这种安全的姿势下练习用膝走路的动作，为将来站立行走奠定基础。小儿发育过程是按照翻身、爬、跪、站、行走的次序进行的，由此可见，爬行是中风患者学会站立行走的必经过程。爬行训练时嘱患者向前、向后移动，身体向左、向右摇摆。患者双侧上肢保持伸展位负重，若伸肘困难，无法支撑身体时，治疗师可适当给予帮助。在患者四点跪位稳定后，可继续行三点跪立练习。嘱患者举起健侧上肢，呈三点跪立，若患肢支撑不住身体，可予以帮助。如三点跪立能完成，则进行二点跪立，举起健侧上肢和患侧下肢，或举起患侧上肢和健侧下肢呈二点跪立。当患者的身体可以保持稳定后，可嘱其向前移动健手、患腿或患手、健腿，使身体中心向前移动完成爬行。因上述练习对身体负荷较大，患有关节炎或关节骨质增生的患者如不能完成，不宜勉强训练。

5. **跪位及跪行训练**　从爬到走需要进行过渡性训练，我们可采用单膝跪、双膝跪及双膝行走训练来完成。首先在他人帮助下或独自进行单膝跪，再练习双膝跪，帮助患者进行前后左右各向的平衡训练，直至患者能自行跪稳。然后让患者试着双膝行走，由慢到快，由直线到曲线或横向行走，难度逐渐加大。训练时避免牵拉患者的患肢，以防肩关节脱位。

6. **坐位训练**　辅助坐起和独立坐起练习：辅助下坐起训练时，让患者移动身体，使健侧靠近床边，健侧脚叉到患脚下方，患手放在辅助者肩上，辅助者扶住患者双肩，患者用健肘支撑上身，伸展肘关节坐起。独立坐起时患者在仰卧位下移动身体，健侧靠近床边，健脚钩住患腿下方，用健侧下肢将患侧下肢抬起并移动到床边放下。头、颈、躯干向上方侧屈，健侧上肢支撑身体，肘伸直与健腿一起带动身体坐起。坐位平衡训练：先在治疗师辅助下进行训练，治疗师坐于患侧，一手放于患侧腋下，另一手放在健侧腰部，使患者保持平衡；嘱患者伸直患肢支撑于床面，令身体重心偏向患侧。治疗师扶住患侧肩部，让患者身体重心偏向健侧，保持片刻后反复进行重心转移。还可以进行坐位的动态平衡训练，躯干左右侧屈、旋转运动，躯干尽量前屈，两手在大腿之间，躯干斜向深度前屈，左右反复交替运动。

7. **坐 - 站转移训练**　先进行辅助站立，患者双足平放在地面上，患足在前，治疗师用膝顶住患者膝部，双手抓住患者腰部。患者躯干向前倾、重心前移，在治疗者的帮助下伸髋、伸膝慢慢站起。随着患者站立能力的提高，患足逐渐向后移，加大难度，逐步提高患侧下肢的负重能力。待负重能力达到一定程度，可在治疗师的保护监视下，训练患者独立站起。

8. **负重站立训练**　分别训练健侧、患侧下肢负重站立。训练健侧负重时患者用健侧腿站立，患侧髋、膝、踝关节屈曲。治疗师一手扶住健侧髋部，另一手扶住患侧腿，使患者保持健侧单足站立。训练患侧负重时治疗师双手扶住患侧髋部，让患者伸髋，用患足支撑身体。健侧腿向前、后迈步，画"8"字。

9. **立位平衡训练** 治疗师一手扶住患者腋部，一手托住患手，先向一侧推拉患者，使其侧倾至将倒而未倒，再向反方向进行推拉。患者可借助椅子或独立进行身体左右倾倒训练。还可训练患者利用手杖保持站立平衡。

10. **床到轮椅的转移** 从床移动到轮椅上时先将轮椅置于患者健侧斜前方，刹闸，竖起脚踏板，患者从床上站起并用健手扶住远端轮椅扶手，以健侧下肢为轴旋转身体，坐于轮椅上。从轮椅移动到床上时，先将患者健侧靠近床边，轮椅与床边成 30° 至 45°，竖起脚踏板。双足前脚掌着地，双膝屈曲不超过 90°，身体重心前移，健手扶轮椅站起，健腿向前方迈步，以健腿为轴，身体旋转，健手支撑床面，重心前移，弯腰缓慢坐于床上。

11. **步行训练** 通过步行训练可以纠正患者的异常步态，改善平衡功能，提高身体控制及步行能力。可采取患侧下肢原地迈步行走、侧方辅助行走、后方辅助行走等方式训练。在患者尚不能独立行走时，可选择一些辅助方法帮助患者练习行走，比如初期为了安全起见，采用面对面辅助的方法。患者功能提高后，可在患侧辅助练习行走。若患者能独立行走，但行走过程中存在姿势不良或能力不足，可帮助患者控制骨盆，协助伸髋，防止站立时膝关节过伸。治疗师也可向前下方压迫患侧骨盆，协助患者以正确的方式用患肢抬腿迈步。当患肢能充分控制髋和膝，手臂无明显痉挛时，治疗师应训练患者步行时手臂的摆动与下肢配合。当患者在行走训练中身体控制仍较困难时，需借助手杖进行行走。训练方法包括三点步行和两点步行。三点步行时按手杖、患侧下肢、健侧下肢的顺序或手杖、健侧下肢、患侧下肢的顺序行走。两点步行时有两次支点着地负重，即手杖和患侧下肢同时向前迈步。

12. **抗痉挛训练** 当患者进入痉挛期时，肢体和躯干的肌张力逐渐升高，表现出上肢的屈肌协同运动和下肢的伸肌协同运动，并逐渐可做到某些肌肉关节的独立运动，此时相当于 Brunnstrom 分期的 3 至 5 期。此期的康复治疗目的是抑制协同运动模式，尽快诱发肌肉关节的随意运动，提高各关节的协调性，逐渐恢复患者的运动能力。具体抗痉挛训练的内容如下：

人体关键点的控制：关键点可以影响身体其他部位或肢体的肌张力和活动能力。包括中心控制点，如胸骨柄中下段；近端控制点，如头、颈、躯干；远端控制点，如手指。对于躯干肌肉痉挛的患者，可以通过控制胸骨柄来缓解过高的肌张力。嘱患者取坐位，治疗师站于患者身后，双手置于胸骨柄中下端，让患者全身放松，交替向左右拉动患者，做"8"字弧形运动，重复数次后，治疗师一手放于患者背部，另一只手放于胸骨柄上向下挤压，令患者塌胸，放于背部的手向前上方推，令患者挺胸，反复数次可降低躯干张力。对于手部屈肌张力高的患者，治疗师可控制拇指关键点来缓解痉挛。治疗师一手握住患手拇指，使其呈外展位，另一只手握住其余四指，持续牵拉片刻可降低手指张力。

抗痉挛手法：躯干肌痉挛常导致患侧躯干短缩，通过使患侧躯干伸展来对抗痉挛。具体方法是让患者呈健侧卧位，治疗师站在患者身后，一手扶住肩部，另一手扶住髋部，双手做相反方向的牵拉动作。控制上、下肢的痉挛，可使患侧上肢处于外展、外旋、伸肘、前臂旋后、伸腕、拇指外展，其余四指伸开的位置来对抗上肢屈曲痉挛；使患侧轻微屈髋屈膝、内收内旋、踝背屈来对抗下肢的伸肌痉挛模式。

13. **日常生活活动（ADL）训练**　包括进食、更衣、修饰、如厕、转移、大小便等。进食的目的是让患者掌握独立进食的方法，减少对他人的依赖。令患者坐在桌前，患手放在桌面上，健手使用饭勺或筷子进食，为防止餐具在桌面上滑动，可将湿毛巾或橡皮垫放在餐具下方以防滑。更衣训练包括前开襟衣服、套头上衣、裤子、鞋袜的穿脱。在患者学习穿脱衣服时，健侧肢体应具备基本的活动能力，肢体运动的力量、协调性、准确性较好。穿脱裤子时，患者坐位平衡能力较好，已掌握桥式运动方法，以便将裤子拉到腰上。在进行上述训练时可利用一般的生活用品和必要的辅助用具。比如利用穿袜自助具来穿袜，利用改造后的餐具进食。

14. **手功能训练**　这是作业疗法最核心的内容。通过功能性活动的练习，提高手的抓握力量。通过手的协调训练来提高手的控制能力、稳定性和灵活性。手功能训练的工具十分广泛，日常生活中的常用品均可利用，包括握力计、橡皮泥、积木、木钉板、插件、弹力带、水龙头、门把手等。患者处于痉挛期时，常采用木钉板训练，患者坐于治疗台前，患侧上肢的肘关节伸展、腕关节背伸、手指伸展、外展，支撑在凳子上。在患侧放置木钉板，患者转身，旋转躯干，利用健手拿取放于健侧的木钉，放在患侧身旁的木钉板上，取完所有木钉，然后再将木钉从患侧木钉板上取下，放回原处。此项练习可以克服患肢的屈曲痉挛。

15. **强制性使用运动治疗（CIMT）**　通过手套或夹板限制健侧手和上肢的活动，强制患者使用患侧的手反复进行与日常生活活动相关的功能性活动，从而达到促进上肢运动功能恢复的目的。这种训练方法只适用于有一定随意运动能力的偏瘫患者，要求其患侧腕背伸大于 $10°$，拇指和另外一个手指伸展 $10°$ 以上。训练每天可进行 3 ~ 6 个小时，持续 2 ~ 6 周。

16. **认知知觉功能训练**　知觉功能训练是采用拼图、照片、图片、纸、笔、日常用品和计算机辅助系统来改善触觉、偏侧空间忽略等知觉功能障碍。认知训练包括注意力训练和记忆力训练。

17. **言语治疗**　根据言语障碍的类型、程度并结合患者的性别、年龄、职业及性格特点来选择适宜的治疗项目。环境的选择：言语治疗应安排在安静、舒适的环境中进行，避免噪声，以免分散患者的注意力和加重患者的紧张、焦虑情绪。Schuell 刺激促进法：是采用强烈、可控制的听觉刺激，最大程度地促进损害的语言系统恢复。应用 Schuell 刺激促进法需遵循适当的语言刺激、多途径语言刺激、反复刺激、诱发患者的某些反应、强化正反应、矫正刺激等原则。程序学习法：将语言刺激的顺序等分成若干阶段，严格限定刺激的方法及反应的强度。脱抑制法：利用患者本身可能的机能来解除机能抑制的一种方法，例如让患者唱自己熟悉的歌曲。针对听理解障碍采用词 - 图匹配、听简单句判断是或否以及复杂句、短文、长文章的理解练习；针对口语表达障碍采用复述常用词、表达简单句子、情景画描述、日常话题交谈等练习；针对阅读障碍采用图 - 文匹配、读短句执行指令、阅读复杂句和长文章练习；针对书写障碍采用听写日常用词、书写简单句子、书写复杂句、短文或记日记。实用交流能力训练：如果失语症患者经过系统的言语治疗后，患者的言语功能仍然没有明显改善，则应该同时进行非言语交流的训练，即实用交流能力训练，包括绘画、手势语等。

18. **构音障碍治疗**　包括松弛训练，呼吸训练，唇、舌、下颌的训练，言语速度控制训练，韵律训练，语音训练，克服鼻化音训练，非言语交流方式的训练等。松弛训练是对于痉挛型构音障碍的患者，通过对肩部、颈部、声带和构音器官的放松训练可以改善咽喉肌的紧张。呼吸训练可在仰卧位、坐位、站立位及过渡状态下进行呼吸训练，建立规则的可控制的呼吸，有助于发声、发音动作和节奏练习的开展。唇、舌、下颌的训练是训练口唇的开合、前突、后缩；训练舌的前伸、后缩、上抬和侧方运动以及舌肌力量；训练下颌上抬，促进口的闭合。言语速度控制训练是利用节拍器控制言语速度，患者随着节拍器发音，速度由慢逐渐加快，这样可以明显提高言语的清晰度。韵律训练是让患者随着电子琴等乐器的发音变化训练音调和音量，也可以让患者随节拍器的节奏发音，纠正节律。语音训练为治疗师可以画出口形图，向患者说明唇、舌、齿的位置及气流的方向和大小，可以纠正口颜面失用；嘱患者模仿治疗师发音，先发元音，再发辅音，此后将元音辅音结合，最终训练单词和句子。克服鼻化音训练是采用引导气流通过口腔的方法，例如吹蜡烛、吹哨子、吹喇叭。也可采用"推撑疗法"，嘱患者双手掌放在桌面上向下推，或双手掌放在桌面下向上推，用力的同时发出"啊"或"卡"音。非言语交流方式的训练是训练患者利用手势语、画图、交流板或交流手册与人交流。

19. 吞咽训练　包括口部运动训练、间接吞咽训练、摄食训练。口部运动训练是通过感官刺激和吞咽器官的肌肉力量训练来提高唇、舌、下颌运动及面部肌群的力量与协调性。间接吞咽训练是利用冰冻的湿棉签反复刺激患者的软腭和咽后壁从而改善咽反射。通过声门闭锁练习可训练患者随意闭合声带的能力，强化吞咽过程中喉闭锁的环节，防止误吸。训练声门闭锁时让患者充分吸气、屏气，慢慢咽口水，随后再呼气和咳嗽。这种方法是利用吞咽前及吞咽过程中暂停呼吸而闭锁声门进行吞咽，达到保护气管、避免误吸的目的。咳嗽可以清除喉头周围残存的食物。摄食训练是为保证吞咽障碍患者进食安全，需对食物性状和质地有所要求并进行进食体位、姿势、进食量、进食速度、吞咽辅助手法等摄食训练。

进食体位：嘱患者仰卧位，头向前屈，躯干呈30°，治疗师或陪护位于患者健侧。在这种体位下训练，食物不易从口中漏出，利于食团向舌根运送，并减少向鼻腔逆流及误咽的危险。应禁止患者在水平仰卧位及侧卧位进食。

进食姿势：主要的吞咽姿势包括空吞咽及交互吞咽、侧方吞咽、点头样吞咽、转头吞咽、低头吞咽、头后仰。空吞咽是为了避免咽部残留过多的食物导致误咽。每次吞咽食物后，应反复做几次空吞咽，将食物全部咽下，然后再进食。侧方吞咽是为了避免咽部两侧的梨状隐窝残留食物，让患者左、右转头时做吞咽动作。后颈尽量前屈，类似点头动作，同时空吞咽，可去除会厌谷残留的食物。头颈转向患侧可以关闭患侧的梨状隐窝，食团向健侧转移，并关闭患侧气道，对于一侧咽部麻痹的患者，这种头前倾向患侧旋转的转头吞咽可以有效地关闭气道，防止误吸。低头吞咽是采用颈部尽量前屈，将前咽壁向后推挤的姿势吞咽，有利于咽期延迟启动、舌根部后缩不足、呼吸道入口闭合不足的吞咽障碍患者进行吞咽。头后仰的动作是利用重力作用，使食物易于通过口腔到达舌根，适用于食团在口腔内运送缓慢的患者。

进食速度和一口量：摄食训练时，应掌握好进食速度和一口量。一口量指的是最适合吞咽的每次摄食入口量。先从 1ml 开始尝试，酌情加量。一口量过多会导致食物从口中漏出或残留在咽部引起误吸，一口量过少则刺激量不够而难以诱发吞咽反射。进食流食时应用力快速吞咽，进食糊状食物则需缓慢吞咽，确认口中食物已吞咽完后再进食下一口，若出现进食呛咳应立即停止。

食物的形状和质地：开始时选择易于吞咽的食物，要求食物松散爽滑且有一定黏性，通过咽部及食管时易变形，不宜在咽部残留。随着吞咽功能的恢复，逐步选用较难吞咽的食物。

吞咽辅助手法：吞咽训练中应用吞咽辅助手法可增加患者口、舌、咽的运动范围和力度，增强运动协调性和感觉的自主控制能力。吞咽辅助手法包括声门上吞咽法、用力吞咽法、超声门上吞咽法和门德尔松吞咽法，这种方法需要在治疗师的指导下进行。

20. 低频电刺激　低频电刺激可以刺激咽部肌肉运动，改善吞咽功能。美国的 VitalStim 治疗仪可以提高吞咽肌群的力量，德国的 VocalStim 治疗仪可以强化吞咽反射。在应用低频电治疗时，把电极放在咽喉表面，电流刺激咽部肌肉的同时，嘱患者完成吞咽动作。对于配合度较好的患者，可以尝试表面肌电生物反馈技术。可于眼针带针康复治疗结束后采用低频电刺激治疗以改善患者吞咽功能，应用低频电刺激时禁止使用眼针治疗。

如果患者呈昏迷状态、意识不清，对外界刺激反应迟钝，有严重认知障碍，吞咽反射、咳嗽反射减弱或消失，口部功能严重受损，流涎严重，则不宜经口进食。

第二节　痿证

痿证是以肢体筋脉弛缓，软弱无力，不能随意运动，或伴有肌肉萎缩为主要临床表现的一种病症，病变部位在筋脉肌肉，病之根源在于五脏虚损。本病以热证、虚证多见，亦可见虚实夹杂之证。痿证与现代医学中许多神经肌肉系统疾病有关，比如脊髓损伤后遗症、运动神经元病、重症肌无力、多系统萎缩、周围神经病等。痿证的中医辨证重在辨脏腑病位，审标本虚实，证型包括肺热津伤证、湿热浸淫证、脾胃虚弱证、肝肾亏损证、脉络瘀阻证。下面具体说明痿证的辨证分型要点、治则及眼针取穴方案。

一、眼针带针康复治疗辨证分型

1. **肺热津伤证**　发病急骤，初见发热，热后突然出现肢体痿软无力，快速发生肌肉萎缩，皮肤干燥，心烦口渴，干咳少痰，咽干不利，小便黄赤热痛，大便干燥，舌红，苔黄，脉细数。

2. **湿热浸淫证**　发病缓慢，逐渐出现肢体困重，痿软无力，下肢或两足明显，兼有微肿，手足麻木，扪及皮肤微热，胸脘痞闷，小便赤涩热痛，舌红，苔黄腻，脉濡数或滑数。

3. **脾胃虚弱证**　发病缓慢，肢体软弱无力逐渐加重，肌肉萎缩，神疲乏力，少气懒言，纳呆便溏，面色萎黄或㿠白，舌淡，苔薄白，脉细弱。

4. **肝肾亏损证**　发病缓慢，肢体渐渐痿软无力，下肢尤其明显，腰膝酸软，不能久立，甚至步履全废，腿部大肉渐脱，或伴有眩晕耳鸣，咽干舌燥，遗精遗尿，舌质红，苔少，脉细数。

5. **脉络瘀阻证** 病久体虚，四肢痿弱不用，肌肉瘦削，麻木不仁，青筋显露，伴肌肉活动时隐隐疼痛不适，舌肌痿弱，伸缩不利，舌质淡暗，可见瘀点瘀斑，脉细涩。

二、眼针主穴及配穴

详见表 5-2。

表 5-2　痿证眼针主穴及配穴

证型	治则	主穴	配穴
肺热津伤证	清热润燥，养阴生津	双侧上焦区、下焦区	双侧肺穴、脾穴
湿热浸淫证	清热利湿，通利经脉	双侧上焦区、下焦区	双侧肺穴、脾穴
脾胃虚弱证	补中益气，健脾升清	双侧上焦区、下焦区	双侧脾穴、胃穴
肝肾亏损证	补益肝肾，滋阴清热	双侧下焦区	双侧肝穴、肾穴
脉络瘀阻证	益气养营，活血行瘀	双侧上焦区、下焦区	双侧肝穴、脾穴、心穴

三、康复方案

痿证属于现代医学中的脊髓损伤恢复期、运动神经元病、周围神经病、吉兰 - 巴雷综合征、重症肌无力、多系统萎缩等疾病范畴。

1. **脊髓损伤恢复期的康复治疗方案** 脊髓损伤恢复期是指外伤后脊柱骨折部位稳定、神经损伤和脊髓压迫症状稳定、呼吸功能正常的阶段，此时可以进行恢复期康复治疗。

康复治疗包括肌力训练、坐位训练、治疗垫上训练、转移训练、轮椅操控训练、步行训练、日常生活活动能力训练、矫形器的应用。

（1）肌力训练：肌力训练是为了使患者肌力达到 3 级以上。完全性脊髓损伤的患者，主要训练肩部和肩胛带肌肉力量，不完全脊髓损伤的患者，除肩胛带外，还需训练有一定肌力残留的肌肉。肌力达到 3 级时，可采用主动运动，肌力到达 2 级时，采用主动助力运动，肌力 1 级时采用被动运动及功能性电刺激。

（2）坐位训练：在床上或治疗垫上进行训练，可分为长坐位（膝关节伸直）训练和端坐位（膝关节屈曲 90°）训练，实现了长坐才能为穿裤、袜和鞋训练奠定基础。坐位训练还包括坐位平衡训练。训练时嘱患者躯干前、后、左、右以及旋转活动促进动态平衡恢复，还要由睁眼状态下的平衡训练逐步过渡到闭眼状态下平衡训练。

（3）治疗垫上训练：行垫上翻身训练继续巩固翻身动作技巧；行下肢腘绳肌、内收肌及跟腱的牵伸训练。牵拉腘绳肌是为了完成独立长坐位的训练；牵拉内收肌是为了避免内收肌痉挛导致的会阴部清洁困难；牵拉跟腱可以防止跟腱挛缩，为日后的步行训练做准备。缓慢地牵伸肌肉和肌腱可以降低异常升高的肌张力。

（4）转移训练：包括床 - 轮椅转移、轮椅 - 坐便转移、轮椅 - 地面转移、轮椅 - 汽车转移等。轮椅操控训练：患者完成坐位训练后，有较好的脊柱稳定性，可以保持独立坐位 15 分钟以上，上肢具有良好的力量和耐力时可进行轮椅操控训练。具体包括向前驱动、向后驱动、左右转弯、旋转、前轮翘起行进、上斜坡、跨越障碍、上下楼梯、过窄门、安全跌倒和重新坐起的训练。注意每过 30 分钟需将臀部从轮椅面上离开以减轻臀部压力，避免坐骨结节处出现压疮。

（5）步行训练：完全性脊髓损伤患者的上肢具有足够的支撑力和控制力才能进行步行训练。不完全性脊髓损伤患者根据残留肌力的情况来判断其步行能力。步行训练包括平行杠内步行训练和拐杖步行训练。先在平行杠内进行站立、行走训练，逐渐过渡到平衡训练和持双拐行走训练。待耐力渐强后进行跨越障碍、上下台阶、摔倒后重新站立等训练。对于需要在他人辅助下行走的患者，可采用减重支持系统进行步行训练。

（6）日常生活活动能力训练：主要包括进食、穿衣、梳洗等自理活动。这些活动应从床上完成逐渐过渡到轮椅上进行。

（7）矫形器的应用：针对患者损伤平面的不同，选配合适的矫形器有助于站立和行走。如 L1-L3 平面损伤的患者可选用膝 - 踝 - 足矫形器，L3平面以下损伤的患者选用踝 - 足矫形器。

2. 周围神经损伤的现代康复治疗方案　周围神经损伤的康复主要目的是促进肢体运动功能和感觉功能恢复、预防和减轻肌肉萎缩及关节挛缩、提高患者的日常生活及工作能力。

康复治疗包括维持患肢的功能位、患肢关节的主被动活动、肌力训练、作业疗法、日常生活能力训练。

（1）维持患肢的功能位：将患肢保持在功能位，即腕下垂时将腕关节置于背伸 20°～30° 的功能位，足下垂时将踝关节放置于背伸 90° 的功能位。

（2）患肢关节的主被动活动：早期对患侧肢体进行关节全范围的被动活动以维持正常的关节活动度。如患肢力量达到 2 级以上，可进行主动关节运动。

（3）肌力训练：患肢肌力为 0～1 级时应进行肢体的被动活动。肌力达到 2～3 级时可以进行主动运动和助力运动，运动量可从小量逐渐增加，避免肌肉过度疲劳，患肢肌力逐渐增强时，应逐渐减少助力。肌力达到 3+ 级 4− 级时，应进行主动运动和抗阻运动以快速提高肌力，同时进行速度、耐力、协调性、灵活性、平衡能力的训练。

（4）作业疗法：上肢的周围神经损伤采用木工、泥塑、手工、打字、拧螺丝等操作，下肢周围神经损伤采用蹬自行车等练习。

（5）日常生活能力训练：上肢练习洗脸、梳头、抓物、穿衣等功能性活动，下肢练习踢球、蹬自行车等动作。治疗强度和难度由小到大、由易到难。

3. 运动神经元病的现代康复治疗方案　患病初期患者的生活自理能力良好，可独立行走，运动疗法的重点是维持肌肉力量，肌力训练以等长肌力训练为主，进行肌力训练和耐力训练时强度不可过大，避免肌肉疲劳，以免加重肌无力和肌纤维变性。关节活动度训练应鼓励患者及家属、陪护人员自行完成，治疗师可以有针对性地指导如何进行关节主动活动、被动活动，出院回家后应坚持训练。患病后期的训练重点是指导患者转移，床和轮椅上的体位摆放。此时可以应用各种支具来改善因关节生物力学改变所引起的肌肉和韧带损伤。上肢无力的患者可佩戴肩部吊带，因为肩部周围肌肉无力可使肩关节局部的韧带、神经和血管受到牵拉。上肢远端无力的患者手功能较差，应用腕部支具使腕关节保持在背伸 30°～35°，提高手的抓握能力。颈部及脊柱周围肌肉无力的患者常有头部下垂及躯干屈曲，可应用颈托及头部支持器。手不能抓握的患者可应用万能袖带来帮助完成进食、打字等日常活动。下肢无力的患者可应用下肢支具及步行器、拐杖以预防跌倒，若行走能力较差的患者，推荐使用轮椅代步。如患者可独立操控电动轮椅，则可以独立生活、重返社会，减轻家庭和社会的负担。

运动神经元病的患者多数会出现构音障碍，影响日常交流。进行构音障碍训练时可以让患者减慢语速，增加停顿，提高发音清晰度，清楚地表达出关键词。进行唇肌、舌肌和膈肌的力量练习，强度适中。为减少鼻音可进行上颚抬举训练。构音障碍较重，不易恢复的患者可应用纸、笔、写字板、计算机进行交流。

指导吞咽训练及营养方案使患者在舒适的环境中进食，保持正确的进食姿势，选择糊状、半流状食物都有利于吞咽。在吞咽训练前可吸吮冰饮料以缓解肌肉痉挛，改善吞咽反射。因吞咽障碍，患者常避免进食、进水，有患者害怕吞咽时发生呛咳、窒息，甚至造成抑郁，这些都影响营养和水分的摄入，易导致患者出现营养不良和脱水。严重的吞咽障碍患者可行鼻饲进食、胃造瘘术、肠造瘘术，若需长期行肠道营养，可行经皮内镜胃造瘘术。

其他并发症的处理：① 痉挛及痛性痉挛。上运动神经元病变可出现肌肉痉挛，应用巴氯芬、地西泮等药物可以缓解痉挛。运动神经元病患者早期常伴有痛性痉挛，也可酌情应用巴氯芬、地西泮。② 呼吸困难及呼吸衰竭。运动神经元病患者因呼吸肌无力可出现肺炎，最终常因呼吸衰竭死亡。在康复过程中应预防肺部感染，合理使用抗生素，并指导患者及护理人员进行排痰。若出现呼吸困难及呼吸衰竭，应及时行人工辅助呼吸及机械通气以维持生命。③ 便秘。运动神经元病患者常见便秘，严重便秘和腹胀可使呼吸功能进一步恶化，可让患者多进食液体和纤维，必要时可服用乳果糖或应用开塞露促进排便。④ 心理问题。患者得知运动神经元病的诊断和预后以后会出现持久的焦虑和抑郁，甚至有轻生的念头，可进行心理疏导或服用抗抑郁药物对症治疗。

4. 多发性硬化的现代康复治疗方案　多发性硬化康复训练包括运动疗法、作业疗法、言语和吞咽治疗。

（1）运动疗法：处于软瘫期的患者要做好良肢位摆放、进行被动的关节全范围运动以避免异常姿势和关节僵硬挛缩。在神经生理学理论指导下诱发主动运动的出现，提高受累肌肉的肌力。已度过软瘫期的患者的训练以提高肌力和耐力、提高关节的控制能力、纠正异常运动模式、提高运动协调能力和平衡能力为主。

（2）作业疗法：包括穿衣、进食、洗漱、辅助设施的应用等项目。也包括书法、绘画、陶艺、木工、编织及其他手工艺，这些训练可改善上肢和手的基本功能，提高日常生活活动能力。

（3）言语和吞咽治疗：言语治疗以提高患者的言语清晰度为主，如训练效果不理想，可在患者家属、陪护人员的帮助下采用非口语交流方式替代言语交流。短期的吞咽障碍可以行鼻饲进食，长期的吞咽障碍可考虑经皮内窥镜胃管植入术。

（4）其他并发症的处理：二便障碍在适宜的时间进行尿流动力学检查，根据检查结果和临床表现选择合理的膀胱管理方案。通过合理的运动和康复训练、良肢位摆放有利于减轻疼痛，必要时可加用止痛或抗痉挛药物。

5. 吉兰 - 巴雷综合征的现代康复治疗方案　吉兰 - 巴雷综合征又称为急性感染性脱髓鞘性多发性神经根炎，是累及周围神经和神经根的自身免疫性疾病。临床上多为急性或亚急性起病，常见四肢运动障碍、感觉障碍、脑神经障碍、自主神经症状，现代康复治疗方案如下：

（1）早期康复：吉兰 - 巴雷综合征在发病 2 周内症状达到高峰，此时的康复措施主要目的是防止肌肉萎缩、关节僵直挛缩、继发肺内感染。① 保持呼吸道通畅，通过叩背、震颤、深呼吸技术促进排痰，防止继发性肺内感染。② 定时翻身，让患者每隔最少 2 小时主动或被动翻身，变化体位，并用手掌按摩骶尾部等易形成压疮的部位，改善局部血液循环，防止压疮发生。③ 被动运动，维持关节活动度，保持肌肉长度和肌张力，防止关节挛缩变形、肌肉萎缩，通过局部按摩改善血液循环，被动牵拉肱三头肌、腓肠肌、腘绳肌。④ 功能位的保持，为了防止关节挛缩变形，可采用支具将肢体固定在功能位，比如用踝托固定双侧踝关节，防止足下垂。

（2）中期康复：发病 3～5 周，疾病已得到控制，此时的康复重点是提高肌力和日常生活能力。① 肌力训练。针对患者的残存肌力，可按循序渐进的原则进行四肢肌力训练。先进行去除重力影响下的助力运动、主动运动，逐渐过渡到抗重力位的助力运动、主动运动，再进行抗阻运动。采用徒手运动，可使用哑铃、沙袋，逐渐增加阻力以达到增加肌力的目的。②床上翻身、起坐及坐位平衡训练。指导患者主动完成翻身、起坐、床上坐位保持、床边坐位保持、坐位平衡训练。③气压治疗。对四肢进行气压治疗促进血液循环，防止四肢水肿。

（3）后期康复：发病5周后，进入恢复期，继续进行下列训练。利用哑铃、沙袋、平衡棒等器械进行抗阻训练，训练量逐渐增加，避免过度疲劳。行坐 - 站转移训练及立位平衡训练，为下一步的步行训练奠定基础。站立位训练可逐渐延长时间，锻炼耐力，可训练患者在平行杠内行走，也可借助拐杖、手杖、四脚助行器等辅助器具在平行杠外行走。逐渐过渡到脱离辅助器具下行走训练，如果伴有跟腱挛缩，可配戴踝足矫形器进行步行训练以纠正异常步态。

（4）日常生活能力（ADL）训练：指导患者进行体位转移、穿衣、洗漱、如厕、操控轮椅等日常生活活动训练，提高生活自理能力。患者的肌力达到3级以上时可进行等速肌力训练，有效提高髋关节屈伸肌群、膝关节屈伸肌群、踝关节屈伸肌群的肌力。

第三节　颤证

颤证是以肢体或头部摇动颤抖，不能自制为主要临床表现的一种病症。又称为"颤振""振掉""震颤"。本病多由风、火、痰、瘀、虚所致，病因为年老体虚、情志过极、饮食不节、劳逸失当。病在筋脉，与肝、肾、脾关系密切。本病症与现代医学中的帕金森病、帕金森综合征、特发性震颤、小脑病变所致姿势性震颤、甲状腺功能亢进相关震颤有关。颤证的中医辨证需分清标本虚实。证型包括风阳内动证、痰热风动证、气血亏虚证、髓海不足证和阳气虚衰证。下面具体说明颤证的辨证分型要点、治则及眼针取穴方案。

一、眼针带针康复治疗辨证分型

1. **风阳内动证** 肢体颤动粗大，不能自制，心情紧张时颤动加重，伴烦躁易怒，口苦咽干，眩晕耳鸣，面赤，流涎，或肢体麻木，语声沉重迟缓，尿赤，大便干，舌红苔黄，脉弦。

2. **痰热风动证** 头摇不止，肢麻震颤，重则手不能持物，头晕目眩，胸脘痞闷，口苦口黏，甚则口吐痰涎，舌体胖大，有齿痕，舌质红，舌苔黄腻，脉弦滑数。

3. **气血亏虚证** 头摇肢颤，面色㿠白，表情淡漠，神疲乏力，言迟语缓，动则气短，心悸健忘，眩晕，纳呆。舌体胖大，舌质淡红，舌苔薄白，脉沉濡无力或沉细弱。

4. **阴虚风动证** 头摇肢颤，持物不稳，步履疾趋，筋脉拘急，肌肉瞤动，伴腰膝酸软，失眠心烦，头晕耳鸣，舌质红，舌苔薄白，或红绛无苔，脉象细数。

5. **阳气虚衰证** 头摇肢颤，筋脉拘挛，畏寒肢冷，四肢麻木，心悸懒言，动则气短，自汗，小便清长或自遗，大便溏，舌质淡，舌苔薄白，脉沉细无力。

二、眼针主穴及配穴

详见表 5-3。

表 5-3 颤证眼针主穴及配穴

证型	治则	眼针主穴	眼针配穴
风阳内动证	镇肝息风，舒筋止颤	双侧上焦区、下焦区	双侧肝穴、心穴
痰热风动证	清热化痰，平肝息风	双侧上焦区、下焦区	双侧肝穴、脾穴、肺穴
气血亏虚证	益气养血，濡养筋脉	双侧上焦区、下焦区	双侧脾穴、胃穴、肝穴、心穴
髓海不足证	填精补髓，育阴息风	双侧上焦区、下焦区	双侧肾穴、肝穴、脾穴、胃穴
阳气虚衰证	补肾助阳，温煦筋脉	双侧上焦区、下焦区	双侧肾穴

三、康复方案

颤证又称"振掉""颤振""震颤"。多因年老体虚、情志过极、饮食不节、劳逸失当所致。根据本病的临床表现，西医学中凡具有颤证临床特征的锥体外系疾病和某些代谢性疾病，如震颤麻痹、肝豆状核变性、小脑病变的姿位性震颤、特发性震颤、甲状腺功能亢进等，均属本病范畴。

1. **帕金森病的现代康复方法** 中医颤证在现代医学中可归属于帕金森病、帕金森综合征、原发性震颤等疾病，其中帕金森病临床较多见。对于早期患者，以自我管理和促进积极主动的生活方式为主，鼓励参加体育运动，如健走、太极拳、瑜伽和舞蹈等，适度进行有氧训练（如活动平板等）、抗阻训练以及双重任务训练，改善体能，减少白天静坐，推迟活动受限的发生。对于中期患者，以进行主动功能训练，维持或提高活动能力和预防跌倒为主，尤其是平衡、步态和上肢功能活动训练；可采用心理提示、外部提示和认知运动策略。对于晚期患者，以维持心肺等重要器官功能为主，同时避免压疮、关节挛缩和静脉血栓等并发症，及时进行床上或轮椅上的体位变换，以及辅助下的主动运动训练。康复治疗应因人而异，需根据帕金森病患者疾病严重程度及存在的各种功能障碍类型和程度，制定个体化康复目标和针对性康复治疗措施。具体针对帕金森病的现代康复方法如图 5-1 所示。

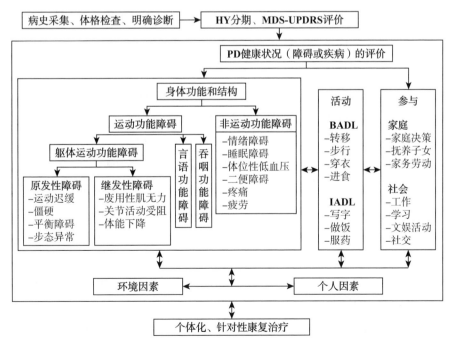

图 5-1 帕金森病康复流程图

（1）躯体运动功能康复：训练方法包括放松训练、关节活动范围训练、肌力训练、姿势训练、平衡训练、步态训练、转移训练及手功能训练。放松训练常用深呼吸法和想象放松法。进行有节奏的躯干旋转和推拿按摩等，可改善僵硬的肌群。关节活动范围训练进行躯干与四肢各个关节全范围的主动或被动活动，重点是屈曲肌群的牵伸和胸廓的扩张运动。要注意避免过度牵拉及疼痛。肌力训练重点训练核心肌群及四肢近端肌群。可利用手法和器械进行渐进式抗阻训练。姿势训练重点为躯干屈曲姿势的矫正，如借助姿势镜进行抗重力伸展训练。平衡训练包括坐位和立位下三级平衡（一级静态、二级自动态和三级他动态平衡）训练，可通过重心的高低、支撑面的大小和睁闭眼等调整训练难度；也可以借助平衡板、平衡垫和平衡仪进行训练。步态训练重点在于矫正躯干前倾姿势，改善由于追赶身体重心所致的慌张步态。建议患者行走时抬头挺胸，足跟先着地，可借助姿势镜进行原地高抬腿踏步和双上肢摆臂训练，改善上下肢协调性。可通过增大步幅、增快步速、跨越障碍物、绕障碍行走和变换行走方向等方法调整步行训练难度。转移训练包括床上翻身和平移、床边坐起、坐位起立和床椅转移等训练。晚期患者应在床上定时翻身，可进行床椅间体位变换训练。手功能活动训练重点进行够取、抓握和操控物体训练，提高活动的速度、稳定性、协调性和准确性。如用不同大小、形状、重量和材质的杯子（纸杯和玻璃杯等）喝水，使用各种餐具和扣纽扣等。

（2）言语功能训练：训练方法包括呼吸训练、发声训练。呼吸训练采用呼吸训练增强腹式呼吸（膈肌）及胸式呼吸（肋间肌）的活动范围等。如反复进行深呼吸训练，以增大胸廓扩展度；通过增加肺活量提高音量；通过延长呼气时间增加言语长度等。发声训练通过对声带和喉部的控制训练，及延长元音最大持续发声时间训练，改善音强、音调和音质。

（3）吞咽功能康复：口腔期障碍主要进行唇、舌和下颌的运动功能训练。咽期障碍以发声训练为主，通过强化声带闭锁，延长呼气时间，改善呼吸控制，从而实现声门上吞咽，改善咳嗽能力，减少误吸风险。对偶有饮水呛咳的轻度吞咽障碍患者，建议使用增稠剂等方法改变食物性状，选择不容易引起误吸的质地均匀的糊状半流质食物，或减少一口量；对咀嚼时间过长和/或食物留在口中不吞咽或吞咽启动缓慢的患者，提示按步骤有意识地吞咽，可通过连续多次努力吞咽，或尝试吞咽时下颌回缩（点头吞咽）以适当代偿，增加吞咽力度，以减少咽部食物残留。对流涎明显的患者，提醒充分闭合口唇和增加吞咽唾液的频率，重度流涎可采用唾液腺肉毒毒素注射方法。对吞咽障碍较重且有明显误吸风险或摄食不足的患者，应尽早使用管饲，短期可以鼻胃管喂养，长期建议经皮内镜下胃造瘘喂养。

（4）认知功能康复：主要方法包括认知训练、认知刺激和运动训练等。认知训练主要进行注意、执行和视空间等功能训练，将训练内容与日常生活工作任务相结合可更好促进认知功能改善。认知刺激即让患者参加一系列群体活动和讨论，可提高患者认知功能和社会功能。运动训练对认知功能有促进作用，如骑脚踏车、跑步机和渐进性抗阻训练。将认知训练与运动训练联合进行，对认知功能的改善作用更明显。

（5）疼痛康复：帕金森病疼痛的形式多种多样，以骨骼肌疼痛最常见，抑郁可诱发和加重帕金森病相关疼痛。除对因治疗外，物理因子治疗（如水疗、温热疗法）、中医推拿、规律的体育锻炼可缓解疼痛。如需要可联合使用镇痛药。

（6）体位性低血压康复：主要为身体抗压动作训练，包括交叉腿部动作、下蹲位、身体向前弯曲等动作训练；可使用束腹带和穿压力袜等；在休息或睡眠时床头抬高 30°～40° 等方法。

（7）其他康复技术：无创性神经调控技术主要包括重复经颅磁刺激和经颅直流电刺激，可改善运动迟缓和冻结步态，改善异动症，提高言语清晰度；改善工作记忆和执行功能等认知障碍；缓解抑郁等情绪障碍及疼痛、失眠等。生物反馈训练，包括肌电、呼吸、皮阻、心率变异性等多项生理指标的生物反馈训练，可改善肌肉僵硬、失眠、情绪障碍等；盆底肌生物反馈训练可改善二便障碍和性功能。虚拟现实技术通过多种不同沉浸程度的情景交互，对患者的步态、平衡、情绪、睡眠、认知等功能障碍均有改善作用。

（8）综合康复管理：通过对帕金森病患者提供具体、科学和实用的健康教育指导，可以明显改善患者的生活质量，使患者以积极健康的心态主动配合治疗，减少失控行为的发生。并根据患者的功能障碍程度和运动喜好，制定家庭训练计划，使其参加自己喜欢的体育运动，可明显提高运动功能和生活自理能力，改善情绪和睡眠质量，改善生活质量和社会交往能力。可以使用辅助器具、适应性工具和环境改造，解决患者认知和运动方面的困难，减少跌倒次数，提高完成各种操作和任务的质量，使家庭生活更独立、更安全，也可以减轻照料者的负担，使护理工作变得省力。如重新安排房间里的家具，创建一个畅通无阻的行走和转弯路线；或提高床、椅、沙发的高度，垫高马桶，方便患者转移。

康复训练应遵循个体化和针对性原则，给予适当强度训练，每次训练30～60min 为宜，每天 1～2 次，每周 5 次以上。运动中感到疲劳和出汗可能是正常现象，但如果发生以下情况要停止训练并及时就医：恶心、胸闷、胸痛，呼吸急促（如每分钟超过 40 次），头晕或眩晕，心动过速，疼痛，冷汗或严重疲劳感等。

2. **舞蹈病的现代康复方法**　基本与帕金森康复方案相同，针对异常姿势采用矫正训练，针对面部表情僵硬可进行皱眉、鼓腮、示齿、吹口哨、睁闭眼、噘嘴、微笑、大笑等面部动作训练，早期康复护理应尽可能防止患者关节挛缩及压疮等废用综合征，逐步扩大关节活动运动，配合瘫痪的恢复从被动运动变为主动运动。同时由于患者卧床时间较久，为防止健侧肢的肌力和体力的低下，也应适当加强上下肢及躯干的活动。中期康复护理目标是最大限度地激发患肢残存机能和能力，逐步抑制不自主运动，力图实现正常的基本动作，提高日常生活能力的独立性。在实施康复护理的过程中要注意避免引起患者兴奋，因为兴奋会加重患者的症状。并且护士应帮助患者在抑制异常活动的同时，鼓励患者采用有目的的运动模式。后期训练应进一步巩固 ADL 训练，加强手指的精细动作训练，提高协调能力。然而康复训练护理工作不能代替解决患者的生活和活动能力，应使患者逐步向自理过渡，把依赖性降到最低，维持回归社会后的生活及参与社会活动的机会。

第六章 眼针带针康复疗法医案举隅

第一节 中风医案

中风的康复应从早期开始，患者生命体征稳定、神经功能缺损症状不再发展后48小时即可开始康复治疗。根据病灶性质可分为缺血性中风和出血性中风；根据病情程度，可分为中经络（符合中风诊断标准但无神志异常）和中脏腑（符合中风诊断标准但有神志异常）；根据病程时间，可分为急性期（发病后2周以内，中脏腑可至1个月）、恢复期（2周到6个月内）和后遗症期（6个月以上）。各个时期患者的康复内容侧重不同，可根据评估的结果制定计划，眼针带针同时进行康复训练，具体康复治疗包括运动疗法、作业疗法、言语及构音训练、吞咽训练及其他物理疗法。

一、中风（风痰入络证）

【病例1】

病情概述： 患者罗某，女，70岁，平素血压较高，身体肥胖，偶有头晕发作。就诊前2个月前无明显诱因出现左侧肢体活动不利。当时无意识障碍，无头痛、恶心呕吐等症状。就诊于沈阳医学院附属中心医院，查头部CT示脑内缺血性改变。予抗血小板聚集，改善循环等治疗后症状好转，住院后查头部MR提示右侧基底节新近梗塞，脑内多发梗塞及缺血灶。诊见患者遗留有左侧偏瘫，左肩痛，生活不能自理。就诊时见左侧半身不遂，上肢不能抬举，不能独立行走，左肩疼痛，左手轻度肿胀，伴有神疲乏力。舌质淡，苔白腻，脉弦细。既往高血压病史 5 年，血压最高 180/90mmHg，口服苯磺酸左旋氨氯地平降压，血压控制尚可。

神经内科查体： 意识清楚，记忆力减退，语言清晰，双侧瞳孔等大正圆，直径左 3mm，右 3mm，对光反射存在，双侧眼球向各个方向运动灵活，无眼震，伸舌左偏，左侧鼻唇沟变浅。右侧肢体肌力 5 级，左侧上肢肌 1 级，左下肢近端肌力 3 级，远端肌力 0 级，肌张力正常，左侧腱反射未引出，巴宾斯基征（左+，右−），双侧霍夫曼征（−），脑膜刺激征（−）。

辅助检查： 头部 MR 提示右侧基底节新近梗塞脑内多发梗塞及缺血灶脑白质疏松，脑萎缩。

中医诊断： 中风 - 中经络（风痰入络证）。

西医诊断： ① 偏瘫（左侧）；② 运动障碍；③ 肩手综合征；④ 脑梗死（恢复期）；⑤ 高血压三级（极高危）。

2021 年 5 月 13 日患者入院后予第一次康复评定，评定结果如下：

改良 Barthel 指数（45 分）：二便 20 分，修饰 5 分，用厕 5 分，吃饭 5 分，转移 5 分，活动 5 分，穿衣 0 分，上楼梯 0 分，洗澡 0 分。Berg 平衡量表：14 分。洼田饮水试验评级 3 级。

根据康复评定结果制定患者康复治疗计划。近期目标：诱发患者主动运动，防止肌萎缩、关节挛缩、新发静脉血栓等并发症，改善肢体运动功能、平衡功能、日常生活活动能力，缓解肩痛。远期目标：提高患者生活能力，回归家庭，回归社会。

治疗方案： 西医药物治疗予抗血小板聚集、稳定斑块、降压、营养脑神经等对症治疗。中医治疗以祛风化痰通络为原则，予眼针带针康复疗法、中药口服、体针、头皮针。针刺头针取穴右侧运动区。眼针取穴双侧肝穴、肾穴、上焦区、下焦区。体针取穴双侧曲池、合谷、内关、足三里、太冲。予中药方剂口服，处方如下：

茯苓 20g	法半夏 10g	炙甘草 10g	陈皮 10g
伸筋草 10g	杜仲 15g	槲寄生 15g	山药 20g
山茱萸 20g	生地黄 15g	当归 15g	盐泽泻 10g
豨莶草 15g	黄芪 20g	炒白术 15g	桑枝 10g

康复治疗方案：用全身肌力训练运动疗法增强患者肌力，应用运动疗法（包括关节松动训练）提高各关节活动度，以作业疗法＋手功能训练以改善上肢及手的精细运动，应用电动起立床使其及早适应站立位，采用中医定向透药治疗（左上、下肢）＋气压治疗方案以提高肢体肌力，避免废用。同时行熥疗治疗（左肩）以缓解肩痛。

2021年6月9日患者出院前予康复评定，评定结果如下：

改良Barthel指数（70分）：二便20分，修饰5分，用厕5分，吃饭10分，转移10分，活动10分，穿衣5分，上楼梯0分，洗澡5分。Berg平衡量表：31分。洼田饮水试验1级。

治疗4周后患者可独自缓慢行走100米，左肩疼痛基本缓解，头晕未再发作，血压平稳，上肢可抬举，精神良好，平衡能力改善明显，白天无明显困意，自理能力基本满足日常生活。出院后3个月电话视频随访，患者可以独自一人安全出行，生活完全自理，改良Barthel指数80分。

医案解读：《素问》云："病久入深，荣卫之行涩，经络时疏，故不通。"故久病之人，气血痰湿凝滞，容易出现经脉不通之症。中风后患者肢体废用，痰湿凝滞气血不通，故患者可见肢体麻木、健忘。患者平素血压较高，体重较大，常有头晕乏力等，突发左侧肢体活动不利，病为脏腑气血运行失调，痰湿凝于经络，脑脉闭阻，发为中风，为风痰入络证。本病以脾虚湿滞为本，痰凝阻络为标，为本虚标实之证。病位在脑，与脾、肝、肾有关。治以化痰通络，补益脾肾。予以中药二陈汤合六味地黄丸加减，半夏、陈皮燥湿化痰；黄芪、当归大补气血；山药、山茱萸、杜仲、槲寄生补肝肾，强筋骨；生地黄养阴生津，鸡血藤、桑枝、伸筋草、豨莶草活络舒筋，通利关节；炙甘草调和诸药。

眼针带针康复取穴：①根据眼针脏腑辨证取穴原则，患者高龄且患病日久，加之后天摄生不慎，损伤元气，导致肝肾阴虚，阴不制阳，气血逆乱，经脉瘀滞不畅而致中风，故脏腑辨证与肝肾有关，故眼针取肝穴、肾穴；②根据眼针三焦病位取穴原则，患者左侧上肢不能抬举，下肢不能独立行走，故根据"八廓"原则选取上焦区、下焦区治疗，充分发挥眼针远处取穴的治疗效果；③根据眼针观眼取穴原则，本患肾区及上、下焦区的眼部络脉呈现迂曲怒张、颜色深紫状态，提示患者病情较重，体内有瘀血为患。综合三项眼针取穴原则，本病例取双侧上焦区、下焦区、肝穴、肾穴行眼针治疗，在眼针带针状态下进行现代康复疗法。

【病例 2】

病情概述： 患者陆某，男性，70 岁，平素喜饮酒，缺乏锻炼。就诊前 3 个月前突然无诱因出现晨起右侧肢体无力，言语不清，急送中国医科大学附属第四医院，经头部 CT 检查诊断为急性脑梗死，行溶栓治疗后病情稳定，住院继续行抗血小板聚集、稳定斑块降压等对症治疗，仍遗留有右侧上肢无力，日常生活能力差，言语不利。诊见右上肢活动笨拙，言语不清，咀嚼吞咽费力，大便费力，小便正常。舌质淡，苔白腻，脉弦滑。既往曾有高血压病史 3 个月，最高 180/110mmHg，未规律服药，血压控制不佳，就诊时血压 150/90mmHg。

神经内科查体： 神志清楚，语言欠流利，自发言语、复述差，理解力、定向力正常，记忆力、计算力减退，双耳听力粗测正常，双眼视力正常，双眼睑无下垂，双侧眼球向各个方向运动充分，无眼震，双侧孔等大圆，直径约 3mm，对光反射灵敏。右鼻唇沟浅，软腭抬举有力，悬雍垂居中，伸舌右偏，无舌肌萎缩及纤颤颈软，无抵抗，Kernig 征（﹣），Brudzinski 征（﹣），右上肢近端肌力 4 级，远端肌力 4 级，右下肢近端肌力 5 级，远端肌力 5 级，左上肢近端肌力级，远端肌力 5 级，左下肢近端肌力 5 级，远端肌力 5 级。四肢肌张力、肌容积正常。右侧指鼻试验、轮替试验稍笨拙，左侧稳准，双侧面部、肢体躯干痛温觉对称存在，位置觉振动觉对称存在 BCR（L++，R+++），TCR（L++，R+++），ASR（L-，R+++），Babinski 征（L-，R+）。

辅助检查： 血糖 6.8mmol/L。心电图大致正常，头部 CT 提示多发脑梗死。

中医诊断： 中风 - 中经络（风痰入络证）。

西医诊断： ①运动障碍；②构音障碍；③吞咽障碍；④脑梗死（恢复期）；⑤高血压三级（极高危）。

2020 年 11 月 25 日患者入院后予第一次康复评定，评定结果如下：

改良 Barthel 指数 55 分：二便控制 10 分，修饰 5 分，用厕 5 分，吃饭 5 分，转移 10 分，活动 10 分，穿衣 5 分，上楼梯 5 分，洗澡 0 分。Berg 平衡量表总分：40 分。洼田饮水试验评级 3 级。

根据康复评定结果制定患者康复治疗计划。近期目标：改善右上肢精细运动功能，提高日常生活能力，改善吞咽功能及言语功能。远期目标：提高患者生活能力，回归家庭、回归社会。

治疗方案: 西医药物治疗予抗血小板聚集、稳定斑块、降压等对症治疗。中医治疗以息风化痰通络为原则，予眼针带针康复疗法、中药口服、体针、头皮针。针刺治疗每日一次，眼针取穴双侧肝穴、肾穴、上焦区、下焦区。头皮针取穴左侧运动区、语言区。体针取穴双侧血海、曲池、太冲、足三里、三阴交。中药汤剂一次 100ml，日三次煎服，处方内容如下：

当归 15g	牛膝 15g	酒苁蓉 15g	麸炒枳壳 10g
炒瓜蒌子 25g	山茱萸 15g	生地黄 20g	熟地黄 20g
石菖蒲 10g	制远志 10g	茯苓 15g	桔梗 15g
北柴胡 15g	姜半夏 15g	党参片 15g	黄芩片 10g
大枣 10g	炙甘草 10g	鲜生姜 10g	陈皮 15g

康复治疗方案: 以作业疗法＋关节松动训练＋手功能训练以改善上肢及手的精细运动，提高日常生活能力，以语言训练＋电子生物反馈疗法改善肢体运动功能、言语功能，吞咽训练以改善吞咽功能，提高社会参与能力。

2020 年 12 月 22 日出院前进行康复评定，评定结果如下：改良 Barthel 指数 70 分，包括二便控制 20 分，修饰 5 分，用厕 5 分，吃饭 10 分，转移 10 分，活动 10 分，穿衣 5 分，上楼梯 5 分，洗澡 0 分。Berg 平衡量表总分 46 分。洼田饮水试验评级 3 级。

治疗 4 周后患者可独自行走，说话清晰，吞咽功能基本恢复正常，右上肢活动基本灵活，舌质红，苔薄白，脉沉细。出院后 3 个月电话视频随访，患者生活状态良好，改良 Barthel 指数 78 分。

医案解读:《丹溪心法·中风》所谓"湿土生痰，痰生热，热生风也"。饮食不节，脾失健运，气血生化无源，气血精微衰少，脑脉失养，再加之情志过极、劳倦过度等诱因，使气血逆乱，脑之神明不用，而发为中风。《灵枢·刺节真邪》曰："虚邪偏客于身半，其入深，内居营卫，营卫稍衰，则真气去，邪气独留，发为偏枯。"正虚邪侵，肢体经络失养，发为中风。该病患者老年男性，中医诊断为"中风"，西医诊断为"脑梗死（恢复期）"，中医认为脑血管病与中风相似，患者平素喜饮酒，饮食偏嗜肥甘厚味，突发半身不遂，属痰湿凝滞，邪阻经络，气血运行不畅，而致半身不遂病为中风中经络，证属风痰入络。病位在脑，与肝肾相关。治以息风化痰通络。予以中药小柴胡汤合地黄饮子加减，方中当归、党参补气养血；桔梗、北柴胡、麸炒枳壳理气祛痰开窍；黄芩、姜半夏、炒瓜蒌子、石菖蒲、制远志、茯苓清热开窍化痰；生地黄、熟地黄、酒苁蓉、山茱萸滋阴清热，补益肝肾，滋阴以通大便；枣、炙甘草、鲜生姜补脾和胃，调和诸药。

眼针带针康复取穴：① 根据眼针脏腑辨证取穴原则，本例患者平素易怒，爱饮酒，故肝气易升，阳气亢奋，患者高龄肝肾阴虚，阴不制阳，而致肝风内动，故脏腑辨证与肝肾有关，故眼针取肝穴、肾穴；② 根据眼针三焦病位取穴原则，患者右侧上肢活动不利，且肢体无力，故选取治疗上肢、下肢病变的上焦区、下焦区进行眼针带针康复治疗。综合上述两项原则，本例取双侧上焦区、下焦区、肝穴、肾穴行眼针治疗。

二、中风（风阳上扰证）

【病例1】

病情概述：患者王某，男，74岁，平素头晕耳鸣，腰酸腿软。就诊前10天坐火车时突发左半身不遂，口角麻木，当时无意识障碍，无头痛，无恶心呕吐，症状进行性加重，行头部CT示右侧脑梗死。诊见患者左侧肢体活动不利，左偏侧忽略，偶有饮水呛咳，吐字不清，偶有头晕，偶有咳嗽，咳白痰，睡眠可，二便正常，舌质红少苔，脉弦。患者舌咽癌术后10余年。

神经内科查体：神志清楚，吐字不清，理解力、定向力正常，记忆力减退，视力、听力粗测正常，双侧瞳孔等大正圆，直径约 3mm，对光反射灵敏。鼻唇沟居中，伸舌左偏，左侧舌系带缩短，左侧无舌肌萎缩及纤颤。颈软，无抵抗，Kernig 征（－），Brudzinski 征（－）。右侧肢体肌力 5 级，远端肌力 5 级，左上肢近端肌力 1 级，远端肌力 1 级，左下肢近端肌力 1 级，远端肌力 1 级。右侧肌张力、肌容积正常，左侧肌张力减低。左侧指鼻试验、轮替试验、跟膝胫试验不能完成，右侧稳准。左侧面部、肢体、躯干痛温觉减弱，左侧位置觉减弱。BCR（L+++，R++），TCR（L+++，R++），PTR（L+++，R++），ASR（L+++，R++），Babinski 征（L+，R-）。

辅助检查： 头部 CT 提示右侧脑梗死。

中医诊断： 中风 - 中经络（风阳上扰证）。

西医诊断： ① 偏瘫（左侧）；② 偏侧忽略（左侧）；③ 运动障碍；④ 构音障碍；⑤ 脑梗死（恢复期）；⑥ 舌咽癌术后。

2017 年 6 月 21 日患者入院后康复评定小组予患者康复评定，评定结果如下：

Barthel 指数（20 分）：二便 20 分，修饰 0 分，用厕 0 分，吃饭 0 分，转移 0 分，活动 0 分，穿衣 0 分，上楼梯 0 分，洗澡 0 分。Fugl-Meyer 运动功能评分：16 分。线段二等分（图 6-1）、线段划消（图 6-2）和画钟试验（图 6-3）：可见明显左侧偏侧忽略。

根据康复评定结果制定患者康复治疗计划。近期目标：改善患者肢体功能，提高患者日常生活能力，改善肢体

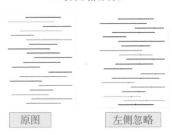

图 6-1　线段二等分测验

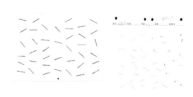

图 6-2　线段划消

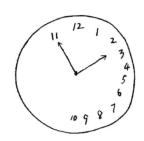

图 6-3　画钟试验

平衡功能，控制平衡，改善睡眠，恢复二便正常，进行语言能力训练，提高言语功能。远期目标：恢复生活自理能力，回归家庭，参与部分社会功能。

治疗方案： 西医药物治疗予抗血小板聚集、降脂、营养脑神经治疗。中医治疗以滋阴息风、平肝潜阳为原则，予眼针带针康复疗法、中药口服、体针、头皮针。中药口服予镇肝熄风汤加减。眼针带针康复疗法取眼针穴区上焦区、下焦区、肝穴、肾穴（双侧）。体针取穴双侧风池、血海、合谷、三阴交、太冲。针刺头针取穴右侧顶颞前斜线。

康复治疗方案： 以日常行为干预及运动疗法以纠正偏侧忽略，作业疗法（包括床上翻身坐起训练，坐位平衡训练，后期进行床轮椅转移训练和下肢负重练习）＋手功能训练以改善上肢及手的精细运动，应用电动起立床使其及早适应站立位，采用气压治疗（左上、下肢）、低频电疗（左上臂、左前臂、左小腿、左大腿）促进肢体运动，防止肌肉萎缩和下肢深静脉血栓形成。康复治疗过程中，患者出现左侧肩痛，手背肿胀，肤色紫暗，按之无凹陷，故诊断为肩手综合征，加用左肩部熥疗方案，并嘱家属进行向心性加压缠绕。

2017 年 7 月 18 日出院前进行康复评定，评定结果如下：

Barthel 指数（40 分）：二便 20 分，修饰 5 分，用厕 5 分，吃饭 5 分，转移 0 分，活动 0 分，穿衣 5 分，上楼梯 0 分，洗澡 0 分。Fugl-Meyer 运动功能评分：22 分。

与治疗前相比，治疗后左侧肢体活动不利减轻，上肢有肌肉收缩，下肢可在床上平移，可自行翻身。左肩疼痛减轻，左手背肿胀减轻，左偏身忽略减轻，可注意到左侧的言语刺激。无咳嗽，睡眠可，二便正常。

医案解读：《得心集医案》谓"肝阳上行逆憎，不肯下伏潜藏"，肝阳上逆，易袭头目，故患者平素可见头晕耳鸣。《临证指南医案》云"身中阳气之变动，肝为风脏，因精血衰耗，水不涵木，木少滋荣"，故平素阳气偏亢，肾水缺少不能滋润肝阴，肝阴无以制阳，故患者多有腰酸腿软之症。该患者老年男性，平素头晕耳鸣，腰酸腿软，突然发生半身不遂，口角麻木，四诊合参，证属风阳上扰之中风。老年患者，年过半百，阴气自半，正气自虚，损伤五脏之气阴，内风动越，脑脉瘀阻，突发本病。病位在脑，与肝肾相关。患者入院后治疗以滋阴息风、平肝潜阳为法，针药并施。

予镇肝熄风汤加减，方中重用牛膝引血下行，为方中主药，更以龙骨、牡蛎、龟板、白芍滋肝肾之阴而柔肝、镇肝、潜阳，以息肝风。佐以赭石以降胃气，玄参、天冬以清肺气，使肺中清肃之气下行，自能镇制肝木。麦芽具有萌芽发越之气，顺肝气调达之性，而不致过于抑郁，且能和胃助消化。甘草调和百药。《医学衷中参西录》又云"茵陈为青蒿之嫩者，得初春少阳生发之气，与肝木同气相求，泻肝热兼疏肝郁，实能将顺肝木之性。麦芽为谷之萌芽，生用之亦善将顺肝木之性，使不抑郁。川楝子善引肝气下达，又有折其反动之力。方中加此三味，而后用此方者，自无他虞也。"此方中重用潜镇诸药，配伍滋阴、疏肝之品，共构成标本兼治之良方。

眼针带针康复取穴：① 根据眼针脏腑取穴原则，肝为风木之脏，相火内寄，其性主动，易于生发阳气，患者高龄，肾液已衰，为水不涵木之象，故肝肾阴虚，阴不制阳，而致肝风内动，故取肝穴、肾穴；② 根据眼针三焦病位取穴原则，患者左侧上肢、下肢肢体活动不利，其中上肢病变归属上焦区，上焦区经过足少阳胆经，下肢病变归属下焦区，下焦区经过足太阳膀胱经及督脉。正所谓"经脉所过，主治所及"，故眼针取上焦区、下焦区，不仅与病变部位对应，更是遵循所过经脉主要功效起到补益肝肾的作用；③ 根据眼针观眼取穴原则，观察本例患者眼部络脉，可见肾区及上、下焦区脉络曲张怒张，且络脉颜色鲜红，提示风阳上扰，实邪侵袭较严重。基于上述三项取穴原则，从滋水涵木、调整阴阳气血角度出发，取双侧上焦区、下焦区、肝穴、肾穴行眼针带针康复治疗，从而得到令人满意的疗效。

【病例2】

病情概述：患者王某，男性，42岁，平素性格急躁，常有头晕、手麻等症。21天前无诱因出现右半身活动不利，伴言语不清，吞咽困难，当时无意识不清，急送中国医科大学附属第一医院行头部CT提示脑出血，入院行血肿抽吸术，术后行脱水降颅压等对症治疗。诊见患者生命体征平稳，仍伴有肢体运动功能障碍、言语障碍，生活不能自理，右半身活动不利，呈现肢体痉挛状态，言语不清，偶有饮水呛咳，饮食可，睡眠差，大便费力，小便正常。舌质红，苔黄腻，脉弦滑。患者自述患有高血压病2年余，最高170/110mmHg，血压控制尚可。

神经内科查体：神志清楚，言语不利，理解力尚可，定向力、记忆力、计算力无法配合，视力、听力粗测正常，双眼睑无下垂，双侧眼球向各个方向运动充分，无眼震，双侧瞳孔等大正圆，直径约3mm，对光反射灵敏。双鼻唇沟对称，软腭抬举有力，悬雍垂居中，伸舌右偏。颈软，无抵抗，Kernig征（－），Brudzinski征（－）。右上肢近端肌力1级，远端肌力1级，左下肢近端肌力2-级，远端肌力1级，左上肢近端肌力5级，远端肌力5级，左下肢近端肌力5级，远端肌力5级。右上肢肘屈肌张力1+级，右下肢膝伸肌张力1+级，左侧肌张力正常，四肢肌容积正常。右侧指鼻试验、轮替试验、跟-膝-胫试验不能完成，左侧稳准。双侧肢体、躯干痛温觉、位置觉、振动觉对称。BCR（L++，R+++），TCR（L++，R+++），PTR（L++，R+++），ASR（L++，R+++），Babinski征（L-，R+）。

辅助检查：血糖4.6mmol/L。心电图提示窦性心律。头部CT示左侧基底节区脑出血术后。

中医诊断：中风-中经络（风阳上扰证）。

西医诊断：①偏瘫（右侧）；②运动障碍；③语言障碍；④吞咽障碍；⑤平衡障碍；⑥脑出血（恢复期）；⑦高血压三级（极高危）。

2021年8月22日患者入院后予第一次康复评定，评定结果如下：

Barthel指数（30分）：二便20分，修饰0分，用厕0分，吃饭5分，转移5分，活动0分，穿衣0分，上楼梯0分，洗澡0分。Berg平衡量表：4分。Fugl-Meyer运动功能评分（18分）：上肢8分，下肢10分。改良Ashworth评分：右上肢肘屈肌张力1+级，右下肢膝伸肌张力1+级。洼田饮水试验3级。存在障碍：右侧肢体运动功能障碍；右侧肢体肌张力偏高；日常生活能力障碍；平衡功能障碍；运动性失语；吞咽障碍。

根据康复评定结果制定患者康复治疗计划。近期目标：诱发患肢主动运动，减轻异常肌张力及运动模式，改善肢体平衡功能、日常生活活动能力。远期目标：提高患者步行及语言能力，回归家庭，回归社会。

治疗方案： 西医药物治疗予降压、营养脑神经治疗。中医治疗以平肝潜阳、息风通络为原则，予眼针带针康复疗法、中药口服、体针、头皮针。针刺头针取穴左侧运动区、语言区。体针取穴双侧曲池、内关、合谷、足三里、三阴交。眼针带针康复疗法取眼针穴区肝穴、肾穴、上焦区、下焦区（双侧）。予中药汤剂煎服，处方如下：

山药 20g	山茱萸 20g	熟地黄 20g	炒鸡内金 20g
白芍 20g	牛膝 15g	桑枝 10g	伸筋草 15g
豨莶草 15g	炙甘草 10g	茯苓 20g	生白术 15g
麸炒枳壳 10g	瓜蒌 25g	桔梗 15g	石菖蒲 15g
制远志 15g	盐益智仁 15g		

康复治疗方案： 眼针带针状态下每日进行偏瘫肢体综合训练以促进患侧肢体功能恢复，采取关节松动训练以恢复关节的灵活性和力量，作业疗法＋手功能训练以改善上肢精细运动，应用电动起立床使其及早适应站立位，以减重支持系统训练，改善下肢功能障碍及步行能力，采用气压治疗、低频电疗、中频脉冲电治疗促进肢体运动，以语言训练＋电子生物反馈疗法改善肢体运动功能、言语功能。

2021 年 9 月 20 日患者出院前进行康复评定，评定结果如下：

改良 Barthel 指数（45 分）：二便 20 分，修饰 0 分，用厕 5 分，吃饭 5 分，转移 5 分，活动 5 分，穿衣 5 分，上楼梯 0 分，洗澡 0 分。Berg 平衡量表：20 分。Fugl-Meyer 运动功能评分：30 分。洼田饮水试验 1 级。

与入院时相比较，患者可进行简单的吃饭以及日常生活，自理能力得到进一步改善，嘱患者回家之后坚持练习以进一步加强生活自理能力，尽快回归正常生活。

医案解读：《素问·生气通天论》云"阳气者，烦劳则张"，体质偏阳亢的患者，若是肝气不舒发，一旦郁积日久，则会化为肝火，火性上炎，再加上肝气内风上扬，容易引发中风，故平素性格急躁之人，易肝风内动。《素问·至真要大论》中指出："诸风掉眩，皆属于肝。"肝气不舒，内风引发气血逆乱，上冲于脑，也是导致中风的主要病机。该患者为中年男性，中医诊断为"中风"，西医诊断为"脑出血（恢复期）"。患者平素性格急躁，常有头晕、手麻等症，是为肝火偏旺，阳亢化风，风邪上扰清窍，横窜络脉而发病。患者突发右半身不遂，言语謇涩，舌质红，苔黄腻，脉弦滑。四诊合参，病为中风中经络，证属风阳上扰。病位在脑，与肝肾相关。治以平肝潜阳，息风通络。脾运正常，则清阳得升，浊阴得降；脾虚则脾阳不振，转枢失权，清阳不升，浊阴不降，清窍失养，则逆转作眩，故中药方剂中多用以健脾益气之白术、山药等辅助平肝药物。

眼针带针康复取穴：① 根据眼针脏腑取穴原则，患者性格急躁，平素常有头晕、手麻等症，其病机在于肝疏泄太过，升动无制，阳气亢逆，从而阳亢化风，子病及母，水不涵木，损伤肾水，因此脏腑辨证与肝肾有关，故眼针取肝穴、肾穴；② 根据眼针三焦病位取穴原则，患者右侧肢体活动无力，根据彭老"八廓"理论，选取具有治疗上肢、下肢疾病的上焦区、下焦区，这种远端取穴的方式，起到了沟通全身气血的作用；③ 根据眼针观眼取穴原则，观察本例患者眼部络脉，在肾、膀胱及上、下焦区的脉络处于怒张状态且颜色鲜红，提示患者处于实热亢盛状况，可见正处于风阳上扰证的进展阶段。故上述三项取穴原则，以泄肝火、补肾阴为治则，基于"眼观视病"法，选取双侧上焦区、下焦区、肝穴、肾穴行眼针带针康复治疗。

【病例 3】

病情概述：患者王某，男，42 岁，平素性格急躁，常有头晕、手麻等症。2 个月前无诱因出现右半身活动不利，伴言语不清，吞咽困难，当时无意识不清，急送中国医科大学附属第一医院行头部 CT 提示脑出血，入院行血肿抽吸术，术后行脱水降颅压等对症治疗。诊见右半身活动不利，呈现肢体痉挛状态，右肩痛，右手肿胀，言语不清，饮食可，睡眠差，大便费力，小便正常。否认发热、干咳、鼻塞、流涕、咽痛、肌痛、结膜炎、腹泻、嗅觉减退症状，舌质红，苔黄腻，脉弦滑。高血压病史 2 年余，最高 170/110mmHg，自服硝苯地平控释片以控制血压，血压控制尚可。

神经内科查体：神志清楚，言语不利，理解力尚可，定向力、记忆力、计算力无法配合，视力、听力粗测正常，双眼睑无下垂，双侧眼球向各个方向运动充分，无眼震，双侧瞳孔等大正圆，直径约 3mm，对光反射灵敏。双鼻唇沟对称，软腭抬举有力，悬雍垂居中，伸舌右偏。颈软，无抵抗，Kernig 征（-），Brudzinski 征（-）。右上肢近端肌力 2- 级，远端肌力 1 级，右下肢近端肌力 3- 级，远端肌力 1 级，左上肢近端肌力 5 级，远端肌力 5 级，左下肢近端肌力 5 级，远端肌力 5 级。右上肢肘屈肌张力 1+ 级，右下肢膝伸肌张力 1+ 级，左侧肌张力正常，四肢肌容积正常。右侧指鼻试验、轮替试验、跟 - 膝 - 胫试验不能完成，左侧稳准。双侧肢体、躯干痛温觉、位置觉、振动觉对称。BCR（L：++，R+++），TCR（L++，R++），PTR（L++，R+++），ASR（L++，R+++），Babinski 征（L-，R+）。

辅助检查：血糖 4.6mmol/L。心电图示窦性心律。示左侧基底节区脑出血术后。

中医诊断：中风 - 中经络（风阳上扰证）。

西医诊断：① 偏瘫（右侧）；② 肩手综合征；③ 运动障碍；④ 构音障碍；⑤ 脑出血（恢复期）；⑥ 高血压三级（极高危）。

2021 年 10 月 6 日患者入院后予第一次康复评定，评定结果如下：

Barthel 指数（30 分）：二便 20 分，修饰 0 分，用厕 0 分，吃饭 0 分，转移 5 分，活动 5 分，穿衣 0 分，上楼梯 0 分，洗澡 0 分。Berg 平衡量表：14 分。Fugl-Meyer 运动功能评分（30 分）：上肢 12 分，下肢 18 分。改良 Ashworth 评分：右上肢肘屈肌张力 1+ 级，右下肢膝伸肌张力 1+ 级。

根据康复评定结果制定患者康复治疗计划。近期目标：改善患者肢体功能、提高患者日常生活能力。远期目标：提高患者生活能力，回归家庭，参与部分社会功能。

治疗方案：西医药物治疗予降压、营养脑神经治疗。中医治疗予眼针带针康复疗法、中药口服、体针、头皮针。针刺取穴眼针肝穴（双侧）、肾穴（双侧）、上焦区（双侧）、下焦区（双侧）。头皮针左侧运动区、语言区。体针曲池（双侧）、内关（双侧）、合谷（双侧）、足三里（双侧）、三阴交（双侧）。中药口服予地黄饮子合归脾汤加减，处方如下：

干石斛 15g	麦冬 15g	山茱萸 20g	熟地黄 20g
石菖蒲 15g	制远志 15g	茯苓 15g	五味子 15g
木香 10g	龙眼肉 15g	大枣 10g	伸筋草 20g
白芍 20g	麸炒白术 15g	盐泽泻 10g	炙甘草 10g

康复治疗方案：应用康复延伸护理模式，包括抗痉挛体位摆放、增强肌力与耐力、日常生活活动指导训练等以改善患者肢体运动功能及日常生活能力，同时应用偏瘫肢体综合训练及关节松动训练，来增强肌力和耐力，以及平衡功能、协调功能。

2021 年 10 月 6 日患者出院前康复评定，评定结果如下：

Barthel 指数（50 分）：二便 20 分，修饰 0 分，用厕 5 分，吃饭 5分，转移 5 分，活动 5 分，穿衣 5 分，上楼梯 0 分；洗澡 5 分。Berg 平衡量表：14 分。Fugl-Meyer 运动功能评分（30 分）：上肢 12 分，下肢 18分。改良 Ashworth 评分：右上肢肘屈肌张力 1+ 级，右下肢膝伸肌张力1+ 级。

与入院时相比较，患者可在帮助下进行用厕，可在一定帮助下进食以及穿衣洗澡，日常生活自理能力有明显改善，嘱患者回家之后坚持康复锻炼以进一步康复。

医案解读：《类证治裁》曰："肝木性升散，不受遏郁，郁则经气逆。"提出肝风震动乃致中风，认识到肝郁化火生风的病机具有连续性，故常有头晕、手麻的患者发生中风风险极高。《雪雅堂医案》云"水虚不能涵木制火，肝风内动，因而血并于上，冲击脑筋"，素体肝旺，生风动血，血溢脉外而致脑出血。患者中年男性，平素性格急躁，常有头晕、手麻等症，2 个月前突发脑出血，伴语言不清，吞咽困难，是为肝火偏旺，阳亢化风，风邪上扰清窍，横窜络脉而发病。四诊合参，病为中风中经络，证属风阳上扰。病位在脑，与肝肾相关。患者入院后治疗，针药并施。中药予地黄饮子合归脾汤加减。方中熟地黄、山茱萸滋补肾阴，伸筋草通经活络，石斛、麦冬、五味子滋养肺肾，金水相生，壮水以济火，石菖蒲、远志、茯苓开窍化痰，交通心肾，龙眼肉补心安神，益脾补血，木香辛苦温，理气利脾，使诸益气养血之品补而不滞，生姜、大枣调和营卫，炙甘草甘温益气，调和诸药。

眼针带针康复取穴：① 根据眼针脏腑辨证取穴原则，患者平素性格急躁，暴怒伤肝，怒则气逆，阳气升动，阳气亢盛夹气血上逆，阳气伤阴，子病及母，损伤肝阴肾阴，故风阳上扰与肝肾阴虚并见，脏腑辨证与肝肾有关，故眼针取肝穴、肾穴；② 根据眼针三焦病位取穴原则，患者右侧上肢、下肢肢体活动不利，按照部位划分应归属眼针上焦区、下焦区，以发挥远端取穴作用；③ 根据眼针观眼取穴原则，本例患者眼部络脉粗大怒张，颜色鲜红，故应予以泄亢奋之肝气、肝阳为原则进行治疗。综上本例选取双侧上焦区、下焦区、肝穴、肾穴行眼针治疗，以发挥调整脏腑阴阳，疏通经络的总体调节作用。

三、中风（阴虚风动证）

【病例1】

病情概述：患者赵某，男，72岁，平素乏力，血压偏高，16天前无明显诱因出现右侧肢无力，行走困难，言语笨拙，饮水偶有呛咳，当天送至沈阳市第一人民医院行头部 CT 及 MRI 检查，诊断为急性脑梗死。诊见患者右侧肢体无力，上肢不能抬举，不能抓握，行走费力，言语不清，偶有饮水呛咳。舌质暗红，苔薄白，脉弦细。既往高血压病史10余年，最高 180/120mmHg，口服苯磺酸氨氯地平片 5mg 以控制血压。2年前曾患脑梗死。

神经内科查体：神志清楚，语言欠流利，理解力、定向力正常，记忆力、计算力减退，双耳听力粗测正常，双眼视力可，双眼睑无下垂，双侧眼球向各个方向运动充分，无眼震，双侧瞳孔等大正圆，直径约 3mm，对光反射灵敏。右鼻唇沟略浅，软腭抬举有力，悬雍垂居中，伸舌右偏，无舌肌萎缩及纤颤。右上肢近端肌力1级，远端肌力0级，右下肢近端肌力3-级，远端肌力1级，左上肢近端肌力5级，远端肌力5级，左下肢近端肌力5级，远端肌力5级。右侧肢体肌张力增高。右下肢肌萎缩。右侧指鼻试验、轮替试验、跟-膝-胫试验不能完成，左侧稳准。BCR（L++，R+++），TCR（L++，R+++），PTR（L++，R+++），ASR（L++，R+++），

Babinski 征（L–，R+）。

辅助检查： 颅脑 MRI 示左侧多发近期脑梗死。

中医诊断： 中风 - 中经络（阴虚风动证）。

西医诊断： ①运动功能障碍；②构音障碍；③吞咽障碍；④平衡障碍；⑤脑梗死（恢复期）；⑥高血压三级（极高危）。

2021 年 3 月 9 日患者入院后予第一次康复评定，评定结果如下：

Barthel 指数 35 分：包括二便 20 分，修饰 0 分，用厕 0 分，吃饭 5 分，转移 5 分，活动 5 分，穿衣 0 分，上楼梯 0 分，洗澡 0 分。Berg 平衡量表 5 分。Fugl-Meyer 运动功能评分（29 分）：上肢 8 分，下肢 21 分。Ashworth 评分右上肢 1+ 级，右下肢 1+ 级。

根据康复评定结果制定患者康复治疗计划。近期目标：改善肢体运动功能、平衡功能、日常生活活动能力，缓解过高的肌张力，改善步行能力。远期目标：回归家庭，回归社会。

治疗方案： 西医药物治疗予抗血小板凝聚、稳定斑块、控制血压以及营养脑神经等对症支持治疗。中医治疗以滋阴息风、补益肝肾为原则，予眼针带针康复疗法、中药口服、体针、头皮针。中药予天麻钩藤饮加减。头皮针取穴左侧运动区，体针取穴双侧血海、曲池、太冲、足三里、三阴交，眼针带针康复疗法取眼针穴区肝穴、肾穴、上焦区、下焦区（双侧）。

康复治疗方案： 用全身肌力训练运动疗法增强患者肌力，以作业疗法＋手功能训练以改善上肢及手的精细运动，以减重支持系统训练以改善下肢功能障碍及步行能力，应用电动起立床使其及早适应站立位，行熥疗治疗（右上、下肢）以改善肢体运动功能、提高日常生活能力。

2021 年 4 月 6 日患者出院前进行康复评定，评定结果如下：

改良 Barthel 指数 60 分：二便 20 分，修饰 5 分，用厕 5 分，吃饭 10 分，转移 5 分，活动 5 分，穿衣 5 分，上楼梯 0 分，洗澡 5 分。Berg 平衡量表：32 分。Fugl-Meyer 运动功能评分（36 分）：上肢 12 分，下肢 24 分。改良 Ashworth 评分：右上肢 1+ 级，右下肢 1+ 级。

与入院相比，患者可独立进行吃饭以及简单活动，日常生活能力基本自理，回归日常生活，嘱患者出院后坚持日常锻炼康复。出院后 3 个月电话视频随访，患者症状较之前有明显改善，可以独自一人安全出行，生活基本自理，改良 Barthel 指数 70 分。

医案解读:《素问·调经论》云:"血之与气，并走于上，则为大厥，厥则暴死，气复反则生，不反则死。"气血逆乱，故发生中风之兆。劳倦内伤，烦劳过度，伤耗阴精，阴虚而火旺，或阴不制阳易使阳气鸱张，引动风阳，内风旋动，则气火俱浮，突发本病。正如《景岳全书·非风》说:"卒倒多由昏愦，本皆内伤积损颓败而然。"患者老年男性，2 年前患脑梗死，素有肝肾不足，术后体虚，出现虚损症状，以行走困难，言语笨拙为主症，故以中风论治。四诊合参，证属阴虚风动之中风，病位在脑，与肝肾相关。治以滋阴息风、补益肝肾为法，针药并施为要，中西结合为纲。

眼针带针康复取穴: ① 根据眼针脏腑辨证取穴原则，患者高龄，平素乏力，肝肾为先天之本，老年患者阳气日渐虚损，不能化生诸气，影响脏器正常运行，气虚无力推动血行则致瘀，经络不畅而致中风，故脏腑辨证与肝肾有关，故眼针取肝穴、肾穴;② 根据眼针三焦病位取穴原则，患者右侧肢体无力，上肢不能抬举，下肢行走费力，由于上肢病变归属上焦区，下肢病变归属下焦区，因此眼针取上焦区、下焦区治疗;③ 根据眼针观眼取穴原则，患者眼部络脉肾区及上、下焦区脉络迂曲，颜色较深，提示患者存在瘀血、经脉阻滞情况。综合三项眼针取穴原则，本病例取双侧上焦区、下焦区、肝穴、肾穴行眼针治疗。

【病例 2】

病情概述: 患者郭某，男，71 岁，平素易怒，喜饮酒，每日饮白酒半斤。就诊前 2 个月前无诱因突发左侧肢体无力，摔倒在地，急送沈阳市第一人民医院，行头部 CT、MRI+DWI 示脑梗死。住院经对症治疗后病情好转，仍遗留有左侧肢体无力，不能独立行走。诊见左手抓握无力，左髋外旋，左侧肌张力高，日常生活不能自理。饮食可，睡眠差，小便偶有失禁，大便干。舌质暗红，苔薄黄，脉细数。既往高血压 30 年，最高230/120mmHg，自服厄贝沙坦氢氯噻嗪片以控制血压。

神经内科查体: 神志清楚，语言欠流利，自发言语不流利，复述、命名尚可，理解力、定向力正常，记忆力、计算力减退，左鼻唇沟浅，软腭抬举有力，悬雍垂居中，伸舌左偏，无舌肌萎缩及纤颤。颈软，无抵抗，Kernig 征（－），Brudzinski 征（－）。右上肢近端肌力 5 级，远端肌力 5 级，右下肢近端肌力 5 级，远端肌力 5 级，左上肢近端肌力 2- 级，远端肌力 0 级，左下肢近端肌力 3- 级，远端肌力 2- 级。左肘屈肌群张力 1+ 级，左髋外旋肌群张力 1+ 级，四肢肌容积正常。左侧指鼻试验、轮替试验、跟 - 膝 - 胫试验不能完成，右侧稳准。双侧面部、肢体、躯干痛温觉对称存在，位置觉、振动觉对称存在，BCR（L+++，R++），TCR（L+++，R++），PTR（L+++，R++），ASR（L+++，R++），Babinski 征（L+，R–）。

辅助检查：血糖 10.6mmol/L。心电图示窦性心律。颅脑 MRI+DWI 提示双侧枕叶边缘及后纵裂池带状稍高信号、右侧顶叶边缘及大脑镰点条状弥散受阻高信号。

中医诊断：中风 - 中经络（阴虚风动证）。

西医诊断：① 运动障碍；② 构音障碍；③ 脑梗死（恢复期）；④ 高血压三级（极高危）。

2020 年 12 月 21 日患者入院后予第一次康复评定，评定结果如下：

Barthel 指数（35 分）：二便 20 分，修饰 0 分，用厕 0 分，吃饭 5 分，转移 5 分，活动 5 分，穿衣 0 分，上楼梯 0 分，洗澡 0 分。Berg 平衡量表：10 分。Fugl-Meyer 运动功能评分（21 分）：上肢 9 分，下肢 12 分。改良 Ashworth 评分：左肘屈肌群张力 1+ 级，左髋外旋肌群张力 1+ 级。存在功能障碍：左侧肢体运动功能障碍；左侧肢体肌张力障碍；日常生活能力障碍；平衡功能障碍；言语障碍。

根据康复评定结果制定患者康复治疗计划。近期目标：改善肢体运动功能、平衡功能、日常生活活动能力，缓解过高的肌张力，改善步行能力。远期目标：回归家庭，回归社会。

治疗方案：西医药物治疗予营养神经、降压、抗血小板聚集治疗。中医治疗以滋阴益气通络为原则，予眼针带针康复疗法、中药口服、体针、头皮针。针刺头针取穴右侧运动区、语言区，体针取穴双侧血海、曲池、太冲、足三里、三阴交并留针 30 分钟。眼针带针康复疗法取双侧肝穴、肾穴、上焦区、下焦区。予中药汤剂煎服以益气养阴，滋养肝肾。处方如下：

黄芪 30g	党参 10g	当归 15g	茯苓 20g
麸炒白术 15g	酒白芍 20g	山茱萸 15g	石菖蒲 10g
制远志 10g	盐益智仁 15g	麦冬 15g	五味子 9g
熟地黄 10g	炙甘草 10g	大枣 10g	

康复治疗方案：眼针带针状态下进行运动疗法（全身肌力训练）以改善患者运动功能，应用运动疗法（包括关节松动训练）提高各关节活动度，以作业疗法＋手功能训练以改善上肢及手的精细运动，应用等速肌力训练（左踝关节屈伸）以改善肢体运动功能、缓解肌张力、提高日常生活活动能力。行语言训练及电子生物反馈疗法改善言语功能。

2021 年 1 月 18 日出院前进行康复评定，评定结果如下：

Barthel 指数（55 分）：二便 20 分，修饰 3 分，用厕 5 分，吃饭 7 分，转移 5 分，活动 5 分，穿衣 5 分，上楼梯 5 分，洗澡 0 分。Berg 平衡量表：28 分。Fugl-Meyer 运动功能评分：35 分。

与入院相比，患者可进行简单的日常生活自理，进食，在帮助下可进行简单的日常活动。嘱患者出院后坚持每日锻炼以改善生活能力。

医案解读：《景岳全书·非风》说："卒倒多由昏愦，本皆内伤积损颓败而然。""年四十而阴气自半，起居衰矣"，积损正衰，年老体弱，或久病气血亏损，脑脉失养；阴血亏虚则阴不制阳，内风动越，挟痰浊、瘀血上扰清窍，易突发本病。该病患者为老年男性，平素易怒，血压偏高，肝肾不足，阴虚风动而致半身不遂。病为中风中经络，证属阴虚风动。病位在脑，与肝肾相关。治以滋阴益气通络。本病应与痿证相鉴别，后者缓慢起病，为四肢痿软无力，肌肉瘦削，不伴有半身不遂、舌强语謇，甚至昏聩等症。

眼针带针康复取穴：① 根据眼针脏腑取穴原则，患者年龄较大，先天之精不断消耗，加之平素喜饮酒，属于后天摄生不慎，因此元气受损，导致血行无力，邪阻经络，脏腑辨证与肝肾有关，故眼针取肝穴、肾穴；② 根据眼针三焦病位取穴原则，眼针上焦区主要中风后治疗言语謇涩，上肢痿痹不用、疼痛等疾病，下焦区主要治疗中风后下肢痿痹，因此眼针取上焦区、下焦区。根据上述原则取穴治疗，本案患者效果显著。

四、中风（风痰瘀阻证）

病情概述：患者刘某，男，63岁，平素忧郁恼怒、情绪易激动。就诊前8个月前无明显诱因出现左半身不遂，行走困难，伴有言语謇涩，饮水呛咳，曾去中国医科大学附属第四医院检查，诊断为急性脑梗死，行介入治疗后出现脑出血，行留置鼻饲管、气管切开，脱水降颅压等对症治疗。治疗期间患者进食饮水呛咳明显，又诊断为脑干梗死。诊见患者仍有左侧肢体活动不利，言语不利，生活自理能力差，表情淡漠，查体配合差，左肩疼痛，关节半脱位，饮食可，睡眠差，二便正常，舌质暗红，苔薄白，脉弦滑。

神经内科查体：神志清楚，语言欠流利，反应迟钝，理解力、定向力尚可，记忆力、计算力减退，双耳听力粗测正常，双眼视力可，双眼睑无下垂，双侧眼球向右侧注视，无眼震，双侧瞳孔等大正圆，直径约3mm，对光反射灵敏。左鼻唇沟略浅，软腭抬举有力，悬雍垂居中，伸舌左偏，无舌肌萎缩及纤颤。颈软，无抵抗，Kernig 征（-），Brudzinski 征（-）。右上肢近端肌力5级，远端肌力5级，右下肢近端肌力5级，远端肌力5级，左上肢近端肌力1级，远端肌力1级，左下肢近端肌力3-级，远端肌力3-级，左上肢肘关节屈肌张力1+级，腕屈肌张力2级，左下肢肌张力1+级。四肢肌容积正常，左侧指鼻试验、轮替试验、跟-膝-胫试验不能完成，右侧稳准。双侧面部、肢体、躯干痛温觉对称存在，位置觉、振动觉对称存在。BCR（+++，R++），TCR（L+++，R++），PR（L+++，R++），ASL（L+++，R++），Babinski 征（L+，R-）。

中医诊断：中风-中经络（风痰瘀阻证）。

西医诊断：① 肩手综合征；② 运动障碍；③ 构音障碍；④ 脑血管病（后遗症期）。

2021年3月1日第一次康复评定，评定结果如下：

Barthel 指数（30分）：二便20分，修饰0分，用厕0分，吃饭0分，转移5分，活动5分，穿衣0分，上楼梯0分，洗澡0分。Berg 平衡量表：3分。Fugl-Meyer 运动功能评分（29分）：上肢8分，下肢21分。

根据康复评定结果制定患者康复治疗计划。近期目标：改善肢体运动功能、平衡功能，日常生活活动能力，缓解过高的肌张力，改善步行能力。远期目标：提高患者生活能力，回归家庭，回归社会。

治疗方案：西医药物治疗予抗血小板聚集，营养脑神经对症治疗。中医治疗以祛风化痰、行瘀通络为原则，予眼针带针康复疗法、体针。针刺眼针取穴：肝穴（双侧）、肾穴（双侧）、上焦区（双侧）、下焦区（双侧）。头皮针：右侧运动区。体针取穴：血海（双侧）、足三里（双侧）、三阴交（双侧）、曲池（双侧）、太冲（双侧）。

康复治疗方案：采用全身肌力训练运动疗法增强患者肌力，应用运动疗法（包括关节松动训练）提高各关节活动度，以作业疗法＋手功能训练以改善上肢及手的精细运动，应用电动起立床使其及早适应站立位，以减重支持系统训练改善下肢功能障碍及步行能力，应用等速肌力训练（左上、下肢）、中频脉冲电治疗（左上、下肢）以改善肢体运动功能、步行能力，以及缓解患肢过高的肌张力，提高日常生活能力，对左肩部应用熥疗治疗方案以缓解肩痛，行脑电治疗仪以改善言语及认知。

2021年3月28日出院前进行康复评定，评定结果如下：

Barthel指数（54分）：二便20分，修饰2分，用厕2分，吃饭5分，转移5分，活动8分，穿衣5分，上楼梯2分，洗澡5分。Berg平衡量表：8分。Fugl-Meyer运动功能评分（48分）：上肢18分，下肢30分。

与入院比较，生活自理能力较之前有明显改善，患者可以自主进行简单的进食及穿衣，心情较入院时也大幅好转，电话随访，患者在家积极锻炼，生活态度乐观，生活质量逐步提高。

医案解读：《类证治裁》曰："凡上升之气，自肝而出。肝木性升散，不受遏郁，郁则经气逆。"肝失疏泄，气机郁结是诸变之发端，肝气失和，易致肝气、肝火、肝阳、肝风内生，故肝郁患者常有动风之象。《吴中珍本医籍四种》曰"肝气郁勃化风"，又曰"木性化风，风木不和，则上越而为肝风之病"。《医宗粹言》"先因伤血，血逆则气滞，气滞则生痰，痰与血相聚，名曰瘀血夹痰"，说明痰浊和瘀血互根互化、相互影响，肝郁不舒可导致多种病机变化，如痰浊、血瘀，共同形成中风实邪而致病。该患者为男性，中医诊断为"中风"，西医诊断为"脑血管病（后遗症期）"。

患者平素忧郁恼怒，情志不畅，肝气不舒，郁而化火，火胜灼津炼液为痰，阻滞经络而发病。治以祛风化痰，行瘀通络。针刺取穴血海、曲池、太冲、足三里、三阴交。血海是活血化瘀要穴，曲池穴有调气和血、疏通经络的功效，太冲穴是肝经的原穴，该穴位有治疗下肢痿痹、中风的功效，足三里在下肢，治疗下肢痿痹，有通络止痛的功效，三阴交是肝经、肾经、脾经三经气血交汇之所，有调补肝肾的功效，脾主肌肉，患者肢体左侧瘫痪，肌肉痿痹不用，选取该穴还有助于充养肌肉。头皮针选取右侧运动区，主要是针对肢体活动不利。

眼针带针康复取穴：① 根据眼针脏腑辨证取穴原则，患者平素忧郁恼怒、情绪易激动，为肝郁气滞、气郁化火之征象，五志过极，扰动肝阳，亢而生风，阳亢伤阴，故可见肝肾阴虚，因此脏腑辨证与肝肾相关，故眼针取肝穴、肾穴；② 根据眼针三焦病位取穴原则，患者左侧上肢，下肢肢体活动不利，根据眼针"八廓"理论应归属上焦区、下焦区，其中上焦区经行足少阳胆经，经过下焦区的经络有足太阳膀胱经及督脉，因此采用上焦区、下焦区，不仅应用了远端取穴原则，更是涵盖了所过经脉的治疗作用。综合两项眼针取穴原则，本病例取上焦区、下焦区、肝穴、肾穴行眼针治疗。在眼针带针状态下进行现代康复疗法，使得在康复训练过程中存在针刺的长效刺激，眼针带针康复治疗更符合针刺之要在于调整阴阳、沟通上下的理论。

【病例2】

病情概述：患者马某，男，71岁，平素性情急躁，就诊前27天晨起无明显诱因突然出现左半身不遂，走路不稳，说话吐字不清，急送沈阳市第一人民医院，诊断为急性脑梗死，行静脉溶栓治疗，病情稳定后遗留有左侧肢体活动不利，生活不能自理。诊见左侧肢体活动不利，上肢抬举持物费力，不能独立行走，说话吐字不清，偶有饮水呛咳，饮食可，睡眠差，二便正常。舌质暗红，苔黄腻，舌质干裂，脉弦滑。家属称患者心肌梗死病史3年，行心脏支架置入术，服药阿司匹林肠溶片。2年前突发脑梗死，无明显后遗症。

神经内科查体：神志清楚，语言欠流利，属构音障碍，理解力、定向力正常，记忆力、计算力减退，强哭强笑，左鼻唇沟变浅。右上肢近端肌力 5 级，远端肌力 5 级，右下肢近端肌力 5 级，远端肌力 5 级，左上肢近端肌力 3– 级，远端肌力 2 级，左下肢近端肌力 3 级，远端肌力 3– 级。左肘肌张力 1 级，四肢肌容积正常。左侧指鼻试验、轮替试验、跟 - 膝 - 胫试验欠灵活，右侧稳准。双侧面部、肢体、躯干痛温觉对称存在，位置觉、振动觉对称存在。

辅助检查： 头部 CT 提示右侧基底节区新发脑梗死。

中医诊断： 中风 - 中经络（风痰瘀阻证）。

西医诊断： ① 偏瘫；② 运动障碍；③ 构音障碍；④ 吞咽障碍；⑤ 脑梗死（恢复期）；⑥ 冠状动脉粥样硬化性心脏病。

2021 年 7 月 20 日患者入院后予第一次康复评定，评定结果如下：

改良 Barthel 指数（35 分）：二便 20 分，修饰 5 分，用厕 5 分，吃饭 5 分，转移 0 分，活动 0 分，穿衣 0 分，上楼梯 0 分，洗澡 0 分。Berg 平衡量表评分：26 分。Fugl-Meyer 运动功能评分（47 分）：上肢 31 分，下肢 16 分。

根据康复评定结果制定患者康复治疗计划。近期目标：进行步行训练改善患者肢体功能、平衡功能、日常生活活动能力，缓解过高的肌张力。指导患者改变摄食方法，改善吞咽功能，进行语言能力训练，提高言语功能，使患者能正常发音。远期目标：提高患者生活能力，回归家庭，参与部分社会功能。

治疗方案： 西医药物治疗予抗血小板聚集，降脂稳定斑块治疗。中医治疗予眼针带针康复疗法、中药口服、体针、头皮针。眼针带针康复疗法取双侧上焦区、下焦区、肝穴、脾穴、胃穴。针刺头针取穴右侧运动区。体针取穴血海（双侧）、曲池（双侧）、太冲（双侧）、足三里（双侧）、三阴交（双侧）。予中药汤剂煎服以健脾化痰，行气通络，兼以滋阴，处方以柴胡桂枝汤加减。

康复治疗方案： 应用眼针带针状态下进行运动疗法以改善患者运动功能，应用运动疗法（各关节活动度训练）促进全身运动功能、感觉功能恢复，以作业疗法＋关节松动训练＋手功能训练以改善上肢及手的精细运动，采取等速肌力训练增强关节稳定性，步态平衡功能训练提升患者平衡功能，减重支持系统训练以促进肢体运动功能恢复，行吞咽训练、电子生物反馈疗法以改善吞咽功能。

2021 年 8 月 18 日患者出院后予康复评定，评定结果如下：

改良 Barthel 指数（45 分）：二便 20 分，修饰 5 分，用厕 5 分，吃饭 5 分，转移 0 分，活动 5 分，穿衣 5 分，上楼梯 0 分，洗澡 0 分。Berg 平衡量表评分：26 分。Fugl-Meyer 运动功能评分：50 分。

患者治疗后，较刚入院时左侧肢体活动不利减轻，上肢可缓慢抬举，不能离床行走，肌张力高，说话较前清楚，仍有口角流涎，偶有饮水呛咳，左上肢肌力改善，舌质红，苔黄腻，脉弦滑。

医案解读：《丹溪心法》云："中风大率主血虚、有痰，治痰为先，次以养血行血。"故中风者，常痰瘀互结。《血证论》中指出"离经之血，虽是清血鲜血，亦是瘀血"，出血中风后血溢脉外压迫脑髓，壅塞气道，脑失所养则功能受损出现意识障碍、语言不利、肢体偏枯等症状。该患者为中老年男性，中医诊断为"中风"，西医诊断为"脑梗死（恢复期）"，患者平素性情急躁，常年从事体力劳动，气血失调，血脉不畅，风痰之邪留滞经络，气血运行不畅而突发半身不遂，口角歪斜，舌强语謇，舌质暗红，苔黄腻，舌质干裂，脉弦滑。四诊合参，病为中风、中经络，证属风痰瘀阻，病位在脑，与肝肾相关。治以健脾化痰、行气通络为法，兼以滋阴，处方以柴胡桂枝汤加减，方用柴胡透泄少阳之邪从外而散，疏泄气机之郁滞，黄芩助柴胡以清少阳邪热，柴胡升散，得黄芩降泄，则无升阳劫阴之弊。

眼针带针康复取穴：① 根据眼针脏腑辨证取穴原则，本病病位在脑，脑为"清阳之府"，清窍蒙蔽即可发为中风。其原因在于中风患者多因脾虚生湿，湿邪内聚，积滞成痰，引动肝风，风痰上扰，气机逆乱。另外脾胃运化气血不足，导致气血失调，血脉不畅，风痰留滞经络而发病，故眼针选择脾穴、胃穴、肝穴。② 根据眼针三焦病位取穴原则，患者左侧肢体活动不利，上肢抬举持物费力，不能独立行走，故应用上焦区、下焦区治疗以对症取穴。因此综合两项眼针取穴原则，本病例取双侧上焦区、下焦区、肝穴、脾穴、胃穴，以达到健脾化痰、行气通络的作用。

【病例3】

病情概述： 患者魏某，男性，55岁，平素性情急躁。就诊前1个月无诱因突然出现左半身不遂，走路不稳，说话吐字不清，急送辽宁省人民医院，诊断为脑梗死，行对症治疗（抗血小板聚集、改善脑供血、稳定斑块等），此后就诊于沈阳市第五人民医院康复治疗，病情稳定后遗留有左侧肢体活动不利，生活不能自理。诊见左侧肢体活动不利，上肢不能抬举持物，不能离床行走，说话吐字不清，偶有饮水呛咳，饮食可，睡眠差，二便正常。舌质暗红，苔黄腻，舌质干裂，脉弦滑。家属称患者高血压病史1个月余，最高250/120mmHg，自服降压药以控制血压。

神经内科查体： 神志清楚，语言欠流利，属构音障碍，理解力、定向力正常，记忆力、计算力减退，双眼向左同向性偏盲，左鼻唇沟变浅，伸舌略向左偏。右上肢近端肌力5级，远端肌力5级，右下肢近端肌力5级，远端肌力5级，左上肢近端肌力1级，远端肌力0级，左下肢近端肌力1+级，远端肌力0级。左肘屈肌群肌张力1级。左侧指鼻试验、轮替试验、跟-膝-胫试验不能完成，右侧稳准。左侧面部、肢体、躯干痛温觉减退，双侧位置觉、振动觉对称存在。

辅助检查： 颅脑MRI示新发脑梗死。

中医诊断： 中风-中经络（风痰瘀阻证）。

西医诊断： ① 运动障碍；② 构音障碍；③ 吞咽障碍；④ 脑梗死（恢复期）；⑤ 高血压三级（极高危）。

2020年11月25日患者入院后予第一次康复评定，评定结果：

改良BatheI指数（35分）：二便20分，修饰5分，用厕0分，吃饭5分，转移5分，活动0分，穿衣0分，上楼梯0分。Berg平衡量表评分：19分。Fugl-Meyer运动功能评分（16分）：上肢8分，下肢8分。改良Ashworth评分左肘屈肌群肌张力1+级。

根据康复评定结果制定患者康复治疗计划。近期目标：进行步行训练改善患者肢体功能、日常生活活动能力。远期目标：提高患者生活能力，回归家庭，参与部分社会功能。

治疗方案： 西医药物治疗予降压、抗血小板聚集、营养脑神经治疗。中医治疗以搜风化痰、行瘀通络为原则，予眼针带针康复疗法、中药口服、体针、头皮针。眼针带针康复疗法取上焦区、下焦区、肝穴、脾穴、胃穴（双侧）。针刺头针取穴右侧运动区、感觉区，体针取穴血海（双侧）、曲池（双侧）、太冲（双侧）、足三里（双侧）、三阴交（双侧）。中药治以健脾化痰、培补肝肾为法，以六君子汤合地黄饮子加减，处方如下：

清半夏 10g	陈皮 10g	茯苓 15g	天麻 10g
党参片 10g	麦冬 15g	麸炒白术 15g	麸炒山药 15g
熟地黄 15g	山茱萸 15g	石菖蒲 15g	制远志 15g
炙甘草 10g	酒白芍 15g	乌梅 10g	生地黄 15g

康复治疗方案：眼针带针状态下进行运动疗法（全身肌力训练）以改善患者运动功能，应用运动疗法（各关节活动度训练）促进全身运动功能、感觉功能恢复，以作业疗法＋关节松动训练＋手功能训练以改善上肢及手的精细运动，应用电动起立床使其及早适应站立位，以减重支持系统训练促进肢体运动功能恢复。同时应用气压治疗（左上、下肢）、中医定向透药治疗（左上、下肢）以提高肢体肌力，避免废用。

2020 年 12 月 22 日患者出院后康复评定，评定结果如下：

改良 Barthel 指数（50 分）：二便 20 分，修饰 5 分，用厕 5 分，吃饭 5 分，转移 5 分，活动 5 分，穿衣 5 分，上楼梯 0 分，洗澡 0 分。Berg 平衡量表评分：21 分。Fugl-Meyer 运动功能评分：20 分。改良 Ashworth 评分：左肘屈肌群肌张力 1+ 级。

经过治疗后患者左侧肢体活动不利减轻，上肢可缓慢抬举，不能离床行走，肌张力高，说话较前清楚，仍有口角流涎，偶有饮水呛咳，左下肢肌力改善，舌质红，苔黄腻，脉弦滑。嘱患者回家后坚持日常锻炼以进一步恢复日常生活能力。

医案解读：《明医指掌》曰："风痰，多见半身不遂，口眼㖞斜，筋挛，语涩，癫狂，麻痹，眩晕之病。"故患者可见肢体活动不利，这都是痰、瘀阻滞经络所致。《临证指南医案·中风》曰"肝血肾液内枯，阳扰风旋乘窍"，瘀血生风，煽瘀阻络，闭塞清窍，脑失所养而头疼、眩晕。该患者为中年男性，中医诊断为"中风"，西医诊断为"脑梗死（恢复期）"，患者平素血压偏高，肝肾不足导致气机逆乱，气血失调，气血运行不畅而突发半身不遂，舌强语謇，舌质暗红，苔黄腻，舌质干裂，脉弦滑。四诊合参，病为中风，中经络，证属风痰瘀阻，病位在脑，与肝肾相关。治以健脾化痰、培补肝肾为法，以六君子汤合地黄饮子加减。《张氏医通》曰："半身不遂等症，皆伏痰留滞而然……不祛痰邪，病何由愈。"因此方中多选用石菖蒲、远志等药物，石菖蒲性辛、苦、温，可开窍醒神、化湿和胃，以引药入脑；远志苦温性燥，能祛痰消肿，芳香走窜，擅治痰湿秽浊之邪蒙蔽清窍所致的神乱，众方合用，共奏开窍化痰之功效。

眼针带针康复取穴： ① 根据眼针脏腑辨证取穴原则，患者平素性情急躁，属七情之"怒"伤肝，故肝疏泄失常，肝气、肝阳升动无制，夹气血上冲。再则木克土，脾土受肝阳制约而功能失常，故治以平肝息风同时，应采取脾胃调理原则。另外高龄患者脾胃运化气血不足，气血失调，血脉不畅，风痰留滞经络。因此眼针选择脾穴、胃穴、肝穴。② 根据眼针三焦病位取穴原则，本例患者左侧肢体活动不利，上肢病变，病位归属上焦区，下肢病变，病位归属下焦区，故眼针取上焦区、下焦区。综合两项眼针取穴原则，本病例取双侧上焦区、下焦区、肝穴、脾穴、胃穴。经上述治疗，本案疗效显著。

【病例4】

病情概述： 患者刘某，女，69 岁，平素头晕乏力。患者 2 周前无诱因突然出现左半身不遂，走路不稳，当时未送医院，自行休息 3 天后无好转，症状逐渐加重，遂送往医院，CT 提示右侧大脑脑梗死，诊断为急性脑梗死。行抗血小板聚集、稳定斑块、改善循环、营养神经、降压、降糖等内科对症治疗后，病情稳定，仍遗留左侧肢体活动不利，生活不能自理。诊见左侧肢体活动不利，上肢不能抬举持物，不能离床活动，饮食可，睡眠差，小便正常，大便费力。舌质暗红，苔黄腻，脉弦滑。高血压病史 20 余年，糖尿病病史 10 余年，脑梗死病史半年。

神经内科查体： 神志清楚，语言流利，理解力、定向力正常，记忆力、计算力减退，双耳听力粗测正常，双眼视力可，双眼睑无下垂，双侧眼球向各个方向运动充分，无眼震，双侧瞳孔等大正圆，直径约 3mm，对光反射灵敏，左鼻唇沟变浅，软腭抬举有力，悬雍垂居中，伸舌略向左偏，无舌肌萎缩及心房纤颤。颈软，无抵抗，Kernig 征（–），Brudzinski 征（–），右上肢近端肌力 5 级，远端肌力 5 级，右下肢近端肌力 5 级，远端肌力 5 级，左上肢近端肌力 0 级，远端肌力 0 级，左下肢近端肌力 0 级，远端肌力 0 级。左肘肌张力 1 级，余肌张力 0 级，四肢肌容积正常。左侧指鼻试验、轮替试验、跟 - 膝 - 胫试验不能完成，右侧稳准，左侧面部、肢体、躯干痛温觉减退，双侧位置觉、振动觉对称存在。BCR（L+++，R++），TCR（L+++，R++），PTR（L+++，R++），ASR（L+++，R++），Babinski 征（L+，R–）。

辅助检查： 心电图示窦性心律。电脑血糖测定示 12.6mmol/L。头部 CT 提示右侧大脑半球梗死。

中医诊断： 中风 - 中经络（风痰瘀阻证）。

西医诊断： ① 运动障碍；② 脑血管病（恢复期）；③ 高血压病 3 级（极高危）；④ 2 型糖尿病；⑤ 陈旧性脑梗死。

2020 年 11 月 19 日患者入院后予第一次康复评定，评定结果如下：

改良 Barthel 指数（29 分）：二便 10 分，修饰 3 分，用厕 2 分，吃饭 5 分，转移 3 分，活动 3 分，穿衣 2 分，上楼梯 0 分，洗澡 1 分。Berg 平衡量表：0 分。Fugl-Meyer 运动功能评分（16 分）：上肢 8 分，下肢 8 分。

根据康复评定结果制定患者康复治疗计划。近期目标：改善患者肢体功能、提高患者日常生活能力。远期目标：提高患者生活能力，回归家庭，参与部分社会功能。

治疗方案： 西医治疗予抗血小板聚集降脂、降压、降糖、营养神经等对症治疗。中医治疗以搜风化痰、行瘀通络为治则，予眼针带针康复疗法、中药口服、体针、头皮针。眼针取穴：双侧上焦区、下焦区、肝穴、脾穴、胃穴。头针取穴右侧运动区、感觉区。体针取穴：血海（双侧）、曲池（双侧）、太冲（双侧）、足三里（双侧）、三阴交（双侧）。中药口服予以半夏白术天麻汤合桂枝龙骨牡蛎汤加减，具体如下：

北柴胡 10g	姜半夏 15g	陈皮 10g	茯苓 20g
炙甘草 10g	煅龙骨 20g	煅牡蛎 20g	桂枝 10g
生地黄 15g	炒枳实 10g	麦冬 15g	黄芩片 10g

康复治疗方案：用全身肌力训练运动疗法增强患者肌力，应用运动疗法（包括关节松动训练）提高各关节活动度，以作业疗法＋手功能训练改善上肢及手的精细运动，应用电动起立床使其及早适应站立位，以减重支持系统训练改善下肢功能障碍及步行能力，以中医定向透药治疗（左上、下肢）促进肢体运动功能恢复。同时行眼针带针康复以加强疗效。

2020 年 12 月 22 日患者出院前康复评定，评定结果如下：

改良 Barthel 指数（45 分）：二便 10 分，修饰 5 分，用厕 2 分，吃饭 5 分，转移 5 分，活动 5 分，穿衣 5 分，上楼梯 5 分，洗澡 3 分。Berg 平衡量表: 0 分。Fugl-Meyer 运动功能评分（20 分）：上肢 10 分，下肢 10 分。

与入院时相比较，患者的自理能力得到进一步加强，在日常的活动穿衣、洗澡等方面有了进一步改善，患者对生活抱有希望，情绪乐观稳定，嘱患者出院之后坚持每日锻炼，以进一步恢复日常生活能力。

医案解读:《素问·阴阳应象大论》曰："神在天为风，在地为木，在体为筋，在脏为肝。"风动则肝动，风胜则肝风起，故可见风痰之邪留滞经络，筋脉肢体拘挛不利。《明医指掌》曰："风痰，多见半身不遂，口眼斜，筋挛，语涩，癫狂，麻痹，眩晕之病。"风痰易发眩晕之病，痰壅塞血脉，使得饮水积聚不消而发病。该病患者为老年女性，中医诊断为"中风"，西医诊断为"脑血管病（恢复期）"。该患者平素基础疾病较多，血糖、血压等控制不稳，证属疾病日久后气血失调，血脉不畅，风痰之邪留滞经络，气血运行不畅，而致半身不遂、口舌歪斜、言语謇涩等症。病为中风、中经络，证属风痰瘀阻。病位在脑，与肝肾有关。

患者入院后治以搜风化痰，行瘀通络，针药并施为要，中西结合为纲。故予以半夏白术天麻汤合桂枝龙骨牡蛎汤加减。《医略六书》："脾气大亏，痰食滞逆，不能统运于中，故厥逆头痛眩晕不已焉。"方中半夏燥湿化痰，茯苓利水渗湿，炙甘草健脾调和众药，全方组合具有化湿祛痰、止晕止呕的作用。桂枝龙骨牡蛎汤中桂枝调和营卫，加龙骨牡蛎潜镇摄纳，使阳能固摄，阴能内守。桂枝龙骨牡蛎汤，不仅具有温阳散寒、解肌发表、调和营卫之功，还能重镇安神、收敛固涩。二方合用安神健脾、祛湿化痰。

眼针带针康复取穴：① 根据眼针脏腑辨证取穴原则，患者基础疾病较多，平素头晕乏力，属疾病日久气血失调，血脉不畅致风痰之邪留滞经络，从而引动内风，风痰侵袭，横窜经络，血脉瘀阻，则肢体麻木，故脏腑辨证与肝脾胃有关，故眼针取肝穴、脾穴、胃穴。② 根据眼针三焦病位取穴原则，患者左侧上肢、下肢肢体活动不利，按照"八廓"部位划分应归属眼针上焦区、下焦区，以发挥远处取穴的功效。综合眼针取穴原则，本病例取双侧上焦区、下焦区、肝穴、脾穴、胃穴行眼针治疗。患者经过早期康复训练和眼针带针康复疗法，极大地改善了病情，肢体运动能力和语言能力有所提高，患者本人及家属均对治疗效果表示满意。

五、中风（气虚血瘀证）

【病例1】

病情概述：患者刘某，男性，69岁，平素常有头晕乏力、皮肤干燥。就诊前1个月无明显诱因突然出现头晕、头沉，继之出现左侧肢体无力，言语謇涩，伴有饮水呛咳，急送沈阳市第一人民医院，颅脑MRI诊断为脑干梗死，经住院予抗血小板、抗凝、降脂、清除自由基等对症治疗后病情稳定。近日上述症状再次加重，于中国医科大学附属第一医院行左侧颈内动脉支架。诊见患者卧床，伴有左侧半身不遂，上肢不能抬举，下肢不能站立，饮水呛咳，吞咽困难，口干，皮肤瘙痒，时觉头晕乏力，便秘，3～4日1行，小便可，舌质淡暗，舌下脉络迂曲，苔白腻，脉沉弦细。患者3年前确诊2型糖尿病，予赖脯胰岛素注射控制血糖，血糖控制不佳。

神经内科查体：神志清楚，语言不利，反应迟钝，理解力、定向力欠佳，记忆力、计算力减退，双耳听力粗测正常，双眼视力正常，双眼睑无下垂，双侧眼球向右侧注视，无眼震，双侧瞳孔等大正圆，直径约3mm，对光反射灵敏。左鼻唇沟略浅，软腭抬举有力，悬雍垂居中，伸舌左偏，无舌肌萎缩及纤颤。颈软，无抵抗，Kernig 征（－），Brudzinski 征（－）。右上肢近端肌力 5 级，远端肌力 5 级，右下肢近端肌力 5 级，远端肌力 5 级，左上肢近端肌力 1 级，远端肌力 1 级，左下肢近端肌力 3– 级，远端肌力 3– 级，左上肢肘关节屈肌张力 1+ 级，腕屈肌张力 2 级，左下肢肌张力 1+ 级。四肢肌容积正常，左侧指鼻试验、轮替试验、跟 - 膝 - 胫试验不能完成，右侧稳准。双侧面部、肢体、躯干痛温觉对称存在，位置觉、振动觉对称存在。BCR（L+++，R++），TCR（L+++，R++），PR（L+++，R++），ASL（L+++，R++），Babinski 征（L+，R–）。

　　辅助检查：随机血糖 15.9mmol/L。

　　中医诊断：中风 - 中经络（气虚血瘀证）。

　　西医诊断：① 偏瘫（左侧）；② 运动障碍；③ 构音障碍；④ 吞咽障碍；⑤ 脑梗死（恢复期）；⑥ 2 型糖尿病。

　　MR+DWI 示（图 6-4）：右侧脑干急性梗死、颅内多发腔梗及小缺血灶。

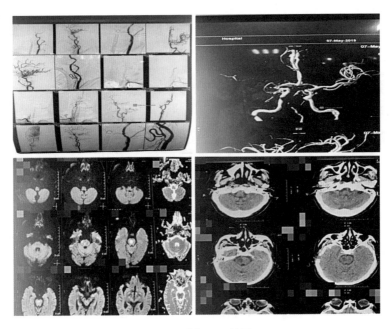

图 6-4　头部 MR 结果

2019 年 5 月 12 日入院后康复评定小组予患者进行第一次康复评定，评定结果如下：

Brunnstrom 分期：上肢Ⅱ期，手Ⅱ期，下肢Ⅱ期。Barthel 指数（25分）：进食5分，洗澡0分，修饰0分，穿衣0分，二便控制20分，如厕0分，床椅转移0分，平地行走0分，上楼梯0分。Berg 平衡量表：9分。Fugl-Meyer 运动功能评分：22分。洼田饮水试验评级3级。MMSE 评分：28分。

根据康复评定结果制定康复计划。近期目标：进行坐-站转移训练，改善患者肢体功能，提高患者日常生活能力，指导患者摄食方法，改善吞咽功能，进行语言能力训练，提高言语功能，使患者能正常发音。远期目标：提高患者生活能力，回归家庭，参与部分社会功能。

治疗方案：西医药物治疗予抗血小板聚集、降脂、降糖、改善脑供血、营养脑神经等对症治疗。中医治疗予眼针带针康复疗法、中药口服、体针、头皮针。中药口服予补阳还五汤加减。针刺头针取穴双侧顶颞前斜线、颞前线，体针双侧取穴，包括合谷、后溪、曲池、肩髃、鹤顶、血海、足三里、三阴交、悬钟、廉泉穴，留针30分钟后起针。眼针带针康复疗法取上焦区、下焦区、脾穴、肾穴（双侧，图6-5）。

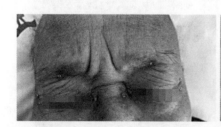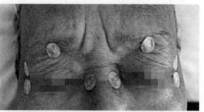

图6-5 中风病眼针带针方案

康复治疗方案：眼针带针状态下进行运动疗法以改善患者运动功能，作业疗法+手功能训练以改善上肢及手的精细运动，应用等速肌力训练（左上、下肢）以缓解患肢过高的肌张力，提高日常生活能力，以语言训练+电子生物反馈疗法改善肢体运动功能、言语功能。同时采取吞咽功能训练结合 Vitalstim 治疗仪的方式改善吞咽功能，进行语言训练和认知功能训练，改善言语功能，提升语言交流能力。

2019 年 6 月 10 日出院前进行康复评定，评定结果如下：

Brunnstrom 分期包括上肢Ⅲ期，手Ⅲ期，下肢Ⅲ期。Barthel 指数总分（50 分）：进食 5 分，洗澡 5 分，修饰 0 分，穿衣 5 分，二便控制 20 分，如厕 5 分，床椅转移 5 分，平地行走 5 分，上楼梯 0 分。Berg 平衡量表评分：21 分。Fugl-Meyer 运动功能评分：30 分。洼田饮水试验评级 1 级。MMSE 评分：28 分。

患者出院时可以进行简单的穿衣如厕，有一定的自理能力。出院后 3 个月电话视频随访，患者可以在家人协助下生活自理，Barthel 指数评分 60 分。

医案解读：《素问·阴阳应象大论》谓："年四十，而阴气自半也。"年过半百，阴气已亏，故中老年人，多有皮肤干燥、口干等症，这都是阴液亏虚，肌体失养之象。《证治准绳·杂病·诸血门》又云："饮食起居，一失其宜，皆能使血瘀滞不行。"年过半百，饮食起居，难免失宜，故血之瘀滞，或多有之。该患者为中老年男性，平素常有头晕、乏力等症，年过半百，阴气自半，气虚血亏，脉络空虚，风邪入中而发病。证属气虚血瘀。病位在脑，与脾肝肾相关。舌质淡暗，舌下脉络迂曲，苔白腻，脉沉弦细，均是血瘀之象。本病是本虚标实，以气血为本，血瘀为标，中医治以益气养血、化瘀通络为原则，以补阳还五汤为基本主方。可与痿证相鉴别，后者缓慢起病，为四肢痿软无力，肌肉瘦削，不伴有半身不遂、舌强语謇、神志昏乱等症。故予补阳还五汤加减。方中重用生黄芪为君，补脾益气，瘀去络通。当归尾活血通络，行血而不伤，用为臣药。并佐活血行气通络之品，以助药力。

眼针带针康复取穴：① 根据眼针脏腑辨证取穴原则，本例患者平素常有头晕乏力，多为气虚表现，脾虚则气无以化生，气虚不能运血导致血液运行缓慢，影响机体血运和脏腑、肢体经络的功能活动，且高龄患者先天肾精多亏虚，故本证与脾肾有关，故眼针取脾穴、肾穴。② 根据眼针三焦病位取穴原则，患者左侧半身不遂，按照眼针三焦理论划分，上肢病变的病位归属上焦区，下肢病变的病位归属下焦区，故眼针取上焦区、下焦区。综合眼针取穴原则，本病例取双侧上焦区、下焦区、脾穴、肾穴行眼针带针康复疗法。

【病例 2】

病情概述： 患者赵某，男，69 岁，平素饮酒及食用辛辣之品。就诊前 12 天无明显诱因出现右侧肢体无力，站立不稳，言语不清，当时无意识不清，无头痛，急送沈阳医学院附属中心医院，行 MRI 后诊断为急性脑梗死，入院行静脉溶栓治疗，随后又进行动脉取栓，术后继续抗血小板聚集、稳定斑块、降压等对症治疗。诊见患者右侧肢体无力，上肢不能抬举，不能行走，言语不利，睡眠差，二便不能控制，日常生活能力差。舌质淡暗，苔薄白，脉细。

神经内科查体： 神志清楚，言语欠流利，听理解及复述部分受损，自发言语、命名差，定向力、记忆力、计算力无法配合。视力、听力正常，双眼睑无下垂，双侧眼球向各个方向运动充分，无眼震，双侧瞳孔等大正圆，直径约 3mm，对光反射灵敏。伸舌不充分，颈软，无抵抗，Kernig 征（−），Brudzinski 征（−）。右侧上肢近端肌力 1 级，远端肌力 0 级，右侧下肢近端肌力 1 级，远端肌力 0 级，左侧肢体肌力 5 级，四肢肌张力、肌容积正常。右侧指鼻试验、跟 - 膝 - 胫试验不能完成，左侧稳准。BCR（L++，R+++），TCR（L++，R+++），PTR（L++，R+++），ASR（L++，R+++），Babinski 征（L−，R+）。

辅助检查： 心电图示窦性心律。随机血糖测定 8mmol/L。颅脑 MRI+DWI 示左侧多发新发梗死灶。

中医诊断： 中风 - 恢复期（气虚血瘀证）。

西医诊断： ① 运动障碍；② 构音障碍；③ 脑梗死（恢复期）；④ 高血压病二级（极高危）。

2021 年 9 月 2 日患者入院后予第一次康复评定，评定结果如下：

Barthel 指数（10 分）：二便 0 分，修饰 5 分，用厕 0 分，吃饭 5 分，转移 0 分，活动 0 分，穿衣 0 分，上楼梯 0 分，洗澡 0 分。Berg 平衡量表：4 分。Fugl-Meyer 运动功能评分（16 分）：上肢 8 分，下肢 8 分。

根据康复评定结果制定患者康复治疗计划。近期目标：改善肢体运动功能，诱发患肢的主动运动，提高平衡功能、日常生活活动能力，改善言语功能。远期目标：回归家庭，回归社会。

治疗方案： 西医药物治疗予抗血小板聚集、降压、营养脑神经等治疗。中医治疗以益气活血、化瘀通络为原则，予眼针带针康复疗法、中药口服、体针、头皮针。针刺头针取穴左侧运动区、语言区。体针取穴双侧血海、曲池、太冲、足三里、三阴交。眼针取穴双侧肝穴、肾穴、上焦区、下焦区。中药汤剂口服，处方如下：

茯苓 20g	清半夏 10g	陈皮 10g	炙甘草 10g
石菖蒲 15g	制远志 15g	盐益智仁 15g	桔梗 15g
当归 15g	山药 20g	山茱萸 20g	牛膝 20g
炒鸡内金 15g	白芍 20g	麸炒白术 15g	北柴胡 10g
黄芩片 10g	枸杞子 20g	熟地黄 15g	

康复治疗方案： 应用偏瘫肢体综合训练来提升患者对肌力和运动的控制能力，关节松动训练来提升患者关节活动度，作业疗法＋手功能训练以改善上肢及手的精细运动，采用气压治疗（左上、下肢）、低频电疗（左上臂、左前臂、左小腿、左大腿）促进肢体运动，防止肌肉萎缩和下肢深静脉血栓形成，应用电动起立床使其尽早适应站立位，进行语言训练、认知功能训练、脑电治疗及电子生物反馈疗法，达到改善言语功能、认知功能、提升语言交流能力的目的。

2021 年 9 月 30 日患者出院前进行康复评定，评定结果如下：

Barthel 指数（45 分）：二便 20 分，修饰 5 分，用厕 5 分，吃饭 5 分，转移 5 分，活动 5 分，穿衣 0 分，上楼梯 0 分，洗澡 0 分。Berg 平衡量表：21 分。Fugl-Meyer 运动功能评分（32 分）：上肢 16 分，下肢 16 分。

经过治疗后，患者在吃饭、活动、用厕等日常生活自理方面有了一定改善，可进行简单的自理，偶尔需要进行一些帮助，嘱患者出院后进行日常锻炼以进一步改善日常生活能力。

医案解读：《医林改错》云"治病要诀在明白气血……所伤者无非气血"，气血损伤对于疾病的早期预防和治疗至关重要，气虚则推动无力、温煦不足，影响机体的血运和脏腑、肢体经络的功能活动，故见乏力及肢体活动不利。《灵枢·刺节真邪》曰："虚邪偏客于身半，其入深，内居营卫，营卫稍衰，则真气去，邪气独留，发为偏枯。"指出正虚邪侵，气血失畅，肢体经络失养，发为中风。该患者为老年男性，平素饮酒及食用辛辣之品，加之从事体力劳动，脏腑功能减退，气血生化不足，经脉失养而致中风，证属气虚血瘀之中风，属本虚标实，病位在脑，与肝肾有关。治以益气养血、活血化瘀为法，针药并施为要，中西结合为纲，故予中药汤剂煎服，其中应用大量补气药和化痰行气药，共奏补气化痰通络之功。

眼针带针康复取穴： ① 根据眼针脏腑辨证取穴原则，患者高龄，脏腑功能减退，气血生化不足，肝肾不足，经脉失养而致中风，脏腑辨证与肝肾有关，故眼针取肝穴、肾穴，以调补肝肾。② 根据眼针三焦病位取穴原则，患者右侧上肢、下肢肢体活动不利，上肢病变，归属上焦区，下肢病变，归属下焦区，故取双侧上焦区、下焦区治疗。且足少阳胆经行经上焦区，足太阳膀胱经行经下焦区，肝与胆相表里，肾与膀胱相表里，这与本病案脏腑辨证取穴亦相应。故眼针带针取双侧上焦区、下焦区、肝穴、肾穴。

【病例 3】

病情概述： 患者于某，男，59岁，平素自觉乏力。就诊前半个月无明显诱因出现右侧肢体无力，言语不清，急送沈阳市第二中医医院，行头部CT及颅脑MRI检查诊断为"脑梗死"，行静脉溶栓治疗，随后住院继续行抗血小板聚集、降脂稳定斑块等对症治疗。诊见右侧肢体无力，上肢抬举无力，不能独自行走，言语不清，生活不能自理。舌质暗红，苔薄白，脉弦滑。既往高血压病史，最高达 180/100mmHg。

神经内科查体： 神志清楚，语言欠流利，理解力、定向力正常，记忆力、计算力减退，双耳听力粗测正常，双眼视力可，双眼睑无下垂，双侧眼球向各个方向运动充分，无眼震，双侧瞳孔等大正圆，直径3mm，对光反射灵敏。右鼻唇沟浅，软腭抬举有力，悬雍垂居中，伸舌右偏，无舌肌萎缩及纤颤。颈软，无抵抗，Kernig 征（–），Brudzinski 征（–）。右上肢近端肌力 2– 级，远端肌力 1 级，右下肢近端肌力 2– 级，远端肌力 0 级，左上肢近端肌力 5 级，远端肌力 5 级，左下肢近端肌力 5 级，远端肌力 5 级。四肢肌张力，肌容积正常。右侧指鼻试验、轮替试验、跟 - 膝 - 胫试验不能完成，左侧稳准。双侧面部、肢体、躯干痛温觉对称存在，位置觉、振动觉对称存在。BCR（L++，R+++），TCR（L++，R+++），PTR（L++，R+++），ASR（L++，R+++），Babinski 征（L-，R+）。

辅助检查：血糖 9.3mmol/L。心电图正常。颅脑 MRI+DWI 示左侧基底节区、脑室旁部分病灶急性期梗死。

中医诊断：中风（气虚血瘀证）。

西医诊断：① 运动障碍；② 构音障碍；③ 脑梗死（恢复期）；④ 高血压三级（极高危）；⑤ 2 型糖尿病。

2021 年 4 月 23 日患者入院后予第一次康复评定，评定结果如下：

改良 Barthel 指数（35 分）：二便 20 分，修饰 0 分，用厕 0 分，吃饭 5 分，转移 5 分，活动 5 分，穿衣 0 分，上楼梯 0 分，洗澡 0 分。Berg 平衡量表：19 分。Fugl-Meyer 运动功能评分（27 分）：上肢 15 分，下肢 12 分。

根据康复评定结果制定患者康复治疗计划。近期目标：诱发患肢主动运动，改善肢体运动功能、平衡功能、日常生活活动能力。远期目标：回归家庭，回归社会。

治疗方案：西医药物治疗予抗血小板聚集、降压、营养脑神经等对症治疗。

中医治疗以益气活血、化瘀通络为原则，予眼针带针康复疗法、体针、头皮针。眼针取穴双侧肝穴、肾穴、上焦区、下焦区；头皮针取穴左侧运动区、语言区；体针取穴双侧血海、曲池、太冲、足三里、三阴交。

康复治疗方案：用全身肌力训练运动疗法增强患者肌力，应用运动疗法（包括关节松动训练）提高各关节活动度，以作业疗法＋手功能训练改善上肢及手的精细运动，以减重支持系统训练改善下肢功能障碍及步行能力，应用电动起立床使其及早适应站立位，并应用等速肌力训练（右上、下肢）改善肢体运动功能、提高日常生活能力。

2021 年 5 月 21 日患者出院前康复评定，评定结果如下：

改良 Barthel 指数（45分）：二便20分，修饰0分，用厕0分，吃饭5分，转移10分，活动5分，穿衣5分，上楼梯0分，洗澡0分。Berg平衡量表：19分。Fugl-Meyer 运动功能评分（35分）：上肢20分，下肢15分。

与入院时比较，患者右侧肢体无力略好转，上肢抬举较前有力，自理能力提高，日常生活能力有所提高。

医案解读：《四圣心源·中风根原》云"中气衰败，百病由生"，日久脾胃气虚，外感邪气，故患者可见中风四肢不举。《景岳全书》曰"总由内伤气血也"，病程日久，阴阳、气血亏虚，正气虚衰无力抗邪，痰瘀毒邪稽留不去，凝聚渐深，正气日耗，故见中风。该患者为中年男性，中医诊断为"中风（气虚血瘀证）"，西医诊断为"脑梗死（恢复期）"。该患者发病日久气血亏虚，无力行血，邪阻经络，气血运行不畅而致突发半身不遂，言语謇涩，舌质暗红，苔薄白，脉弦滑。故以中风论治。四诊合参，证属气虚血瘀之中风，病位在脑，与肝肾相关。治以益气活血通络为主。

眼针带针康复取穴： ① 根据眼针脏腑辨证取穴原则，患者平素自觉乏力，每遇劳累烦恼容易损耗阳气，损伤阴液，导致阴液不能收纳阳气，气血逆乱，扰乱神明，阻滞经脉而致半身不遂，故而引发中风。脏腑辨证与肝肾有关，故眼针取肝穴、肾穴。② 根据眼针三焦病位取穴原则，患者右侧上肢、下肢肢体活动不利，上肢病变，归属上焦区，下肢病变，归属下焦区，故眼针取上焦区、下焦区治疗，本病例取双侧上焦区、下焦区、肝穴、肾穴行眼针治疗，并在眼针带针状态下进行现代康复疗法。

六、中风（肝肾亏虚证）

【病例1】

病情概述：患者宁某，男，71岁，平素乏力，腰膝酸软。1年前于中国医科大学附属盛京医院诊断为脑内多发梗死。11天前因颈动脉狭窄行支架置入术，术后出现左半身不遂，继续行抗血小板聚集等对症治疗，病情稳定后肢体仍完全不能活动，生活不能自理。诊见左上肢不能抬举、左下肢体无力，不能离床行走，精神亢奋，夜不能寐，饮食可，二便正常。舌质淡，苔薄黄，脉细无力。糖尿病 2 年，应用精蛋白人胰岛素注射液以控制血糖，血糖控制尚可。白内障术后 1 年。

神经内科查体： 神志清楚，语言流利，理解力、定向力正常，记忆力、计算力减退，双耳听力粗测正常，双眼视力可，双眼睑无下垂，双侧眼球向各个方向运动充分，无眼震，双侧瞳孔等大正圆，直径约 3mm，对光反射灵敏。左鼻唇沟浅，软腭抬举有力，悬雍垂居中，伸舌左偏，无舌肌萎缩及纤颤。颈软，无抵抗，Kernig 征（-），Brudzinski 征（-）。右上肢近端肌力 5 级，远端肌力 5 级，右下肢近端肌力 5 级，远端肌力 5 级，左上肢近端肌力 0 级，远端肌力 0 级，左下肢近端肌力 0 级，远端肌力 0 级。四肢肌张力、肌容积正常。左侧指鼻试验、轮替试验、跟 - 膝 - 胫试验不能完成，右侧稳准。双侧面部、肢体、躯干痛温觉对称存在，位置觉、振动觉对称存在。BCR（L+++，R++），TCR（L+++，R++），PTR（L++，R++），ASR（L++，R++），Babinski 征（L+，R-）。

辅助检查： 血糖 6.3mmol/L。心电图提示窦性心动过速，特异性 T 波异常。脑内多发梗死同前：右侧大脑半球大面积梗死内密度较前减低，软化灶形成。脑白质疏松，脑萎缩。

中医诊断： 中风 - 恢复期（肝肾亏虚证）。

西医诊断： ① 运动障碍；② 脑血管病（恢复期）；③ 2 型糖尿病；④ 颈动脉支架成形术后。

2020 年 12 月 14 日患者入院后予第一次康复评定，评定结果如下：

Barthel 指数（20 分）：二便 20 分，修饰 0 分，用厕 0 分，吃饭 0 分，转移 0 分，活动 0 分，穿衣 0 分，上楼梯 0 分，洗澡 0 分。Berg 平衡量表：3 分。Fugl-Meyer 运动功能评分（16 分）：上肢 8 分，下肢 8 分。存在功能障碍：左侧肢体运动功能障碍；日常生活能力障碍；平衡功能障碍。

根据康复评定结果制定患者康复治疗计划。近期目标：改善肢体运动功能、平衡功能、日常生活活动能力，改善步行能力。远期目标：回归家庭，回归社会。

治疗方案： 西医药物治疗予抗血小板聚集、降糖、稳定斑块、镇静等对症治疗。中医治疗以益气养血、补益肝肾为原则，予眼针带针康复疗法、中药口服、体针、头皮针。针刺头针取穴右侧运动区，针刺体针取穴双侧血海、曲池、太冲、足三里、三阴交，并留针30分钟。眼针带针康复疗法取双侧肝穴、肾穴、上焦区、下焦区。予中药汤剂煎服以益气养血，补益肝肾，处方如下：

党参片 20g	山茱萸 15g	麦冬 10g	五味子 10g
茯苓 15g	石菖蒲 10g	远志 10g	肉苁蓉 10g
巴戟天 10g	炙甘草 10g	酸枣仁 15g	龙眼肉 10g

康复治疗方案：眼针带针状态下进行运动疗法（全身肌力训练）以改善患者运动功能，以作业疗法+手功能训练以改善上肢及手的精细运动，应用电动起立床使其及早适应站立位。采用气压治疗（左上、下肢）、低频电疗（左上臂、左前臂、左小腿、左大腿）以改善肢体运动功能、提高肌力、防止肌萎缩、提高日常生活活动能力。

2021年1月10日出院前进行康复评定，评定结果如下：

Barthel指数（40分）：二便20分，修饰0分，用厕0分，吃饭5分，转移5分，活动5分，穿衣5分，上楼梯0分，洗澡0分。Berg平衡量表：20分。Fugl-Meyer运动功能评分：25分。

与入院相比，患者可进行简单的进食以及日常穿衣及活动，较入院时心态大幅好转，有康复治疗的信心，嘱患者回家后继续保持锻炼以进一步康复。

医案解读：《医林改错》言："元气既虚，必不能达于血管，血管无气，而瘀必停留"，故老年患者，肝肾不足，出现半身不遂、活动不利症状。《临证指南医案》中"初病在气，久则入血"，肝肾不足，元神失养，脑络闭阻，故而患者肢体无力，不能离床行走。该病患者为老年男性，中医诊断为"中风"，西医诊断为"脑血管病（恢复期）"。患者因颈动脉狭窄行支架置入术，术后出现左半身不遂，左上肢不能抬举、左下肢体无力，不能离床行走，精神亢奋，夜不能寐，舌质暗红，苔薄黄，脉弦细。四诊合参，证属平素肝肾不足，发病日久无力行血，邪阻经络，而致半身不遂。

病为中风、中经络，证属肝肾不足证。病位在脑，与肝肾相关。治以益气养血，补益肝肾为法。方中应用地黄饮子补益肝肾，另外酸枣仁、龙眼肉、炙甘草等药物能够养心安神、和缓补益，共奏益气化痰，养心安神之功效，能够有效改善患者心烦失眠症状。

眼针带针康复取穴：① 根据眼针脏腑取穴原则，患者平素肝肾不足，发病日久后气血亏虚益甚，内风动越，突发本病。脏腑辨证与肝肾有关，故眼针取肝穴、肾穴。② 根据眼针三焦病位取穴原则，左侧肢体活动无力，上肢病变，病位归属上焦区，下肢病变，病位归属下焦区，故眼针取上焦区、下焦区。在眼针带针状态下进行现代康复疗法，使得在康复训练过程中存在针刺的长效刺激，针刺运动疗法更符合针刺之要在于调气的理论。经上述治疗，本案患者效果显著。

【病例 2】

病情概述：患者李某，女性，74 岁，平素头晕，健忘。半个月前无明显诱因出现左侧肢体麻木无力，急送沈北新区医院完善头部 CT 及 MRI，提示新发脑干梗死，行静脉溶栓治疗，溶栓后左侧肢体无力较前好转，随后前往沈阳市第二中医医院，住院进一步行改善循环、营养神经、稳定斑块等对症治疗。诊见患者病情稳定，但仍遗留有左侧肢体活动不利，行走不稳，伴有头晕，饮食一般，睡眠差，小便正常，大便干，舌质淡暗，苔薄白，脉弦细。就诊时血压 180/114mmHg。

神经内科查体：神志清楚，言语流利，理解力、定向力正常，记忆力差。视力、听力正常，双眼睑无下垂，双侧眼球向各个方向运动充分，无眼震，双侧瞳孔等大正圆，直径约 3mm，对光反射灵敏。伸舌略向左偏，颈软，无抵抗，Kernig 征（-），Brudzinski 征（-），右侧上肢近端肌力5 级，远端肌力 5 级，右下肢近端肌力 5 级，远端肌力 5 级，左侧上肢近端肌力 4- 级，远端肌力 4 级，左下肢近端肌力 3 级，远端肌力 3 级，四肢肌容积正常。左侧指鼻试验、跟 - 膝 - 胫试验欠稳准，右侧稳准。BCR（L+++，R++），TCR（L+++，R++），PTR（L+++，R++），ASR（L++，R++），Babinski 征（L+，R-）。

辅助检查：颅脑 MRI 示右侧脑桥梗死，脑内散在腔隙性脑梗死及脱髓鞘改变。

中医诊断：中风 - 中经络（肝肾亏虚证）。

西医诊断：① 偏瘫；② 脑梗死（恢复期）；③ 高血压病 3 级（极高危）。

2021 年 10 月 26 日患者入院后予第一次康复评定，评定结果如下：

改良 Barthel 指数（50 分）：二便控制 20 分，修饰 5 分，用厕 5 分，吃饭 5 分，转移 5 分，活动 5 分，穿衣 5 分，上楼梯 0 分，洗澡 0 分。Berg 平衡量表总分：16 分。洼田饮水试验评级 3 级。

根据康复评定结果制定患者康复治疗计划。近期目标：改善肢体运动功能、日常生活活动能力、改善步行能力。远期目标：回归家庭，回归社会。

治疗方案：西医药物治疗予稳定斑块、改善脑缺血、降压等对症治疗。中医治疗以补益肝肾为原则，予眼针带针康复疗法、体针、头皮针。眼针取穴肝穴（双侧），肾穴（双侧），上焦区（双侧），下焦区（双侧）。头皮针取穴右侧运动区。体针取穴血海（双侧），曲池（双侧），太冲（双侧），足三里（双侧），三阴交（双侧）。

康复治疗方案：作业疗法（包括床上翻身坐起训练，坐位平衡训练，后期进行床轮椅转移训练和下肢负重练习）＋手功能训练以改善上肢及手的精细运动，采取偏瘫肢体综合训练来恢复患者运动能力，关节松动训练及步态平衡训练以提升患者关节活动度及平衡功能。并应用等速肌力训练（左上、下肢）以改善肢体运动功能、平衡功能及日常生活能力。

2021 年 11 月 26 日患者出院后康复评定，评定结果如下：

改良 Barthel 指数（65 分）：二便 20 分，修饰 5 分，用厕 5 分，吃饭 10 分，转移 10 分，活动 5 分，穿衣 5 分，上楼梯 0 分，洗澡 5 分。Berg 平衡量表：31 分；洼田饮水试验评级 1 级。

治疗 4 周后患者可独自缓慢行走，无饮水呛咳，精神可，睡眠可，舌质红，苔薄白，脉弦细。出院后 3 个月电话视频随访，患者可以独自一人安全出行，生活完全自理，改良 Barthel 指数 70 分。

医案解读：《千金翼方·养老大例》云："人五十以上，阳气日衰，损与日至。"故高龄患者，阳气衰微，脏腑功能逐渐减退，肝肾不足，出现瘀血阻滞经脉表现。《医林改错》言："元气既虚，必不能达于血管，血管无气，而瘀必停留。"肾气为诸气之根，年老体虚之人，其气不足，必无法生血、行血，则痰瘀停滞经脉，无以濡养四肢、头脑而致病。该病患者为老年女性，中医诊断为"中风"，西医诊断为"脑梗死（恢复期）"，中医认为脑梗死与中风相似，患者平素头晕健忘，年事已高，脏腑功能减退，经脉失养而致中风，证属肝肾亏虚之中风，属本虚标实，病位在脑，与肝肾有关。治以补益肝肾为原则。针药并施为要，中西结合为纲。

眼针带针康复取穴： ① 根据眼针脏腑辨证取穴原则，患者平素头晕，属于气血内虚、肝肾不足，在此基础上受劳倦内伤、忧思恼怒等诱因，脏腑功能失调，气血逆乱，直冲犯脑，导致脑脉闭阻，脏腑辨证与肝肾有关，故眼针取肝穴、肾穴；② 根据眼针三焦病位取穴原则，左侧肢体活动无力，上肢病变，病位归属上焦区，下肢病变，病位归属下焦区，故眼针取上焦区、下焦区；③ 根据眼针观眼取穴原则，观察该患者眼部络脉，见肾区及上、下焦区脉络迂曲怒张，络脉颜色鲜红，为新发病，提示病势正在发展。综合三项眼针取穴原则，本病例取双侧上焦区、下焦区、肝穴、肾穴行眼针治疗。

【病例3】

病情概述： 患者姚某，女性，68岁，平素倦怠乏力。患者2年前无诱因突发左半身不遂，诊断为急性脑梗死，经对症治疗后仍遗留有左侧肢体无力，肌张力偏高。19天前突发左侧肢体无力，言语不清，行走困难，就诊于沈阳医学院附属第二医院，行CT检查诊断为脑梗死，住院对症治疗后病情稳定，仍生活不能自理。诊见患者双侧肢体无力，见右侧新发病灶，左侧肌张力偏高，言语不清，不能独立行走，饮食可，睡眠差，小便正常，大便干。舌质暗红，苔薄黄，脉弦细。发病后出现癫病发作，应用丙戊酸钠以预防癫痫复发。高血压病史2年余，最高180/110mmHg，自服苯磺酸氨氯地平片以控制血压。冠心病及房颤病史10余年，自服阿司匹林肠溶片、达比加群酯胶囊对症治疗。

神经内科查体： 神志清楚，语言欠流利，理解力，定向力正常，记忆力、计算力减退，双耳听力粗测正常，双眼视力可，双眼睑无下垂，双侧眼球向各个方向运动充分，无眼震，双侧瞳孔等大正圆，直径约 3mm，对光反射灵敏。右鼻唇沟浅，软腭抬举有力，悬雍垂居中，伸舌右偏，无舌肌萎缩及纤颤。颈软，无抵抗，Kernig 征（–），Bruzlnmki 征（–）。右上肢近端肌力 3 级，远端肌力 3 级，右下肢近端肌力 3 级，远端肌力 3 级，左上肢近端肌力 2– 级，远端肌力 1 级，左下肢近端肌力 3– 级，远端肌力 1– 级，左侧上肢屈肌群张力 2 级，左下肢肌张力 1+ 级，双下肢肌萎缩，右侧指鼻试验、轮替试验、跟 - 膝 - 胫试验稍笨拙，左侧不能完成。双侧面部、肢体、躯干痛温觉对称存在，位置觉、振动觉对称存在。BCR（L+++，R+++），TCR（L+++，R+++），PTR（L+++，R+++），ASL（L+++，R+++），Babinski 征（L+，R+）。

中医诊断：中风（肝肾亏虚证）。

西医诊断：① 运动障碍；② 构音障碍；③ 脑梗死（恢复期）；④ 高血压三级（极高危）；⑤ 心律失常；⑥ 心房纤颤；⑦ 冠状动脉粥样硬化性心脏病；⑧ 心功能Ⅱ级（NYHA 分级）；⑨ 症状性癫痫（继发性癫痫）。

辅助检查：心电图示心房颤动，ST-T 改变。头部 CT 提示多发腔隙性脑梗死、脑软化灶，老年性脑改变。

2021 年 8 月 16 日患者入院后予第一次康复评定，评定结果如下：

Barthel 指数（30 分）：二便 20 分，修饰 0 分，用厕 0 分，吃饭 0 分，转移 5 分，活动 5 分，穿衣 0 分，上楼梯 0 分，洗澡 0 分。Berg 平衡量表：5 分。Fugl-Meyer 运动功能评分（32 分）：上肢 15 分，下肢 17 分。改良 Ashworth 评分：左侧上肢屈肌群张力 2 级，左下肢肌张力 1+ 级。

根据康复评定结果制定患者康复治疗计划。近期目标：改善患者肢体功能、提高患者日常生活能力。远期目标：提高患者的生存水平，减轻因疾病导致的日常困扰，尽可能地改善患者的日常生活水平。

治疗方案：西医药物治疗予抗小板聚集、稳定斑块、控制心室率、降压、营养神经、抗凝以及预防癫痫复发等治疗。中医治疗以补益肝肾为原则，予眼针带针康复疗法、中药口服、体针、头皮针。予针刺治疗，每日 1 次，取穴眼针肝穴（双侧）、肾穴（双侧）、上焦区（双侧）、下焦区（双侧）、头皮针运动区（双侧）。体针取血海（双侧）、曲池（双侧）、太冲（双侧）、足三里（双侧）、三阴交（双侧）。予中药汤剂煎服，处方如下：

熟地黄 10g	山药 10g	茯苓 15g	麸炒白术 15g
泽泻 20g	白芍 20g	山茱萸 20g	党参 15g
五味子 10g	石菖蒲 10g	制远志 10g	北柴胡 10g

康复治疗方案：应用偏瘫肢体综合训练提升肌力和运动的控制能力，促进感觉神经恢复，应用运动疗法（包括关节松动训练）提高各关节活动度，以作业疗法＋手功能训练改善上肢及手的精细运动，应用电动起立床使其及早适应站立位，以减重支持系统训练改善下肢功能障碍及步行能力，等速肌力训练（右上、下肢）以提高患侧肌力，诱发主动运动，改善肢体运动功能，提高步行能力及日常生活活动能力。同时避免过度劳累，注意监测心功能。

2021 年 9 月 14 日患者出院前康复评定，评定结果如下：

Barthel 指数（45 分）：二便 20 分，修饰 0 分，用厕 5 分，吃饭 5 分，转移 5 分，活动 5 分，穿衣 5 分，上楼梯 0 分，洗澡 0 分。Berg 平衡量表：5 分。Fugl-Meyer 运动功能评分（37 分）：上肢 17 分，下肢 20 分。改良 Ashworth 评分：左侧上肢屈肌群张力 2 级，左下肢肌张力 1+ 级。

医案解读：《金匮要略·中风历节病脉证并治》有言："邪入于腑，即不识人；邪入于脏，舌即难言，口吐涎。"中风患者肝肾不足，气血亏虚，瘀血、痰浊等病理产物难以排出，阻滞脑络、舌窍，以致舌窍经络失养，又气虚导致温煦功能降低，阳气不能周运全身，发声器官不得温养，发音功能受到抑制，而发为本病。该患者左半身不遂 2 年，言语不清，不能独立行走。舌质暗红，苔薄黄，脉弦细。故四诊合参，本病症属肝肾不足，日久后肝肾亏虚，无力行血，邪阻经络，气血运行不畅，而致半身不遂。病为中风、中经络，证属肝肾不足。病位在脑，与肝肾相关。本方重用山药、山茱萸补益肝肾，四君子汤益气补脾，外加陈皮、半夏、远志、石菖蒲等化痰，共奏补益肝肾之功效。

眼针带针康复取穴：① 根据眼针脏腑辨证取穴原则，患者发病日久后气血亏虚，无力行血，邪阻经络，气血运行不畅而致半身不遂。病为中风、中经络，证属气虚血瘀。病位在脑，与肝肾相关，故眼针取肝穴、肾穴；②根据眼针三焦病位取穴原则，患者左侧上肢、下肢肢体活动不利，上肢病变，归属上焦区，下肢病变，归属下焦区，故眼针取上焦区、下焦区治疗；③根据眼针观眼取穴原则，观察该患者眼部络脉，见肾区，上、下焦区脉络曲张怒张，可见病势较重。络脉颜色鲜红，提示病势正在发展。综合三项眼针取穴原则，本病例取双侧上焦区、下焦区、肝穴、肾穴行眼针治疗。

第二节　痿证医案

一、痿证（脾胃虚弱，兼下焦湿热证）

病情概述：患者王某，男，63岁，2年半前出现右足无力，症状逐渐累及小腿、大腿。1年半前于中国医科大学附属盛京医院，诊断为腰椎间盘突出症伴椎管狭窄，行手术治疗后患者出现左侧下肢无力，肌肉萎缩，行走费力，7个月前行肌电图提示延髓段、颈段、腰骶段、部分胸段支配肌肉呈广泛性神经源性损害。2个月前患者出现右手无力，骨间肌萎缩，声音嘶哑，再次就诊于中国医科大学附属盛京医院，复查肌电图仍提示颈、胸、腰、骶段神经根所支配肌肉呈神经源性损害。患者高血压病史10余年，最高180/110mmHg，血压控制不佳。冠心病病史3年，近期无胸闷不适症状。诊见患者双下肢不能站立、行走，右手抓握力弱，说话声音嘶哑，饮食，小便黄，大便溏，睡眠差。舌质淡红，苔薄黄，脉滑。

神经内科查体：神志清楚，语言流利，声音嘶哑，伸舌居中，无舌肌萎缩及纤颤，咽反射正常。颈软，脑膜刺激征阴性。右上肢近端肌力5级，远端肌力5-级，右下肢近端肌力3级，远端肌力2级，左上肢肌力5级，左下肢近端肌力3级，远端肌力1级。双侧深、浅感觉无异常。双侧指鼻试验、轮替试验正常，跟-膝-胫试验速度缓慢。BCR（L++，R++），TCR（L++，R++），PTR（L++，R++），ASR（L++，R++）。Babinski征（L-，R-）。

中医诊断： 痿证（脾胃虚弱，兼下焦湿热证）。

西医诊断： ① 运动神经元病 - 进行性脊肌萎缩；② 伴高血压病三级（极高危）；③ 冠状动脉粥样硬化性心脏病；④ 稳定型心绞痛。

颅脑 MRI+MRA（图 6-6）示：脑内多发腔梗及脱髓鞘。左侧筛窦小囊肿可能大。头 MRA 未见异常。

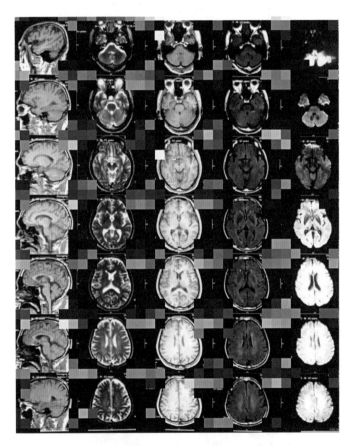

图 6-6　颅脑 MRI+MRA

颈椎 MRI 平扫（图 6-7）示：C3/4 椎体脂肪块。颈 C3—C7 椎间盘膨出，伴轻度椎体终板炎。颈椎退行性变。

腰椎 MRI 平扫（图 6-8）示：腰椎术后改变。腰 1 椎体压缩骨折可能大。

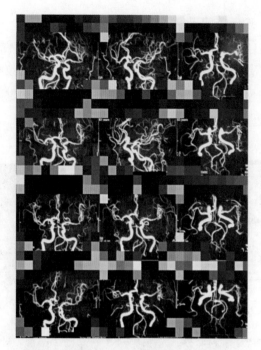

图 6-7　颈椎 MRI 平扫

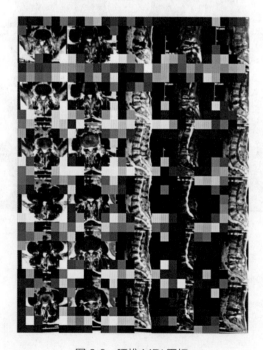

图 6-8　腰椎 MRI 平扫

肌电图（图 6-9）示：所检延髓段、颈段、腰骶段、部分胸段支配肌肉呈广泛性神经源性损害（失神经损害及慢性神经再支配损害共存），注意前角细胞病变，建议 6 个月至 1 年后复查。

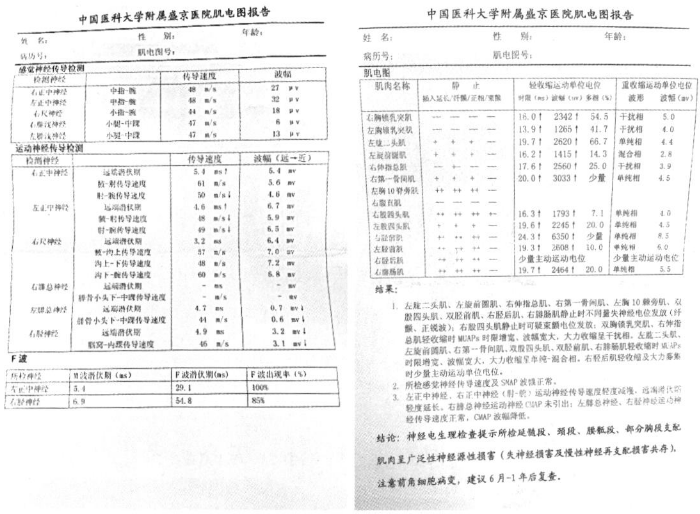

中国医科大学附属盛京医院肌电图报告

姓 名： 性 别： 年龄：

病历号： 肌电图号：

感觉神经传导检测

检测神经		传导速度	波幅
右正中神经	中指-腕	48 m/s	27 μv
左正中神经	中指-腕	48 m/s	32 μv
右尺神经	小指-腕	44 m/s	18 μv
右腓浅神经	小腿-中踝	47 m/s	6 μv
左腓浅神经	小腿-中踝	47 m/s	13 μv

运动神经传导检测

检测神经		传导速度	波幅（远→近）
右正中神经	远端潜伏期	5.4 ms↑	5.4 mv
	腋-肘传导速度	61 m/s	5.6 mv
	肘-腕传导速度	50 m/s↓	4.6 mv
左正中神经	远端潜伏期	4.6 ms↑	6.7 mv
	腋-肘传导速度	48 m/s↓	5.9 mv
	肘-腕传导速度	49 m/s↓	6.5 mv
右尺神经	远端潜伏期	3.2 ms	6.4 mv
	腋-沟上传导速度	57 m/s	7.0 mv
	沟上-下传导速度	48 m/s	7.2 mv
	沟下-腕传导速度	60 m/s	6.8 mv
右腓总神经	远端潜伏期	- ms	- mv
	腓骨小头下-中踝传导速度	- m/s	- mv
左腓总神经	远端潜伏期	4.7 ms	0.7 mv↓
	腓骨小头下-中踝传导速度	44 m/s	0.6 mv↓
右胫神经	远端潜伏期	4.9 ms	3.2 mv↓
	腘窝-内踝传导速度	46 m/s	3.1 mv↓

F 波

所检神经	M 波潜伏期（ms）	F 波潜伏期(ms)	F 波出现率（%）
左正中神经	5.4	29.1	100%
右胫神经	6.9	54.8	85%

中国医科大学附属盛京医院肌电图报告

姓 名： 性 别： 年龄：

病历号： 肌电图号：

肌电图

肌肉名称	静止				轻收缩运动单位电位			重收缩运动单位电位	
	插入延长	纤颤	正相	束颤	时限（ms）	波幅（uv）	多相（%）	波形	波幅（mv）
右胸锁乳突肌	—	—	—	—	16.0↑	2342↑	54.5	干扰相	5.0
左胸锁乳突肌	—	—	—	—	13.9↑	1265↑	41.7	干扰相	4.0
左肱二头肌	+	+	+	—	19.7↑	2620↑	66.7	单纯相	4.4
左旋前圆肌	+	+	+	—	16.2↑	1415↑	14.3	混合相	2.8
右伸指总肌	—	+-	—	—	17.6↑	2560↑	25.0	干扰相	3.9
右第一骨间肌	+	+	+	—	20.0↑	3033↑	少量	单纯相	4.5
左胸 10 脊旁肌	++	++	++	—					
右腹直肌	—	—	—	—					
右股四头肌	++	++	++	+-	16.3↑	1793↑	7.1	单纯相	4.0
左股四头肌	+	+	+	—	19.6↑	2245↑	20.0	单纯相	4.5
右胫前肌	++	++	++	—	24.3↑	6350↑	少量	单纯相	8.5
左胫前肌	++	++	++	—	19.3↑	2608↑	10.0	单纯相	6.0
右胫后肌	++	++	++	—	少量主动运动电位			少量主动运动电位	
右腓肠肌	++	++	++	—	19.7↑	2464↑	20.0	单纯相	5.5

结果：

1. 左肱二头肌、左旋前圆肌、右伸指总肌、右第一骨间肌、左胸 10 棘旁肌、双股四头肌、双胫前肌、右胫后肌、右腓肠肌静止时不同量失神经电位发放（纤颤、正锐波）；右股四头肌静止时可疑束颤电位发放；双胸锁乳突肌、右伸指总肌轻收缩时 MUAPs 时限增宽、波幅宽大，大力收缩呈干扰相。左肱二头肌、左旋前圆肌、右第一骨间肌、双股四头肌、双胫前肌、右腓肠肌轻收缩时 MUAPs 时限增宽、波幅宽大，大力收缩呈单纯-混合相。右胫后肌轻收缩及大力募集时少量主动运动单位电位。
2. 所检感觉神经传导速度及 SNAP 波幅正常。
3. 左正中神经、右正中神经（肘-腕）运动神经传导速度轻度减慢，远端潜伏期轻度延长。右腓总神经运动神经 CMAP 未引出；左腓总神经、右胫神经运动神经传导速度正常，CMAP 波幅降低。

结论：神经电生理检查提示所检延髓段、颈段、腰骶段、部分胸段支配肌肉呈广泛性神经源性损害（失神经损害及慢性神经再支配损害共存），注意前角细胞病变，建议 6 月-1 年后复查。

图 6-9 肌电图报告

肌电图（图 6-10）示：颈、胸、腰、骶段神经根所支配肌肉呈神经源性损害，注意广泛性运动神经元损害，注意前角细胞病变。

生化（2017 年 9 月 29 日）：肌酸激酶（CK）668U/L，肌酸激酶同工酶（CKMB）36U/L，羟丁酸脱氢酶 229U/L，乳酸脱氢酶同工酶 5（LDH5）13.9%。入院后复查生化：肌酸激酶（CK）1 081U/L，肌酸激酶同工酶（CKMB）35.3U/L，羟丁酸脱氢酶 222U/L，乳酸脱氢酶（LDH）299U/L。双下肢静脉彩超示（2018 年 4 月，于辽宁中医药大学附属医院）：双侧下肢静脉血管结构及血流未见异常。

2018 年 5 月 21 日患者入院予第一次康复评定，评定结果：

改良 Barthel 指数（50 分）：二便 20 分、个人卫生 5 分、用厕 2 分、进食 10 分、床 - 轮椅转移 3 分、步行 0 分、穿衣 10 分、洗澡 0 分、上楼梯 0 分，属中度依赖；Holden 步行能力分级：1 级。

根据康复评定结果制定患者康复治疗计划。近期目标：改善患者肢体

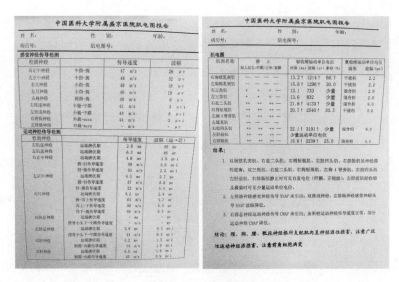

图 6-10　肌电图报告

功能，提高患者日常生活能力。远期目标：提高患者生活能力，回归家庭，参与部分社会功能。

治疗方案： 西医药物治疗予降压、降脂、抗血小板聚集、营养神经等治疗。

中医治疗以补益脾胃，兼以清热利湿、滋阴活络为原则，予眼针、中药口服、体针、头皮针治疗。针刺眼针取双侧上焦区、下焦区、脾胃区、肝穴，头针取双侧顶颞前斜线，体针取百会、四神聪、廉泉、夹廉泉、双合谷、双内关、双足三里、双三阴交、双太冲。头针、体针留针 30 分钟，进行眼针带针康复疗法。中药口服汤剂以四妙散合生脉饮加减，处方为：

牛膝 15g	薏苡仁 30g	苍术 15g	黄柏 15g
知母 10g	太子参 15g	麦冬 15g	五味子 10g
白茅根 30g	生地黄 15g	白芍 30g	杜仲 15g
当归 15g	赤芍 15g	木瓜 25g	丝瓜络 20g
忍冬藤 15g	首乌藤 15g		

康复治疗方案： 运动疗法（全身肌力训练）以改善患者运动功能，以

作业疗法＋手功能训练改善上肢及手的精细运动，应用电动起立床使其及早适应站立位，以减重支持系统训练促进肢体运动功能恢复。以吞咽功能训练＋电子生物反馈疗法改善患者语言功能。

2018 年 6 月 19 日患者出院前康复评定，评定结果：

改良 Barthel 指数（62 分）：包括二便 20 分、个人卫生 5 分，用厕 5 分，进食 10 分，床 - 轮椅转移 5 分，步行 5 分，穿衣 10 分，洗澡 2 分，上楼梯 0 分，属中度依赖。

患者出院时可站立，并在一人辅助下缓慢短距离行走，右手握力稍差，说话声音嘶哑，下肢浮肿减轻，偶有左侧臀部及大腿后部肌肉不自主颤动，饮食、二便正常，睡眠差。出院时双下肢轻度水肿，左侧较明显。神志清楚，语言流利，声音嘶哑，伸舌居中，无舌肌萎缩及纤颤，咽反射正常。颈软，脑膜刺激征阴性。右上肢近端肌力 5 级，远端肌力 5- 级，右下肢近端肌力 3 级，远端肌力 3- 级，左上肢肌力 5 级，左下肢近端肌力 3 级，远端肌力 2 级。双侧深、浅感觉无异常。双侧指鼻试验、轮替试验正常，跟 - 膝 - 胫试验速度缓慢。BCR（L++，R++），TCR（L++，R++），PTR（L++，R++），ASR（L++，R++），Babinski 征（L-，R-）。

医案解读：《诸病源候论》云："手足不随者，由体虚腠理开，风伤于脾胃之经络也，脾主一身之肌肉，脾气虚弱，即肌肉虚，受风邪所侵，故不能为胃通行水谷之气，致四肢肌肉无所禀受。"脾胃虚损，气血生化乏源，筋脉肌肉失于濡养，发为痿证。《医宗必读》指出"一有此身，必资谷气，谷入于胃，洒陈于六腑而气至，和调于五脏而血生，而人资之以为生者也，故曰后天之本在脾。"脾主肌肉，肌肉之精之约束，脾脏气血亏虚，清阳不升，肢体失去濡养，故痿弱不能用。本例患者以右足无力，症状逐渐累及小腿、大腿，结合四诊辨病为脾胃虚弱之痿证。病变部位在筋脉肌肉，但根源在五脏虚损，治以补中益气，健脾升清。

眼针带针康复取穴：① 根据眼针脏腑辨证取穴原则，该病患者肢体不利且伴有神疲乏力，少气懒言。脾为后天之本，气血生化之源，气血充养肌肉及四肢百骸，脾与胃互为表里，共同作用达后天荣养之功，故选取眼针的脾穴及胃穴，以振奋气血，恢复肢体活力。② 根据眼针三焦病位取穴原则，患者右足无力，症状逐渐累及小腿、大腿，故眼针取下焦区治疗。③根据眼针观眼取穴原则，观察患者眼球脉络，其脾胃区脉络变化尤为明显，该区脉络根部粗大，尤其以白睛边缘处脉络明显，渐向前则逐渐变细。此种形状多属于顽固性疾病。且颜色浅淡，为气血不足之表现。综合三项眼针取穴原则，眼针取上焦区、下焦区、脾穴、胃穴治疗。

眼针带针康复将彭氏眼针疗法和现代康复的治疗作用有机结合，实现了疗效的最大化。因其操作方便、安全、疗效确切，更容易为患者所接受，具有良好的依从性。彭氏眼针疗法不仅在脑卒中的康复治疗中疗效显著，我们也尝试将其用于其他神经系统疾病的康复治疗，收获了满意疗效，值得今后进一步探索。

运动神经元病的康复注意事项：康复训练不宜过量，避免患者过度劳累而加重病情；加强心理疏导，尽量减轻患者本人的悲观情绪；训练中和日常活动中应注意安全，避免患者单独活动，预防跌倒发生。加强康复护理，尤其是伴有严重吞咽障碍的患者，应加强营养摄入，避免吸入性肺炎。彭氏眼针疗法在患者康复的过程中起到了使人体恢复气血阴阳平衡的作用，为康复训练创造一个良好的"内环境"，最终使患者的气血阴阳失衡状态和功能障碍都得到最大程度的恢复。

二、痿证（湿热浸淫证）

【病例】

病情概述：患者李某，男，60岁，4年前无明显诱因出现睡眠中行为异常，大喊大叫、手脚乱动，随后出现走路不稳，四肢无力，进行性加重伴有言语笨拙。3年半前就诊于当地医院，经系统检查及MRI诊断为"多系统萎缩"，1周前上述症状自觉加重。诊见患者肢体困重，言语謇涩，四肢痿软无力，尤以下肢、两足痿弱为甚，兼见微肿，手足麻木，偶有双侧上肢震颤，喜凉恶热，呛咳少痰，胸脘痞闷，小便赤涩热痛。舌红，苔黄腻，脉滑数。

神经系统查体：神志清楚，表情呆滞，语言欠流利，属构音障碍，理解力正常，记忆力、计算力减退。双眼睑无下垂，双侧眼球向各个方向运动充分，无眼震，双侧瞳孔等大正圆，直径约4mm，对光反射灵敏。双侧额纹及鼻唇沟正常，无舌肌萎缩及纤颤。悬雍垂右偏，伸舌右偏，颈软，无抵抗，Kernig 征（−），Brudzinski 征（−）。四肢肌力 4 级，肌张力正常，偶见双上肢震颤。深浅感觉未见确切异常，双侧指鼻试验、跟 - 膝 - 胫试验欠稳准，行走时步基增宽，四肢腱反射亢进，Babinski 征（L−，R−）。

辅助检查： 颅脑 MRI 示双侧额叶皮层下及侧脑室旁可见散发点片状等 / 稍长 T1、稍长 T2 信号，脑室系统扩大，小脑脑沟增宽，脑桥见"十字征"；脑桥、双侧桥臂及小脑半球体积缩小。中线结构无移位。颅内各大动脉及静脉窦流空信号存在。左侧蝶窦见长 T2 信号；左侧上颌窦黏膜增厚。提示颅脑 MR 符合多系统萎缩表现。脑内散在缺血灶。左侧上颌窦炎；蝶窦黏膜下囊肿。

中医诊断： 痿证（湿热浸淫证）。

西医诊断： ① 多系统萎缩；② 左侧上颌窦炎；③ 蝶窦黏膜下囊肿；④ 震颤。

治疗方案： 西医药物治疗予降压、营养脑神经治疗。中医以清热利湿、通利经脉为治疗原则，予眼针、体针、头皮针。眼针取脾穴、肺穴、上焦区、下焦区（均双侧）。头针取双侧运动区。体针取脾俞、血海、足三里、上巨虚、太冲。

患者接受治疗 4 周后，四肢无力症状较入院时明显改善（神经内科查体：四肢肌力 4+ 级），肿势减弱，语言较前流利。上肢仍有震颤症状，但发作频率较前大幅降低，发热胸闷、小便涩痛症状较前减轻，二便不能自理。

医案解读：《素问·痿论》载："有渐于湿，以水为事，若有所留，居处相湿，肌肉濡渍，痹而不仁，发为肉痿。"外湿侵袭，筋骨肌肉受到影响，发而为痹，气血不通，而致痿证。《医林绳墨》云："痿之一症，全在湿热……热伤于气，不能舒畅其筋，故短而为拘挛者矣。"湿伤气血，无以润养筋骨，筋脉弛长而为痿弱。本证患者以肢体困重，言语謇涩，四肢痿软无力为主证，结合舌脉，证属湿热浸淫之痿证。患者湿热内蕴，湿热阻滞经脉气机，气血不行，经脉挛缩，肌肉不仁，故发本病。病位在筋脉肌肉，与肺、脾有关。治以清热利湿，通利经脉。

眼针带针康复取穴： ① 根据眼针脏腑取穴原则，《张氏医通》"大都起于阳明湿热，内蕴不清，则肺受热，乘而日槁，脾受湿淫而日溢，遂成上枯下湿之候"，指出湿热所致的痿证病机为湿邪从阳明中焦而起，湿热上蒸于肺，而致肺热，脾受湿邪侵袭而无以润养肌肉筋骨，故眼针选用脾穴、肺穴；② 根据眼针三焦病位取穴原则，患者四肢痿软无力，病程迁延，其中上肢病变归属上焦区，下肢病变归属下焦区，发挥眼针远端取穴优势，选取上焦区、下焦区治疗；③ 根据眼针观眼取穴原则，观察患者眼球脉络，脉络由脾区延伸至下焦区，脾区根部形色俱淡，则说明病已传入下焦，脾经的疾病已逐渐减轻。综合三项取穴原则，眼针选用双侧脾穴、肺穴、上焦区、下焦区治疗。

眼针刺法： 予眼针运动疗法。患者病程较长，病情较重，予双刺之法以增眼针之疗效。在脾穴、肺穴、上焦区、下焦区行沿皮横刺法，并在针旁的同一方向再刺入一针，效果颇佳。患者久病体虚，因经络麻痹，病程较久，病势较重，刺入后常无得气感，遂每次行眼针时，均多次刺入，使患者有麻酸胀重或温热、清凉或欲流眼泪等感觉，证明患者已得气，针刺方能生效。

三、痿证（脾胃虚弱证）

【病例 1】

病情概述： 患者，女，23 岁，一个半月前出现发热，到当地医院查肺CT 示：肺炎。经抗感染治疗后退热，35 天前出现双下肢无力症状，并逐渐加重。又出现双上肢无力，呼吸困难症状，转到当地其他医院，诊断为吉兰 - 巴雷综合征。经给予丙种球蛋白，激素冲击治疗，营养周围神经等对症治疗，出院时仍遗留四肢无力症状。诊见患者四肢痿软无力、麻木，神疲乏力，倦怠懒言，偶有头晕，情绪焦虑，夜寐一般，纳差，二便正常。舌淡，苔薄白，脉细弱。

神经内科查体： 神志清楚，语言流利，理解力、记忆力、定向力均正常，计算力减退。双眼睑无下垂，双侧眼球向各个方向运动充分，无眼震，双侧瞳孔等大正圆，直径约 4mm，对光反射灵敏。双侧额纹及鼻唇沟正常，无舌肌萎缩及纤颤。颈软，无抵抗，Kernig 征（-），Brudzinski

征（－）。双侧上肢近端肌力 3- 级，远端肌力 2 级，肌张力减低，双侧下肢近端肌 2- 级，远端肌力 2- 级，肌张力减低。深浅感觉未见确切异常，指鼻、跟 - 膝 - 胫试验双侧稳准。四肢腱反射消失，Babinski 征（L-，R-）。

辅助检查： 心电图示窦性心律。电脑血糖测定示 7.6mmol/L。肌电图示左尺运动神经传导速度减慢，诱发电位波幅近端降低；左尺神经感觉神经传导速度正常，诱发电位波幅降低；左右腓总神经运动神经传导速度正常，远端潜伏期延长，诱发电位波幅明显降低；左尺神经 F 波传导速度正常，出现率降低。

中医诊断： 痿证（脾胃虚弱证）。

西医诊断： 吉兰 - 巴雷综合征。

治疗方案： 西医药物治疗予口服营养神经药物对症治疗。中医治疗以补中益气、健脾升清为原则，予眼针、体针及头针治疗。

康复治疗方案： 运动疗法、关节松动训练、等速肌力训练、低频电治疗以改善肢体活动功能。

患者治疗一个月后，肢体无力症状较前明显改善（神经内科查体：双侧上肢近端肌力 3 级，远端肌力 3 级，双侧下肢近端肌力 3 级，远端肌力 4- 级），双侧肌张力较前增高，可在家属搀扶下缓慢行走。精神状态较入院时改善，头晕症状减轻，无失眠、纳差症状。

医案解读：《素问·痿论》："阳明虚，则宗筋纵，带脉不引，故足痿不用也"，脾胃病则湿盛，水气泛滥，怠惰嗜卧，四肢不收。《灵枢·本神》所谓："脾气虚则四肢不用"，脾胃亏虚，中气下陷，则肢体软弱无力，甚则行动不便，伴肌肉萎缩，神疲乏力。本患者为青年女性，双下肢痿软无力，突然加重，证见四肢麻木、无力，神疲乏力，倦怠懒言，情绪焦虑，夜寐一般，纳差，二便正常。舌质淡，苔薄白，脉细弱。四诊合参证属素体虚弱，工作劳累，气血亏虚，肌肉筋脉失荣，而致痿证，为虚证。病位在胸腹以下及双下肢，与脾胃相关。治以补中益气，健脾升清。

眼针带针康复取穴： ① 根据眼针脏腑辨证取穴原则，患者脾胃虚弱，当取脾穴及胃穴以振奋气血充养五脏，五脏安则肢体强，故眼针选择脾穴和胃穴治疗。② 根据眼针三焦病位取穴原则，患者四肢痿软无力、麻木，上肢病变，病位归属上焦区，下肢病变，病位归属下焦区，故眼针取上焦区、下焦区治疗。③ 根据眼针观眼取穴原则，观察患者眼部络脉，脾胃区及中焦区络脉出现曲张，由根部延伸，中间转折曲张，甚至怒张。提示病情病势较重。络脉颜色浅淡，是气血不足或气血凝滞的表现，属于虚证、寒证。综合三项眼针取穴原则，本病例取双侧脾穴、胃穴、上焦区、下焦区行眼针治疗。

眼针刺法：予眼针运动疗法，在取穴区行点刺法，即在选好的穴位上，一手按住眼睑，患者自然闭眼，在穴区轻轻点刺五次到七次，以不出血为度，每日两次。该患者为青年女性，对针刺较为恐惧，尤其以眼针尤甚。为使患者更好接受眼针治疗，予点刺之法，减轻患者痛苦，并保证治疗效果。

患者于外院确诊为吉兰 - 巴雷综合征，即慢性炎症性脱髓鞘性多发性神经病，是一种自身免疫性疾病，引发自身免疫的机制尚不明确。临床表现为进行性对称性麻痹，四肢无力，不同程度的感觉障碍。本病与急性吉兰 - 巴雷综合征相鉴别，后者起病 1 ~ 3 周前多有呼吸道胃肠道感染史或疫苗接种史，病情 2 周左右达峰，脑脊液中可见蛋白细胞分离，神经活检可见到髓鞘脱失。而慢性吉兰 - 巴雷症状进展超过 8 周，神经活检可见反复阶段性髓鞘脱失与再生呈"洋葱头"状。本病累及面神经时可出现面神经麻痹，与特发性面神经麻痹相比，本病多表现为双侧面神经麻痹，后者多为单侧。糖皮质激素为治疗首选，也可予免疫球蛋白注射或免疫抑制剂，B 族维生素等营养神经治疗。病情稳定后应早期进行康复治疗，以免出现失用性肌肉萎缩。

【病例 2】

病情概述：患者赵某，女，23 岁，一个半月前出现发热，到当地医院查肺 CT 提示肺炎。经抗感染治疗后退热，随后出现双下肢无力症状，并逐渐加重。又出现双上肢无力、呼吸困难症状，转到当地其他医院，诊断为吉兰 - 巴雷综合征。经给予丙种球蛋白，激素冲击治疗，营养周围神经等对症治疗，出院时仍遗留四肢无力症状。诊见患者四肢痿软无力、麻木，神疲乏力，倦怠懒言，偶有头晕，情绪焦虑，夜寐一般，纳差，二便正常。舌淡，苔薄白，脉细弱。

神经内科查体： 神志清楚，神疲乏力，倦怠懒言，四肢肌力 4 级。跟腱反射减弱，四肢腱反射减弱，神经根刺激征阳性。

中医诊断： 痿证（脾胃虚弱证）。

西医诊断： 吉兰 - 巴雷综合征。

2018 年 3 月 9 日患者入院予第一次康复评定，评定结果：

改良 Barthel 指数（75 分）：二便 20 分、个人卫生 5 分、用厕 10 分、进食 10 分、步行 10 分、穿衣 10 分、洗澡 5 分、上楼梯 5 分。

根据康复评定结果制定患者康复治疗计划。近期治疗目标：改善患者肢体功能，提高患者日常生活能力，改善患者情志状态。远期治疗目标：提高患者生活能力，回归家庭，回归社会。

治疗方案： 西医药物治疗予营养神经等治疗。中医治疗以补中益气、健脾升清为原则。针刺头针取双侧运动区，体针取双侧脾俞、血海、足三里、上巨虚、太冲。眼针带针康复疗法取眼针穴区脾穴、胃穴、上焦区、下焦区（均双侧）。

康复治疗方案： 眼针带针状态下进行日常运动疗法以改善患者运动功能，作业疗法及手功能训练以改善上肢及手的精细运动，等速肌力训练结合电动起立床和低频电治疗以增强患者肌力。

2018 年 4 月 6 日患者出院前康复评定，评定结果如下：

改良 Barthel 指数（85 分）：二便 20 分、个人卫生 5 分、用厕 10 分、进食 10 分、步行 15 分、穿衣 10 分、洗澡 5 分、上楼梯 10 分。

治疗 4 周后，患者自觉麻木感减轻，四肢肌力略有改善，精神状态有所提高，焦虑情绪有明显缓解，饮食睡眠基本恢复正常。舌淡，苔薄白，脉细。出院后 3 个月电话视频随访，患者可以独自一人安全出行，生活完全自理，改良 Barthel 指数 85 分。

医案解读： 《三因极一病证方论》中说："若随情妄用，喜怒不节，劳佚兼并，致内脏精血虚耗，荣卫失度，发为寒热，使皮血、筋肉、肌肉痿弱，无力以运动，故致痿躄。"明医家王肯堂认为情志和外邪是导致痿证发生的重要因素，情志所伤或外感六淫邪气，损及五脏，则发为筋、脉、肉、皮、骨五痿，并对《内经》中关于痿证的病因病机进行了进一步的分析和阐述，重点论述了治痿独取阳明治疗理论的重要性，他认为诸痿之病，未有不因阴阳虚而得者，阳明虚，于五脏无所察，则不能行血气，营阴阳，濡筋骨，利关节，气海无所受，则卫气不能温分肉，血海无所受，则上下内外络脉空虚。清代医家李中梓则认为痿证的病因根源在于肝肾，肝肾乃人体藏血藏精之脏，精血充盈方能筋骨强健，精血亏虚则筋骨无以运养，发为痿证，治疗上要以补肝益肾为法，灵活变通。本患者为青年女性，双下肢痿软无力，突然加重，平素神疲乏力，倦怠懒言，情绪焦虑。舌质淡，苔薄白，脉细弱。四诊合参，证属素体虚弱，工作劳累，气血亏虚，肌肉筋脉失荣，而致痿证，治以补中益气，健脾升清。

眼针带针康复取穴：① 根据眼针脏腑辨证取穴原则，患者脾胃虚弱，当取脾穴及胃穴以振奋气血充养五脏，五脏安则肢体强，故眼针选择脾穴和胃穴治疗。② 根据眼针三焦病位取穴原则，患者四肢痿软无力、麻木，上肢病变，病位归属上焦区，下肢病变，病位归属下焦区，故眼针取上焦区、下焦区治疗。③ 根据眼针观眼取穴原则，观察患者眼部络脉，脾胃区及中焦区络脉出现曲张，由根部延伸，中间转折曲张，甚至怒张。提示病情病势较重。络脉颜色浅淡，是气血不足或气血凝滞的表现，属于虚证、寒证。综合三项眼针取穴原则，本病例取双侧脾穴、胃穴、上焦区、下焦区行眼针治疗。

【病例 3】

病情概述：患者李某，女，44 岁，3 周前出现胸骨以下感觉异常，休息 3 天后无好转，继而出现双下肢无力，就诊于中国医科大学附属第一医院，行脊髓 MRI、CTA 及免疫相关检查，住院对症治疗，初步诊断为"脊髓炎，视神经脊髓炎谱系疾病，自身免疫性甲状腺疾病，腰椎间盘突出症"。经改善循环，营养神经，激素冲击治疗，患者病情好转，目前留有双下肢肌无力，伴有麻木刺痛，行走不稳，偶有大便不能控制，日常生活能力差，舌质淡，苔薄黄，脉细弱。

神经内科查体：神志清楚，语言流利，理解力、记忆力、定向力、计算力均正常，视力、听力粗测正常，双眼睑无下垂，双侧眼球向各个方向运动充分，无眼震，双侧瞳孔等大正圆，直径 3mm，对光反射灵敏。鼻唇沟对称，无舌肌萎缩及纤颤。颈软，无抵抗，Kernig 征（－），

Brudzinski 征（−）。双下肢肌力 4− 级。双下肢肌张力正常，轻度肌萎缩。脐以下痛觉过敏，BCR（L++，R++），TCR（L++，R++），PTR（L++，R++），ASR（L++，R++），Babinski 征（L−，R−）。

辅助检查： 腰椎 MRI 示腰椎退行性改变，L3—S1 椎间盘突出。胸椎 MRI 平扫＋增强提示 T1 水平脊髓异常信号影，脱髓鞘病。

中医诊断： 痿证（脾胃虚弱证）。

西医诊断： ① 视神经脊髓炎谱系疾病；② 腰椎间盘突出。

2021 年 6 月 7 日患者入院予第一次康复评定，评定结果如下：

改良 Barthel 指数（40 分）：二便控制 10 分，修饰 5 分，用厕 5 分，吃饭 5 分，转移 5 分，活动 5 分，穿衣 5 分，上楼梯 0 分，洗澡 0 分。Berg 平衡量表总分：19 分。感觉平面位于 T10，运动平面位于 L2，ASIA 评级为 D。

根据康复评定结果制定患者康复治疗计划。近期目标：改善患者肢体运动功能、平衡功能、日常生活能力，改善步行能力。远期目标：提高患者生活能力，回归家庭，参与部分社会功能。

治疗方案： 西医药物治疗予免疫抑制剂、营养神经等治疗。中医治疗以益气养血、健脾和胃为原则。中药汤剂予肾着汤合六君子汤合六味地黄丸加减。针刺治疗，每日一次。眼针取穴双侧脾穴、中焦区、下焦区。头皮针取穴双侧运动区、感觉区。体针取穴双侧脾俞、血海、足三里、上巨虚、太冲。

康复治疗方案： 每日行截瘫肢体综合训练、关节松动训练、运动疗法（步态平衡功能训练）、减重支持系统训练、运动疗法（器械训练）、牵引（悬吊治疗）以改善肢体运动功能，提高步行能力。行雷火灸（关元，双足三里）以培补气血、促进排便。

2021 年 7 月 5 日患者出院前康复评定，评定结果：

改良 Barthel 指数（60 分）：二便控制 10 分，修饰 5 分，用厕 5 分，吃饭 5 分，转移 15 分，活动 15 分，穿衣 5 分，上楼梯 0 分，洗澡 0 分。Berg 平衡量表总分：22 分。感觉平面位于 T10，运动平面位于 L2，ASIA 评级为 D。

与入院时相比较，患者肢体运动功能、平衡功能、日常生活能力都有明显改善，嘱患者出院后坚持康复锻炼。

　　医案解读： 最早记载痿证的论著是《黄帝内经》，其中《素问·痿论》中较为详尽地论述了痿证的病因病机、证候分类、临床症状和治疗方法。关于痿证的病因病机，《内经》认为痿证的发生与素体情志不畅、外感湿热淫邪有着密不可分的关系，由于上述原因可引起脏腑气热，损伤津液及气血，致使经脉不通，筋肉失其养分，不足为用，发为痿证。李杲从脾胃中焦脏腑论治，提出痿证的主要病因是湿热过盛，究其根源关乎脾土，脾胃湿热，则土脏气盛而乘于肾水，肾主骨，肾气不足则发为痿证，他在《脾胃论·脾胃盛衰论》中指出："脾病则下流乘肾……则骨乏无力，是为骨痿。"治以补益脾肾，故予中药汤剂与肾着汤合六君子汤合六味地黄丸加减，处方为：

茯苓 20g	麸炒白术 15g	干姜 10g	炙甘草 10g
杜仲 15g	牛膝 15g	党参片 15g	黄芪 20g
盐巴戟天 15g	山药 20g	山茱萸 20g	熟地黄 20g
陈皮 10g	清半夏 10g	麦冬 15g	枸杞子 15g

　　眼针带针康复取穴： ① 根据眼针脏腑辨证取穴原则，患者平素脾胃虚弱，气血不足，筋脉失养，脏腑辨证与脾胃有关，故眼针取穴双侧脾穴。② 根据眼针三焦病位取穴原则，患者双下肢痿软无力。上肢病变，归属上焦区，下肢病变，归属下焦区，加之脾胃在中焦，故眼针取中焦区、下焦区治疗。根据两项眼针取穴原则，本病例取穴双侧脾穴、中焦区及下焦区行眼针治疗。

【病例 4】

　　病情概述： 患者，女，55 岁，入院 1 年前无明显诱因出现左侧上肢麻木无力症状，2 周前上述症状加重，当地行肌电图检查示"左侧肌皮神经、运动神经传导速度减慢，诱发电位波幅降低，左桡神经、感觉神经诱发电位未引出"。诊见患者左侧上肢麻木无力，肩关节不能外展与上举，肘关节屈伸不灵活，左手指活动尚可，神疲乏力，少气懒言，夜寐可，纳差，二便正常。面色萎黄，舌淡，苔薄白，脉细弱。

神经内科查体：神志清楚，语言流利，理解力、计算力、定向力均正常，双眼睑无下垂，双侧眼球向各个方向运动充分，无眼震，双侧瞳孔等大正圆，直径约 4mm，对光反射灵敏。鼻唇沟对称，无舌肌萎缩及纤颤。颈软，无抵抗，Kernig 征（−），Brudzinski 征（−）。左侧上肢肌力 3 级，左侧下肢肌力 5 级。右侧上肢、下肢肌力 5 级。四肢肌张力正常。左侧上肢共济运动欠稳准，痛觉减退，温度觉灵敏。BCR（L+，R++），TCR（L+，R++），PTR（L++，R++），ASR（L++，R++），Babinski 征（L−，R−）。

辅助检查：心电图示正常。电脑血糖测示 7.0mmol/L。

中医诊断：痿证（脾胃虚弱证）。

西医诊断：臂丛神经损伤。

治疗方案：西医药物治疗营养周围神经药物对症治疗。中医以补中益气、健脾升清为治疗原则，予眼针、体针、头皮针。针刺方案：眼针取上焦区、下焦区、脾穴、胃穴（均双侧）；头针取双侧感觉区；体针取脾俞、血海、足三里、上巨虚、太冲。予以熥疗治疗（左侧肩髎、曲池、大陵）以改善肢体麻木症状。

患者接受治疗 4 周后，左侧上肢肌力增强，手臂麻木症状明显改善，关节活动较入院时灵活，持物能力明显加强。精神状态较入院时好转。

医案解读：《素问·痿论》曰："阳明者，五脏六腑之海，主润宗筋……各补其荥而通其俞，调其虚实，和其逆顺，筋、脉、骨、肉各以其时受月，则病已矣。"脾胃为后天之本，气血生化乏源而致亏虚，筋肉失去濡养，而发痿证。《医宗必读》云："一有此身，必资谷气，谷入于胃，洒陈于六腑而气至，和调于五脏而血生，而人资之以为生者也，故曰后天之本在脾。"脾主一身之肌肉，脾气虚弱，即肌肉虚，故不能为胃通行水谷之气，致四肢肌肉无力。本例患者以手臂麻木无力为主要症状，结合舌脉，证属脾胃虚弱之痿证。病变部位在筋脉肌肉，但根底在于五脏虚损，遵循"治痿独取阳明"原则，治以补中益气，健脾升清。

眼针带针康复取穴：① 根据眼针脏腑辨证取穴原则，该病患者肢体不利且伴有神疲乏力，少气懒言。脾为后天之本，气血生化之源，气血充养肌肉及四肢百骸，脾与胃互为表里，共同作用达后天荣养之功，故选取眼针的脾穴及胃穴，以振奋气血，恢复肢体活力。② 根据眼针三焦病位取穴原则，患者左侧上肢肢体麻木，关节屈伸不利，上肢病变，病位归属上焦区，故眼针取上焦区治疗。③ 根据眼针观眼取穴原则，观患者察眼球脉络，其脾胃区脉络变化尤为明显，该区脉络根部粗大，尤其以白睛边缘处脉络明显，渐向前则逐渐变细。此种形状多属于顽固性疾病。且颜色浅淡，为气血不足之表现。综合三项眼针取穴原则，眼针取上焦区、下焦区、脾穴、胃穴治疗。

眼针刺法：该患者眼针治疗采用眶缘平刺，予眼针带针康复疗法，留针期间进行运动疗法、作业疗法、等速肌力训练及跑台训练，每日行眼针带针康复疗法 4 ~ 6 小时。治疗疗程 2 周。眼睛出血不同于其他部位，血未流出而瘀积在球结膜下就会引起眼珠赤红或肿胀，数日乃至十余日才能恢复。眶内针刺是无痛的，但要手法熟练，刺入准确，手法不熟时，切勿轻试。

【病例 5】

病情概述： 患者，女，53 岁，1 年半前无明显诱因出现小便不畅，双下肢酸痛，被诊断为"肾炎"。3 个月后双下肢无力症状加重，就诊多家医院分别被诊断为"膝关节滑膜炎""脊髓炎"，接受针灸、理疗及激素等治疗均未见好转。后于当地医院行胸椎 MRI，示 T8—T11 见异常信号，脊髓血管畸形可能性大，诊断为"脊髓动静脉瘘"，8 个月前到北京宣武医院全麻下行硬脊膜动静脉瘘切断术，术后右下肢无力症状明显好转。诊见患者双下肢无力，可独立室内行走 30 米，大小便无力，神疲乏力，倦怠懒言，偶有气短，夜寐一般，纳可，小便少，大便干。病来无发热及神志障碍，无头痛及恶心呕吐。面色㿠白，舌质淡，苔薄白，脉细弱。

神经内科查体： 神志清楚，语言流利，理解力、计算力、定向力均正常。MMT 示左侧髋屈 - 伸 4+-4+ 级，左侧膝屈 - 伸 4-4 级，左侧踝背伸 - 趾屈 1-3 级。四肢肌容积正常。改良 Ashworth，左侧股四头肌 2 级，小腿三头肌 2 级。Tardieu 分级，左踝 v1-2 级 –20°；v3-2 级 –5°，坐位平衡 3 级，站立平衡 3 级。Berg 平衡量表 49 分。深浅感觉检查正常。BCR（L+++，R++），TCR（L+++，R++），PTR（L+++，R++），ASR（L+++，

R++), 踝阵挛 (−), 膝阵挛 (−), Babinski 征 (L+, R+)。ADL 评分 100 分。

辅助检查: 心电图示窦性心律。电脑血糖测定示 6.0mmol/L。胸椎 MR 示 T8—T11 见异常信号, 脊髓血管畸形可能性大。

中医诊断: 痿证 (脾胃虚弱证)。

西医诊断: 脊髓动静脉瘘。

治疗方案: 西医药物治疗予口服营养神经药物对症治疗。中医治疗以补中益气、健脾升清为治疗原则, 予针灸治疗。眼针取脾穴、胃穴、上焦区、下焦区 (均双侧)。头针取双侧感觉区。体针取脾俞、血海、足三里、上巨虚、太冲。予雷火灸 (双足三里, 关元、中极、百会) 以调理气血。

康复治疗方案: 予运动疗法、截瘫肢体综合训练、等速肌力训练、低频脉冲电治疗以改善肢体活动功能。

患者治疗 1 个月后, 下肢无力症状较入院时明显改善 (神经内科查体: 右侧下肢肌力 5− 级, 左侧下肢肌力 5− 级), 小便无力症状改善尤其明显, 无乏力气短现象, 精神状态良好。

医案解读:《三因极一病证方论》云 "痿躄则属内脏精气不足所为也", 脾胃乃后天之本, 气血化生之源, 人体五脏六腑、四肢百骸有赖于脾胃运化水谷精微的滋养, 脾病则四肢不用, 故痿证与脾胃有关。《脾胃虚实传变论》所言 "脾胃之气既伤, 而元气亦不能充, 此诸病之所由生也", 脾胃为元气之根源, 元气又为一身之根本, 脾胃伤则元气无以滋养而衰败, 元气衰则疾病丛生。肌肉者, 脾土之所生也, 脾气盛则肌肉丰满而充实, 反之肌肉瘦削、痿软无力并伴有肢体活动受限。该患者为中年女性, 症见双下肢无力, 偶有小便无力, 后背部疼痛, 神疲乏力, 倦怠懒言, 偶有气短, 夜寐一般, 纳可, 小便少, 大便干。面色㿠白, 舌质淡, 苔薄白, 脉细弱。四诊合参, 证属年过半百, 气血亏虚, 肌肉筋脉失荣, 而致痿证, 为虚证。病位在胸腹以下及双下肢, 与脾胃相关。治以补中益气, 健脾升清。

予患者中医配合康复治疗取得满意效果, 在行普通体针的基础上, 加眼针治疗。

眼针带针康复取穴: ① 根据眼针脏腑辨证取穴原则, 患者年过半百,气血亏虚，脾胃虚弱。脾胃为气血生化之源，气血不足，肢体痿软无力。眼针应取脾穴及胃穴以振奋气血充养五脏，五脏安则肢体强。② 根据眼针三焦病位取穴原则，患者双下肢无力，大小便无力，病位归属下焦，眼针取下焦区治疗。③ 根据眼针观眼取穴原则，观察患者眼部络脉，脾区及下焦区分岔较多，此种现象出现在眼球上部，眼球下部有时亦出现。说明病势不稳定容易变化。络脉红中带黄，是病势减轻之象。综合三项眼针取穴原则，本病例取双侧脾穴、胃穴、上焦区、下焦区行眼针治疗。

眼针刺法：予眼针运动疗法，采用眶缘平刺并行双刺法。用平刺针法，刺入一针之后可在针旁同一方向再刺入一针，以加强疗效。取得可喜效果。

患者经过早期的康复治疗和眼针针刺，在短时间内最大程度地恢复了功能，患者本人及家属均对治疗效果表示满意。用实际证明了早期康复的重要性和眼针对于急性期患者的神奇疗效。

四、痿证（肝肾亏虚证）

病情概述： 患者，女，60 岁，1 月前无明显诱因出现左下肢痿软无力，曾于当地医院门诊就诊，查肌电图示左侧腓深神经、腓总神经、胫神经完全性损害，诊断为腓神经损害。口服甲钴胺片后症状未见好转，且有逐渐加重之势。诊见左侧下肢体痿软无力，走路时呈跨阈步态，左足趾背屈不能，不能久立，腰膝酸软，伴有眩晕耳鸣，舌咽干燥，夜寐可，纳可，二便正常。舌质红，苔少，脉细数。

神经内科查体： 神志清楚，语言流利，理解力、计算力、定向力均正常，记忆力减退。双眼睑无下垂，双侧眼球向各个方向运动充分，无眼震，双侧瞳孔等大正圆，直径约 4mm，对光反射灵敏。鼻唇沟对称，无舌肌萎缩及纤颤。颈软，无抵抗，Kernig 征（-），Babinski 征（-）。左侧下肢体肌力 4+ 级，左侧上肢肢体肌力 5 级，右侧肢体肌力 5 级。四肢肌张力正常。左侧下肢共济运动欠稳准，前外侧及足背部痛温觉减退。BCR（L++，R++），TCR（L++，R++），PTR（L++，R++），ASR（L++，R++），Babinski 征（L-，R-）。

辅助检查： 心电图示窦性心律。电脑血糖测定示 4.8mmol/L。

中医诊断：痿证（肝肾亏虚证）。

西医诊断：神经损害。

治疗方案：西医药物治疗予肌内注射营养神经药物对症治疗。中医治疗以补益肝肾、滋阴清热为原则，予眼针、体针、头皮针、雷火灸。眼针取肝穴、肾穴、下焦区（均双侧）。头针取双侧感觉区。体针取脾俞（左侧）、血海（左侧）、足三里（左侧）、上巨虚（左侧）、太冲（左侧）。予雷火灸外治（双足三里、双血海）。

康复治疗方案：低频脉冲电治疗（腓总神经、拇长伸肌腱、趾长伸肌腱）以改善患者肌力。

患者治疗2周后，左侧下肢痿软无力症状较前明显改善（神经内科查体：左侧下肢体肌力5-级），可正常行走1公里左右，偶有走路左偏现象，但不明显，可自行纠正。左下肢痛觉及温觉减退症状亦有缓解。眩晕耳鸣、舌咽干燥症状减轻。

医案解读：《脾胃论》云"夫痿者，湿热乘肝肾也""湿热相合，阳气日以虚，阳气虚则不能上升，而脾胃之气下流，并于肾肝"。患者体内湿邪为患，湿性重浊趋下，故湿热之邪能下乘肝肾，损伤肝肾气血，致其亏虚。《临证指南医案·痿》曰："盖肝主筋，肝伤则四肢不为人用而筋骨拘挛。肾藏精，精血相生，精虚则不能灌溉诸末，血虚则不能营养筋骨……此不能步履、痿弱筋缩之症作矣。"五脏六腑不足皆可致痿，其中因素体肾虚，或久病损肾，或房劳过度，劳役太过，罢极本伤，阴精亏损，水亏火旺，筋脉失养，均可渐成痿证。本例患者起病缓慢，渐见肢体痿软无力，尤以下肢明显，腰膝酸软，不能久立，甚至步履全废，腿胫大肉渐脱，或伴有眩晕耳鸣，舌咽干燥，结合四诊为肝肾亏虚、阴虚内热之肝肾亏虚型痿证。该病病位在筋脉肌肉，与肝、肾相关。治以补益肝肾，滋阴清热。

眼针带针康复取穴：① 根据眼针脏腑辨证取穴原则，该患者腿肌萎缩，不可任行，阴虚生内热，而伴见口干、尿黄略数，其病机在于肝肾不足，筋骨失养，日久而见。且该患者正步入中老年阶段，肝肾将亏，而肾藏精且肝藏血，本病应治以滋补肝肾，补益精血，故眼针选取肝穴及肾穴。② 根据眼针三焦病位取穴原则，肝、肾二脏病变归属下焦，患者左下肢痿软无力，下肢病位也归属于下焦。故眼针选取下焦区，以温补下焦，固本培元。③根据眼针观眼取穴原则，观察患者络脉，肝区、肾区分岔较多，说明病势不稳，仍可能继续加重，且肝区模糊成片，证明有肝郁之势。脉络颜色鲜红，提示新发之病，病症仍在发展，若治疗不及，则病势更重。综合三项取穴原则，本病例取双侧肝穴、肾穴、下焦区行眼针治疗。

眼针刺法：采用眶内刺法，并予眼针带针康复疗法。在眶内紧靠眼眶眼区中心刺入，均用直刺，针尖向眼眶方面刺入，进针 5～8mm，留针 30 分钟，日行 2 次，以增行针之力，效果令人满意。留针时予低频脉冲电治疗以快速恢复肢体功能。

五、痿证（脉络瘀阻证）

【病例 1】

病情概述：患者，男，60 岁，20 余年前因车祸 T11～T12 粉碎性骨折，肋骨骨折，遗留双下肢不能自主运动，大小便失禁，1 个月前自觉上述症状加重，伴有上肢麻木症状。诊见患者四肢痿弱，肌肉瘦削，上肢麻木，腰背痛甚，下肢肌肤甲错，纳可，二便不自知。舌痿不能伸缩，舌质淡暗，可见瘀点瘀斑，脉细涩。

神经内科查体：神志清楚，语言流利，理解力、记忆力、定向力、计算力均正常，视力、听力粗测正常，双眼睑无下垂，双侧眼球向各个方向运动充分，无眼震，双侧瞳孔等大正圆，直径约 3mm，对光反射灵敏。鼻唇沟对称，无舌肌萎缩及纤颤。颈软，无抵抗，Kernig 征（−），Brudzinski 征（−）。骶部运动消失，骶部感觉消失，双下肢肌力 0 级，深浅感觉消失。双下肢肌张力减弱，双下肢肌容积减小。BCR（L++，R++），TCR（L++，R++），PTR（L−，R−），ASR（L−，R−），Babinski 征（L+，R+）。

辅助检查：心电图正常。电脑血糖测定示 6.1mmol/L。

中医诊断：痿证（脉络瘀阻证）。

西医诊断：脊髓损伤。

治疗方案：中医治疗以益气养营、活血行瘀为治疗原则，予眼针、体针、头皮针、雷火灸治疗。眼针取上焦区、下焦区、肝穴、脾穴、心穴

（均双侧）。头针取感觉区。体针取脾俞、血海、足三里、上巨虚、太冲。予雷火灸外治（双风池、曲池、足三里、脾俞）。

康复治疗方案：予运动疗法改善患者肢体运动功能及日常生活能力，关节松动以提升关节灵活度，低频脉冲电治疗（双侧下肢、腰部）、干扰电（双下肢、腰部）增强患者肌力。

患者于治疗2个月后，背部疼痛症状显著缓解，但下肢痿软无力症状无明显改善。双下肢肌容积有所增加，肌肤甲错症状也较入院时好转，二便不自知。

医案解读：《血证论》云"瘀血在经络脏腑之间，则周身作痛，以其堵塞气之往来，故滞碍而痛，所谓痛则不通也。""凡有所瘀，莫不壅塞气道，阻滞气机"。患者既往外伤瘀血，脉络阻滞，气血不通，筋肉无以濡养而四肢痿弱发病。《灵枢·寒热病》指出："身有所伤，血出多及中风寒，若有所堕坠，四肢懈惰不收，名曰体惰。"外伤出血，影响四肢功能及运动功能。该患者为外伤后脊髓损伤，时间已有20余年，治疗难度极高。可以说恢复下肢肌力及知觉几无可能。但针对患者兼证可有治疗价值。患者久病，气虚无力推动血行，血凝闭阻静脉，经脉瘀阻不通则痛，且患者长期卧床，背部受压，血瘀更加明显，是以背部疼痛尤甚。证属外物所伤，腰脊受损，瘀血阻络，新血不生，肢体失养所致。病位在腰脊筋脉，治以益气养营，活血行瘀。可与偏枯相鉴别，偏枯亦称半身不遂，是中风症状，病见一侧上下肢偏废不用，但常伴语言謇涩、口舌歪斜等症状，可以此鉴别。应用低频脉冲电治疗、干扰电被动刺激肌肉收缩，防止肌肉进一步萎缩。配合眼针益气养营，活血行瘀。

眼针带针康复取穴：① 根据眼针脏腑辨证取穴原则，患者病久入络，气血瘀滞不畅，脉道不利，四肢失于濡养。肝主疏泄，通调一身之气机；心主血脉，病后失调，气机虚弱，津液凝聚，瘀阻脉络；脾主运化，久病累积，脾阳虚衰，精微不达四末。故选取眼针选取肝穴、脾穴及心穴治疗。② 根据眼针三焦病位取穴原则，患者常年双下肢不能自主运动，后伴有上肢麻木，上肢及下肢病变分别归属上焦及下焦，故眼取上焦区和下焦区。③ 根据眼针观眼取穴原则，观察患者眼部络脉，脾胃及中焦、下焦区由白睛边缘处络脉粗大，渐向前则逐渐变细。提示该病属于顽固性疾病。络脉颜色浅淡,是气血不足及气血凝滞的表现,属于虚证、寒证。综合三项眼针取穴原则,本病例取双侧上焦区、下焦区、肝穴、脾穴、心穴行眼针治疗。

眼针刺法:予眼针运动疗法,针法上应用眶内外配合刺法。在选好的眼穴上,眶内、眶外各刺 1 针,以求更佳疗效。治疗后,患者自诉背部疼痛难忍之症状明显缓解。

【病例 2】

病情概述:患者赵某,女,61 岁。4 年前出现行走不稳,走路左偏,2 年前出现尿频、头晕、饮水呛咳症状,半年前出现排便无力症状。曾就诊于当地医院,诊断为"多系统萎缩"。近半年病情有所加重,遂就诊于中国人民解放军总医院,予丁苯酞改善线粒体功能,维生素 B_1、B_{12} 营养神经,辅酶 Q10 改善能量代谢,多巴丝肼片改善椎体外系症状等治疗后病情平稳出院。出院后仍遗留双侧下肢体无力,语言不清,排便无力。诊见双侧肢体无力,四肢痿弱,肌肉瘦削,手足麻木不仁,四肢青筋显露,头晕,语言不清,大便排便无力,小便失禁,伴有肌肉活动时隐痛不适。舌痿,伸缩不利,舌质淡暗,可见瘀点瘀斑,脉细涩。

神经内科查体:神志清楚,构音障碍,理解力、记忆力减退,定向力、计算力正常,视力、听力粗测正常,双眼睑无下垂,双侧眼球向各个方向运动充分,无眼震,双侧瞳孔等大正圆,直径约 3mm,对光反射灵敏。鼻唇沟对称,无舌肌萎缩及纤颤。颈软,无抵抗,Kernig 征(−),Brudzinski 征(−)。左上肢肌力 5− 级,左下肢肌力 4 级,右上肢肌力 4 级,右下肢肌力 4 级,四肢肌张力增高。BCR(L++,R++),TCR(L++,R++),PTR(L−,R−),ASR(L−,R−),Babinski 征(L−,R−)。右手指鼻试验欠稳准,双手轮替笨拙,双侧跟 - 膝 - 胫试验不稳。

辅助检查:头 MR 示桥脑萎缩,不典型"十字征"。胸椎 MR 示第五胸椎异常信号影。肛门括约肌电图示肛门括约肌神经源性损害。心电图正常。电脑血糖测定示 7.8mmol/L。

中医诊断:痿证(脉络瘀阻)。

西医诊断:多系统萎缩。

　　治疗方案： 西医治疗予口服加静脉滴注营养神经药物对症治疗。中医治疗以益气养营、活血行瘀为治疗原则，予针刺及雷火灸治疗。针刺方案：眼针取上焦区、下焦区、肝穴、脾穴、心穴（均双侧）。头针取双侧感觉区。体针取脾俞、血海、足三里、上巨虚、太冲。予雷火灸外置（风池、曲池、足三里、脾俞）。

　　康复治疗方案： 予运动疗法提升患者运动功能，偏瘫肢体综合训练改善患者肢体活动度，应用等速肌力训练、作业疗法、关节松动训练、手功能训练以改善患者肢体运动功能、步行能力，以电动起立床、减重支持系统训练以促进肢体运动功能恢复。

　　患者接受治疗一个月后，四肢肌力较入院时增加（神经内科查体：左侧肢体肌力 5 级，右侧肢体肌力 4+ 级），手足无麻木症状、肌肉不适症状减轻。大便无力症状明显改善，小便失禁症状亦有所缓解，头晕症状减轻，语言较入院清晰。

　　医案解读：《医学衷中参西录》："痿证之大旨，当分为三端，有肌肉痹木，抑搔不知疼痒者……有因身之筋拘挛，而不能伸者……有筋非拘挛，肌肉非痹木，惟觉骨软不能履地者。"痿证的病因主要有三点：筋肉失养而致肌肤麻木、气虚血瘀而致筋脉拘挛、骨髓枯涸而致骨不用。患者病程缓慢，以双侧肢体无力、头晕、语言不清、大便排便无力、小便失禁为主要症状。证属久病体虚，四肢痿弱，气虚血瘀，筋脉失养，脉络瘀阻之痿证。病位在脑，与肝、脾、心相关。治以益气养营，活血行瘀。

　　眼针带针康复取穴： ① 根据眼针脏腑辨证取穴原则，患者痿病日久，气血瘀滞不畅，脉道不利，四肢失于濡养。肝主疏泄，通调一身之气机；心主血脉，病后失调，气机虚弱，津液凝聚，瘀阻脉络；脾主运化，久病累积，脾阳虚衰，精微不达四末。故选取眼针选取肝穴、脾穴及心穴治疗。② 根据眼针三焦病位取穴原则，患者双侧肢体无力，四肢痿弱，青筋显露，手足麻木。上肢、下肢病变，病位分别归属上焦、下焦，故眼针选用上焦区、下焦区治疗。③ 根据眼针观眼取穴原则，观察患者眼部脉络，肝区、脾区脉络颜色浅淡，是气血不足的表现，属于虚证。心区脉络清晰色淡，是气血凝滞的表现，脾胃区络脉红中带黄，黄色与五行中的土、脏腑中的脾胃相对应，因"脾为后天之本""有胃气则生"，故红中带黄为胃气渐复、病势减轻之象。综合三项眼针选穴原则，此病例眼针选用上焦区、下焦区、肝穴、脾穴、心穴治疗。

第三节　颤证医案

一、颤证（气血亏虚证）

病情概述：患者王某，女，84岁。患者1年前出现双手见轻微静止性震颤，查示右侧额叶侧脑室体前角旁见斑点状低密度影，脑室系统轻度扩大，脑沟、脑裂增宽、加深，中线结构居中。曾确诊为帕金森病。现患者头摇肢颤，动作迟缓，在床上翻身费力，表情淡漠，语言不清，面色㿠白，神疲乏力，动则气短，心悸健忘，眩晕，纳呆。舌质淡红，苔薄白而滑，脉沉细无力。

神经内科查体：见双侧指鼻试验、轮替试验、跟-膝-胫试验稍笨拙。

中医诊断：颤证（气血亏虚证）。

西医诊断：帕金森病。

2020年7月7日患者入院后康复评定小组予患者康复评定，评定结果如下：

改良Barthel指数（70分）：二便控制20分，修饰5分，用厕5分，吃饭5分，转移10分，活动10分，穿衣5分，上楼梯5分，洗澡5分。

根据康复评定结果制定患者康复治疗计划。近期目标：改善患者肢体功能，提高患者日常生活能力，改善肢体功能，改善吞咽功能，进行语言功能训练，提高言语功能。远期目标：提高患者生活能力，回归家庭，参与部分社会功能。

治疗方案：西医治疗予疾病修饰类药物等治疗。中医治疗以益气养血、濡养筋脉为原则。中药予补血益气为主内服。眼针取穴脾穴、胃穴、肝穴、心穴、上焦区、下焦区。体针取穴风池、曲池、合谷、足三里、太冲。

康复治疗方案：眼针带针状态下进行日常运动疗法、作业疗法以改善患者肢体功能，提高平衡功能，手功能训练加强手精细运动，等速肌力训练、电动起立床等改善生活能力。进行语言训练，改善言语功能，提升语言交流能力。

2020年8月5日患者出院前康复评定，评定结果如下：

改良Barthel指数（80分）：二便控制20分，修饰5分，用厕5分，吃饭10分，转移10分，活动10分，穿衣10分，上楼梯5分，洗澡5分。

与治疗前相比，治疗后患者自理能力进一步提高，可独立进食以及穿衣等日常活动。出院后3个月电话视频随访，患者日常生活能力明显提高。

医案解读：《证治准绳·诸风门·颤振》说："颤，摇也；振，动也。筋脉约束不住而莫能任持，风之象也……亦有头动而手足不动者……手足动而头不动者，皆木气太过而兼火之化也。"不仅指出了本病的临床特征，而且概括了本病的病机为"筋脉约束不利"，病与肝木风火有关。帕金森病主要表现为运动迟缓、强直以及震颤等。多数学者经研究后认为此病可能是因为丘脑底核出现过度兴奋从而加强苍白球腹后部位置的震颤细胞。帕金森病在进行治疗的过程中需要考虑原发疾病，单用西药进行治疗效果并不显著。多数学者认为帕金森的病理机制是本虚标实，年龄、情志、久病及肾诸因素导致患者的肝肾阴虚、气血两虚是本病最根本的病理基础，也是形成内风痰火瘀的基本根源。表现为震颤、僵直、行动徐缓等症状的原因是在本虚基础上形成内风痰火瘀等病理改变的结果。内风痰火瘀是相互影响的病理因素，相互影响的共同通路是经脉，最终的病理结局是筋脉失养。

患者汤药予人参养荣汤加减。人参养荣汤始载于《太平惠民和剂局方》，由白芍三两，当归、陈皮、黄芪、肉桂心（去粗皮）、人参、白术（煨）、甘草（炙）各一两，熟地黄（制）、五味子、茯苓各七钱半，远志（炒，去心）半两组成。本方主治积劳虚损、肺脾气虚、营血不足之证。方中用人参大补元气，补脾气，益肺气；白芍补血敛阴，两药相合，益气补血，共为君药。黄芪助人参补脾益肺，且能固表止汗；白术助人参健脾益气，且可燥湿，使脾健则气血生化有源；当归、熟地黄助白芍补血，共为臣药。陈皮理气健脾，使补血不滞，补气不壅；茯苓健脾渗湿，且又宁心安神；五味子敛阴止汗，配合人参、黄芪可益气固表，加强补肺养心的作用；远志养心安神；肉桂心温阳活血，与方中补气、补血药相伍，可温阳化气，鼓舞气血生长；生姜、大枣调补脾胃，共为佐药。炙甘草益气健脾，调和诸药，为佐使之用。《景岳全书》云："盖人之始生，本乎精血之原；人之既生，由乎水谷之养。非精血无以成形体之基，非水谷无以成形体之壮……精血之海，又必赖后天为之资。"人体各种生理功能皆以气血为基础与根本，而气与血的化生主要依靠人体之水谷精气，根源则为脾胃对水谷的运化功能。正如《脾胃论·脾胃盛衰论》中所云："百病皆由脾胃衰而生也。"

眼针带针康复取穴：① 根据眼针脏腑辨证取穴原则，肝藏血主筋，血虚筋脉失养，则风动而颤故选肝穴以平肝息风；脾为气血生化之源，主四肢、肌肉，患者已步入老年，脾胃渐损，脾虚则生化不足，不能濡养四肢筋脉，故眼针选用脾穴、胃穴补益气血以灌溉四肢百骸。心气推动和调控血液运行，输送营养物质于全身脏腑，心气不足则推动无力，形体官窍失于濡养，故眼针选心穴以充实心气。② 根据眼针三焦病位取穴原则，患者双手轻微静止性震颤，伴有下肢无力，行走困难，上肢病变，病位归属上焦区，下肢病变，病位归属下焦区，故眼针取上焦区、下焦区治疗。综合两项眼针取穴原则，本病例取脾穴、胃穴、肝穴、心穴、上焦区、下焦区，行眼针治疗。予埋针法，在眼区穴位埋皮内针，在埋针状态下行各项康复运动，以达到增强康复效果之目的。

二、颤证（肝风内动证）

病情概述：患者张某，女，71 岁。患者 3 年前出现头部震颤，行检查未见异常，症状持续加重。曾先后就诊于中国医科大学附属第一医院，应用多巴丝肼片等未见好转，予营养神经等对症治疗。为求中医系统治疗就诊于我院门诊。现症见头部震颤，偶有左上肢颤抖，自觉双手乏力，双下肢轻度水肿，口渴，欲饮热水，无口苦，夜寐差，大便干，每日 1 次，小便频，舌质淡红，苔薄白而滑，脉沉细无力。

既往史：高血压病史 3 年余，最高时血压 170/100mmHg，自服苯磺酸氨氯地平片 5mg，每日 1 次。

神经内科检查：意识清楚，智能正常，语言流利，脑神经检查未见异常。四肢肌力5级，肌张力正常。双侧指鼻试验、轮替试验、跟-膝-胫试验稍笨拙。BCR（L++，R++），TCR（L++，R++），ASR（L++，R++），PTR（L++，R++），共济运动欠稳准。巴宾斯基征（－），脑膜刺激征（－），多发腔隙性脑梗死。ADL评分90分。Fugl-Meyer评分90分。立位平衡3级。

中医诊断：颤证（肝风内动证）。

西医诊断：特发性震颤。

治疗方案：中医治疗以镇肝息风、平肝潜阳为原则，予镇肝熄风汤为主，对症加减。眼针取穴心穴、肝穴、上焦区、下焦区。体针取穴风池、曲池、合谷、足三里、太冲。西医治疗以自服阿司匹林预防治疗，口服降压药等对症治疗。康复治疗以眼针带针康复疗法，提高生活能力。用呼吸法和想象法进行放松训练、双重任务训练，使患者专注执行等活动，同时进行心理康复等训练。

医案解读：特发性震颤是以震颤为唯一表现的常见运动障碍性疾病，发病机制和病理变化均未明了。本病隐匿起病，缓慢进展。部分患者饮酒后震颤可暂时减轻，情绪激动或紧张、疲劳、寒冷等可使震颤加重。中年以后，肾精渐亏，若加之劳欲太过，或药物所伤，致使肾气不足，肾精亏耗，肾水不能滋养肝木，筋脉失濡，木燥而生风，肾水不能上济心火，心神失主则筋不能自收持而生震颤。也有因情志郁怒伤肝，气机不畅，阳气内郁化热生风而致。

中药予以滋阴息风，平肝止颤：

白芍 30g	天冬 10g	玄参 10g	浙贝母 10g
醋五味子 6g	龙骨 30g	牡蛎 30g	炒麦芽 10g
牛膝 10g	连翘 10g	炙甘草 12g	生地黄 20g
桃仁 10g	炒枳壳 6g	赤芍 10g	柴胡 12g
丹参 20g	桔梗 6g	夏枯草 20g	蒲公英 20g
炒鸡内金 18g	炒酸枣仁 15g	太子参 10g	麦冬 10g

眼针带针康复取穴： ① 根据眼针脏腑辨证取穴原则：肝藏血主筋，血虚筋脉失养，则风动而颤故选肝穴以平肝息风；心气推动和调控血液运行，输送营养物质于全身脏腑，心气不足则推动无力，形体官窍失于濡养，故眼针选心穴以充实心气。② 根据眼针三焦病位取穴原则：患者头部震颤，伴有下肢水肿，头部病变，病位归属上焦区，下肢病变，病位归属下焦区，故眼针取上焦区、下焦区治疗。综合两项眼针取穴原则，本病例取肝穴、心穴、上焦区、下焦区，行眼针治疗。予埋针法，在眼区穴位埋皮内针，在埋针状态下行各项康复运动，以达到增强康复效果之目的。

第四节　其他医案

一、痹证（痰瘀痹阻证）

病情概述： 患者李某，女，46岁。一个半月前突然出现腰部及左下肢疼痛，呈持续性，于当地医院查脊髓MR示脊髓病。经当地医院保守治疗，出院时仍有腰部及左下肢疼痛症状。肌肉关节刺痛，固定不移，关节僵硬变形，屈伸不利，面色黧黯，眼睑浮肿，小便频，大便干。舌质紫暗，有瘀斑，舌苔白腻，脉弦涩。

神经内科查体： 意识清楚，智能正常，语言流利，双侧瞳孔等大正圆，直径左3mm，右3mm，对光反射存在，双侧眼球向各个方向运动灵活，无眼震，伸舌居中，四肢肌力5级，肌张力正常，BCR（L++，R++），TCR（L++，R++），PTR（L++，R++），ASR（L++，R++），共济运动及深浅感觉未见明确障碍，巴宾斯基征（左−，右−），双侧霍夫曼征（−），脑膜刺激征（−）。

辅助检查： 即时血糖测定6.4mmol/L。心电图正常。腰椎MR示脊髓病。

中医诊断： 痹证（痰瘀痹阻证）。

西医诊断： 脊髓变性。

2021年6月22日患者入院后予第一次康复评定，评定结果如下：

改良Barthel指数（75分）：二便控制20分、如厕5分、进食10分、床-轮椅转换10分、行走10分、穿衣5分、洗浴5分、梳洗5分、上楼梯 5 分，属中度依赖。

　　根据康复评定结果制定患者康复治疗计划。近期目标：改善患者肢体疼痛、提高患者日常生活能力。远期目标：提高患者生活能力，回归家庭，参与部分社会功能。

　　治疗方案：西医以常规营养神经等药物治疗。中医治疗以化痰祛瘀，蠲痹通络为原则，予眼针带针康复疗法取双侧脾穴、下焦区针刺。头针取感觉区。雷火灸双侧足三里、双侧脾俞。

　　2021 年 7 月 20 日患者出院前进行康复评定，评定结果如下：

　　改良 Barthel 指数（93 分）：二便控制 20 分、如厕 10 分、进食 10 分、床 - 轮椅转换 15 分、行走 10 分、穿衣 10 分、洗浴 5 分、梳洗 5 分、上楼梯 8 分，属轻度依赖。

　　患者入院治疗 2 周后，腰部及左下肢疼痛、肌肉关节刺痛症状明显改善，关节活动较入院时见灵活，眼睑肿势消退，二便正常。

　　医案解读:《诸病源候论·风病诸候》说："由血气虚，则受风湿。"《济生方·五痹历节》也说："皆因体虚，腠理空疏，受风寒湿气而成痹也。"正气不足，无力祛邪外出，病邪稽留而病势缠绵。脾主运化水湿，脾胃失调故体内水液代谢失常，水聚成湿，湿聚成痰。痰浊闭阻经脉气血不得通达，故生疼痛。病位在经脉，累及肢体、关节、肌肉、筋骨。治以化痰祛瘀，蠲痹通络。该患者的治疗以眼针为主要治疗手段。

　　眼针带针康复取穴：① 根据眼针脏腑辨证取穴原则，本病症属痰瘀闭阻，患者脾胃失调故水聚成湿，湿聚成痰，所以选用彭氏眼针疗法中的脾穴，使脾运化相得，痰瘀分消；② 根据眼针三焦病位取穴原则，患者腰部及左下肢疼痛，下肢属于下焦的范畴，故眼针选择下焦区以通脉宣痹；③ 根据眼针观眼取穴原则，观察患者眼球络脉，脾区、下焦区脉络根部粗大，由白睛边缘处脉络粗大，渐向前则逐渐变细。络脉颜色浅淡，提示气血不足、气血凝滞。综合三项眼针取穴原则，本病例取双侧脾穴、下焦区行眼针治疗。

　　眼针刺法：眼针采用眶缘平刺，予眼针带针康复疗法。找准脾区及下焦区的经区界限，向应刺的方向沿皮刺入，可刺入真皮达到皮下组织中，不可再深。每区两穴的界限不可超越。经治疗后，效果显著。

痹证是临床常见的病症，其发生与体质因素、气候条件、生活环境有密切关系。正虚卫外不固是痹证发生的内在基础，感受外邪为引发本病的外在条件。风、寒、湿、热、痰、瘀等邪气滞留机体筋脉、关节、肌肉，经络闭阻，不通则痛是痹证的基本病机。临床辨证应根据热象之有无，首先辨清风寒湿痹与热痹。风寒湿痹中，风邪偏盛者为行痹，寒邪偏盛者为痛痹，湿邪偏盛者为着痹。其治疗原则是祛风、散寒、除湿、清热和舒筋通络。病久耗伤气血，则注意调气养血，补益肝肾；痰瘀相结，当化痰行瘀，畅达经络；若寒热并存，虚实夹杂者，当明辨标本虚实而兼顾之。

本病预后与感邪的轻重、患者体质的强弱、治疗是否及时以及病后颐养等因素密切相关。一般来说，痹证初发，正气尚未大虚，病邪轻浅，采取及时有效的治疗，多可痊愈。若虽初发而感邪深重，或痹证反复发作，或失治、误治等，往往可使病邪深入，由肌肤而渐至筋骨脉络，甚至损及脏腑，病情缠绵难愈，预后较差。本病发生多与气候和生活环境有关，平素应注意防风、防寒、防潮，避免居暑湿之地。特别是居住寒冷地区或气候骤变季节，应注意保暖，免受风寒湿邪侵袭。劳作运动汗出肌疏之时，切勿当风贪凉，乘热浴冷。内衣汗湿应及时更换，垫褥、被子应勤洗勤晒。居住和作业地方保持清洁和干燥。平时应注意生活调摄，加强体育锻炼，增强体质，有助于提高机体对病邪的抵御能力。痹证初发，应积极治疗，防止病邪传变。病邪入脏，病情较重者应卧床休息。行走不便者，应防止跌仆，以免发生骨折。长期卧床者，既要保持患者肢体的功能位，有利于关节功能恢复，还要经常变换体位，防止褥疮发生。久病患者，往往情绪低落，容易产生焦虑心理和消化机能低下，因此，保持患者乐观心境和摄入营养、易于消化的饮食，有利于疾病的康复。

二、颅脑外伤（气虚血瘀证）

病情概述：患者林某，男，57 岁。入院前 1 个月发生车祸，导致全身多处外伤，当时意识不清，四肢无自主活动，急送当地医院急诊示颅骨骨折，小脑出血。行气管插管，呼吸机辅助呼吸，药物治疗等对症治疗后意识转清，病情稳定后出院。出院时仍遗留有左侧肢体活动不利，言语不利。

神经内科查体：意识模糊，混合性失语，构音障碍，理解力、定向力、记忆力、计算力均减退，右眼睑下垂，左鼻唇沟变浅，伸舌不配合。左侧肢体肌力 2 级，右侧肢体肌力 5 级。四肢肌萎缩。左侧指鼻试验、轮替试验、跟 - 膝 - 胫试验不能完成。BCR（L+++，R++），TCR（L+++，R++），PTR（L+++，R++），ASR（L+++，R++），Babinski 征（L+，R+），伸舌不配合。

辅助检查：头部 CT 提示小脑不规则高密度影，环池受压明显，脑组织肿胀，蛛网膜下腔见高密度影。

中医诊断：颅脑外伤（气虚血瘀证）。

西医诊断：脑外伤（恢复期）。

2021 年 9 月 1 日患者入院后予第一次康复评定，评定结果如下：

改良 Barthel 指数（25 分）：二便控制 20 分、如厕 0 分、进食 5 分、床 - 轮椅转换 0 分、行走 0 分、穿衣 0 分、洗浴 0 分、梳洗 0 分、上楼梯 0 分，属中度依赖。

根据康复评定结果制定患者康复治疗计划。近期目标：改善患者肢体功能，提高患者日常生活能力。远期目标：提高患者生活能力，回归家庭，参与部分社会功能。

治疗方案：西医治疗以常规改善脑循环、营养神经治疗。中医治疗以益气通络、活血化瘀为原则。眼针带针康复疗法取眼针穴区肾穴、脾穴、上焦区、下焦区。针刺体针取穴百会、廉泉、肩髃（左侧）、臂臑、曲池、手三里、外关、合谷、足三里、丰隆。

2021 年 9 月 30 日患者出院前进行康复评定，评定结果如下：

改良 Barthel 指数（52 分）：二便控制 20 分、如厕 5 分、进食 5 分、床 - 轮椅转换 5 分、行走 5 分、穿衣 5 分、洗浴 0 分、梳洗 5 分、上楼梯 2 分，属轻度依赖。

与入院时相比较，患者可在一定帮助下进行如厕、进食、行走等日常生活，患者康复信心大增，状态较入院时有明显好转（神经内科查体：左侧上下肢近端肌力 4- 级，远端肌力 4- 级）。左手握力增强，言语功能见好转，可说出简单词语。

医案解读：《灵枢》有云："脑为髓之海。"《素问·经脉》曰："人始生，先成精，精成而脑髓生。"《素问·五脏生成》曰："诸髓者，皆属于脑。"患者外伤后气血运行不畅，筋脉失养，加之长期卧床，久卧伤气，气虚不能行血，瘀血阻于脉络而致半身不遂，舌强语謇，肌肉瘦削。早期为"瘀"，后期"瘀虚"并重。病位在脑，与肾关系密切。故早期以活血通络、营养神经治疗为主，后期以补肾益精、化瘀通络为主。

眼针取穴依据： ① 根据眼针脏腑辨证取穴原则，脾胃为后天之本，肾为先天之本，后天脾胃运化的水谷之精填补肾精。患者已属老年，且患病已久，故补肾填髓应与培补脾胃协调共进。这般则可直接和间接填补肾精之亏。故眼针选用肾穴及脾穴调补先后之本。② 根据眼针三焦病位取穴原则，患者全身多处外伤，曾四肢无自主活动，后左半身不遂。上肢病变，病位归属上焦区，下肢病变，病位归属下焦区，故眼针取上焦区、下焦区并治，通达阴阳。综合两项眼针取穴原则，本病例取双侧肾穴、脾穴、上焦区、下焦区行眼针治疗。

眼针刺法：眼针采用眶缘平刺，予眼针带针康复疗法。眼针穴区埋针可以延长留针时间，并同时进行康复治疗，增加刺激，促进患者肢体功能的恢复。本例并非个例，眼针带针康复疗法对患者肢体运动障碍改善较大，经长时间临床应用验证，均取得明显疗效，减轻患者及家属的负担，增强家属治病的信心，为他们带来希望，值得应用推广。

第七章 彭静山经典医案

第一节 中风医案

【病例1】

病情概述：代某，男性，50岁，1976年10月8日来诊。左侧上、下肢不能活动已3天。先是上肢运动不灵，逐渐下肢也不好使，继则半身偏瘫，小便失禁。经沈阳市某医院诊断为脑血栓形成。诊见患者神志尚清楚，能说话。面色赤，舌赤，脉弦，左关脉独盛。血压200/110mmHg。

专科查体：左侧上、下肢运动功能0级。

诊断：中风。

治疗方案：眼针取双心、肝区，左侧上、下焦区，沿经区界限横刺至皮下。

针刺10分钟后，起针。血压160/80mmHg。左侧上、下肢均能抬起，由别人扶着可以走路。

第二次来诊，仍然扶着走进诊室，小便已能控制。左腿抬高试验，抬高20cm。针刺双侧上、下焦区，起针后抬腿至40cm，上肢可抬与乳平，自己蹲下，能站起来，不需扶着，自己能走路。以后逐渐好转。至11月22日，左半身运动已恢复，回家休养。后来随访患者已痊愈。

医案解读：肝主筋，肝阳盛则阴虚，肝主藏血，血不能养筋，故弛缓而不能动。"肝脉络阴器"，故小便失禁。看眼则肝及下焦区均有深赤色的络脉出现。

【病例2】

病情概述：于某，男性，58 岁，1977 年 2 月 28 日来诊。平素着急时则血压上升。十余日前正在吃饭时，突然左半身不能动，食少，便燥，说话尚清楚。用担架抬进诊室。诊见患者仰卧在担架上，左侧上、下肢瘫。神疲，面黄，舌质赤，无苔，六脉沉而有力。看眼双上、下焦区均有明显变化。血压 160/110mmHg。

专科查体：左侧上、下肢肌力功能 0 级。

中医诊断：中风。

治疗方案：眼针刺眶外双侧上、下焦区。

针刺入后，左侧上、下肢均能活动。

二诊：针前左腿能抬 57cm，刺双下焦区后，抬至 59cm。因睡眠不好，加刺双心区、左上焦区。

三诊：当天有反复，因为严重失眠，血压上升至 170/100mmHg，左半身又不能动了。针刺双上、下焦区后，即能活动，举臂抬腿。

四诊：针后能持续 1 小时，以后又不能活动，针双上、下焦区后，留针 60 分钟，起针后，在左侧上、下焦区及双肝区各埋藏皮内针一支。

从此左上、下肢能持续活动，睡眠逐渐安稳。遂去掉皮内针，只刺左上、下焦区。至 12 月 17 日，扶着能走路。12 月 20 日自己可以走十几步，上肢抬臂日渐其高。到 12 月 22 日，扶着能走 100 米，自己能上楼下楼。继续治疗到 3 月末，自己能走 500 米。

医案解读：对脑血栓形成偏瘫患者，针上、下焦区肢体活动不能持续较长时间的情况下，在眼区穴埋藏 3 号皮内针，则可持续活动。

【病例3】

病情概述：吴某，男性，50 岁，1977 年 3 月 3 日来诊。1976 年 9 月中旬精神发呆，反应迟钝，但仍能坚持工作。于 10 月 31 日突然右半身不遂，失语，持续五六分钟恢复。经过 23 天，又发生上述症状 1 次。前后共发作 6 次，最长时间隔 40 天。从 1977 年 2 月 1 日右半身不遂，言语不清，语无伦次，迄今。食少，大便燥结。用担架抬进诊室。诊见患者形体壮盛，面色赤，舌有黑苔，神情迟钝，六脉沉缓，右手合谷穴附近肌肉萎缩，大陵穴处比左腕萎缩 0.5cm。

中医诊断：中风。

治疗方案：眼针取双上、下焦区，右胆区。双横刺。

针后右腿抬高 33cm，扶着可以慢慢走几步。因上肢有肌肉萎缩现象，用芒针 1 次。内服补阳还五汤。共用眼针 6 次，扶着能走，上肢能抬，回本溪在家服药休养。

【病例4】

病情概述：郝某，男性，62 岁。于 1981 年 11 月 16 日来诊。家属代诉，右侧口眼喎斜、项强、语謇，一侧肢体活动障碍 5 天。经某医院诊为脑血栓形成，用曲克芦丁等药无效。诊见患者神清，语言不利，面赤，形体肥胖，右眼不能闭合，鼻唇沟变浅，示齿时右口角下垂。脉弦数，左手不能动。"观眼识病"见左上、下焦区显见血管曲张鲜红，右眼做倒睫术未查。血压 170/100mmHg。

专科查体：直腿抬高左 0cm、右 50cm。

中医诊断：中风。

治疗方案：针左眼上、下焦、胆区。

针刺后左手立即高举过头，左腿直腿抬高试验：45～70cm，可以自行走路。复针两次，诸症消失而痊愈。为巩固疗效，加用中药治疗。

医案解读：十二经脉直接间接都和眼睛有密切联系。眼球八区，通过脏腑，达于三焦。彭老通过观察万余患者的眼睛，认为华佗提出的由眼球的形色丝络可验知何脏腑受病确有根据。张洁古说："跷者捷疾也。"周学霆说："阳跷之脉，起于足跟，循内踝上行于身之左右。所以使机关之跷捷也。"目内眦、外眦属于阴、阳二跷。所以上焦、下焦分别当目之内外眦，起到捷疾的作用。针上焦下焦，有偏瘫患者针入立即举手抬腿离床行走，这与二跷脉之关系是不可分割的。

【病例5】

病情概述：阎某，男性，60 岁，于 1 周前突然右侧口眼喎斜，语言謇涩，上下肢运动功能障碍，诊断为脑血栓形成。治疗 6 天，有所好转。但自己不能走路，于 1983 年 3 月 7 日由家属搀扶，进入诊室。诊见患者神志清醒，语謇，口角向左侧㖞斜，面色萎黄，舌质红，舌根及舌尖有淡黄苔，六脉沉数无力。看眼右上、下焦及大肠区有形色丝络变化。

专科查体：取仰卧位，右手抬高 30cm，不能屈肘。直腿抬高试验正常 38cm。

中医诊断：中风。

治疗方案：眼针双上、下焦区，右大肠区。

针后右上肢屈肘手与乳平，下肢正常 70cm，立即离床自己可以缓慢行走。再诊，行走自如，手可上举过头，言语清晰。三诊，能自己走上三楼诊室，右上肢活动正常。共治 1 个疗程。随访迄今无恙。

【病例 6】

病情概述：李某，男性，52 岁，干部。2 周前晨起，突觉右侧肢体活动受限，诊为脑血栓形成。经治好转，但不能走路，于 1983 年 5 月 6 日家属背进诊室。诊见患者神疲面黄，舌质润，有白苔，喉中听到痰声，六脉滑。看眼双上、下焦区均有丝络变化。

专科查体：直腿抬高试验正常 21cm。

中医诊断：中风。

治疗方案：眼针刺其双上、下焦区。

针后直腿抬高试验正常 80cm，立即离床走路，并能上下楼梯，共治疗 7 次。随访迄今无恙。

【病例 7】

病情概述：翟某，女性，63 岁。1972 年 4 月 13 日初诊。因右半身不能活动，不能说话。送某医院急诊室治疗 5 天未效，乃来我院求诊。诊见患者仰卧在担架上，面色青黄，闭目，舌短口噤。右侧半身不遂，失语，口眼无㖞斜，六脉沉细。

专科查体：肌力为 0 级。

中医诊断：中风。

治疗方案：用开口器撬开牙齿，手垫纱布，抻其舌于口外，以三棱针刺金津、玉液，放出紫血约 20ml，患者立即清醒，并能说话。再投补阳还五汤：生黄芪 120g，赤芍、川芎、当归各 15g，地龙 10g，桃仁、红花各 12g。6 剂。水煎服，每日 1 剂，分 2 次服。针刺右肩髃、曲池、环跳、阳陵泉，行补法，隔日 1 次。

针刺 3 次，服药 6 剂后，患者右半身肌力恢复至 4 级，已能走路，能拿东西。惟言语謇涩，舌仍略缩，再刺金津、玉液，放血。并续服前方，数剂痊愈。

第二节　痿证医案

【病例 1】

病情概述：患者杨某，女性，20 岁，1972 年 10 月 9 日，由急诊室转来。9 月 30 日下午突然发热，出现两下肢从膝关节以下不灵活。某医院神经科诊断为末梢神经炎，对症治疗。以后又在其他医院针灸 2 次。来辽宁中医学院时，体温正常。不能行走。诊见患者面色微赤，食纳甚少，舌无苔，六脉沉迟。

中医诊断：痿证。

治疗方案：以鼻针膝点为主，配穴体针足三里、丰隆、内庭等，并胃经的郄穴。

治疗 3 次，能自己站立，走路时需人扶持，迈步很快。由于膝关节柔软无力，又针刺膝眼、鹤顶、髌底等穴。适港澳同胞来参观，曾作表演治疗。针治 5 次，患者可自己走路。饮食亦渐增加。两足紫色变为赤色。扪之冰凉，盖因经络阻塞、气血瘀阻所致。以川椒、附子、吴茱萸、麻黄根、干姜等药煎水熏洗。治疗月余痊愈。

医案解读：六脉沉迟，食纳甚少，谷气不能充身，而气血不行，关节不利，遂成痿躄。

【病例 2】

病情概述：患者解某，男性，47 岁，1967 年 12 月 10 日来诊。患下肢瘫痪半年余，肌肉萎缩，不能站立与行动，温感消失，足趾皮肤变黑。

诊见患者下肢自主运动功能消失，腱反射减退。上肢略能动作。舌质红，苔少，脉沉细无力。

查体： 触诊肝俞、脾俞、肾俞均呈压痛，且左侧较右侧高肿。膈俞亦呈明显压痛。

辅助检查： 知热感度测定，肝经左 230 / 右 150；肾经左 180 / 右 120；脾经左 70 / 右 100；胃经左 61 / 右 35。余经未见成倍差度。

中医诊断： 痿证。

治疗方案： 取左肝俞、左肾俞置皮内针。取膻中、膈俞、血海施平补平泻。

针后 20 分钟，患者自感下肢温热，并能够试着独立站起，向门口走几步。二诊（12 月 11 日），自诉针后腿有力，能走 20 余步。知热感度测定，肾经左 80 / 右 59；肝经左 110 / 右 64；脾经左 50 / 右 92；胃经左 54 / 右 35。在此四经高值的背俞穴置皮内针，左太溪、左太冲、右公孙施补法，膻中、膈俞、阳陵泉施平补平泻。施经络平衡疗法 1 月余，可独立行动。只感下肢乏力，不能持久。经络检查：肾经左 65 / 右 30，余经正常。又经十余次的调整，方趋相对平衡。后改 5 日复诊一次。为巩固疗效，兼施整体与扶脾胃之法。先后经 4 个月 54 次的治疗，基本痊愈。半年后随访，行动如常。

医案解读： 因脾胃虚弱，受纳运化失常，肌肉筋脉失养。久病体虚，肾精不足，肝血亏损，致筋骨失养遂发此症。膻中为气之会穴，膈俞为血之会穴，两穴同用，有补气逐瘀活络之功，背俞穴与原穴的合用，可促进经络功能的恢复，调整经络的失调，从而发挥疗效。

【病例 3】

病情概述： 刘某，男性，8 岁，1971 年 5 月 10 日来诊。2 个月前突患全身性麻痹，呼吸困难，立即赴锦州诊治，诊为多发性神经炎。经气管切开急救而脱险。后经两个多月的药物治疗，全身性瘫痪不见好转，自主运动功能消失。诊见肢体萎缩，肌肉消瘦，心烦口渴，面色潮红，尿赤，苔薄黄，舌质红少津，脉细数，语言低微。

中医诊断： 痿证。

治疗方案：足三里、列缺、曲池、合谷、太溪、太冲。针十余次，手足渐动。

十一诊（6月1日）：针八风、八邪、背部夹脊穴。针5次后，足能抬举半尺（50cm）多高。

二十诊（6月15日）：饮食欠佳，时有微热，余症如前。取阳明、少阳经穴足三里、滑肉门、阳陵泉、曲池、大杼、承山。连针10余次，食量见增，略能坐起，但腰软无力。

三十诊（7月13日）：患儿自感有力，但手足运动不准确，拿东西不灵。应固其本，宜滋补肝肾、补养精气阴血为治。取穴肾俞、肝俞、太冲、照海、列缺、环跳、足三里、曲池。此方连针30余次，患者能自扶站立，慢慢移动。改为3天一诊，治疗近月余。嘱其加强功能锻炼。先后共治疗5个多月。基本痊愈。随访3年，愈后良好。现已上中学，步履正常，唯独跑时还稍感不便。

医案解读：此痿多属燥热，肉削肌枯，筋脉缩软无力。宜滋补肝肾、养血润燥、通经活络为治。多用针法，配合功能锻炼有助治疗。

第三节 颤证医案

【病例1】

病情概述：张某，男性，28岁，1975年6月14日来诊。四肢无力，手不能握，勉强握拳则震颤不已。诊见患者神清，面色赤黑，舌无苔，脉来沉细，两尺尤弱，左寸亦弱。看眼左肾区、右心区络脉粗而弯曲，色淡。

中医诊断：痿软震颤。

治疗方案：眼针取右心区、左肾区，埋皮内针。

6月16日二诊，主诉：蹲下起来，握力恢复。已无震颤，渐觉四肢有力。唯有烧心感觉，实际是消化不良。脉象出现沉缓，右关无力，看眼心、肾两区均渐恢复。前症已愈，宜治胃病。眼针刺双胃区。针入即感觉胃口舒畅，胃病如失。

医案解读：心主血脉，肾主骨，心肾两虚，血行不畅。《素问·五脏生成》："故人卧血归于肝，肝受血而能视，足受血而能步，掌受血而能握。"手足血少则出现上述症状。肾主骨，肾虚骨软，则蹲而不能起。

【病例2】

病情概述： 陈某，女性，12岁，1976年7月1日来诊。颈部震颤2年，每年发作无数次。去年冬天好了数月，今春开始复发，迄今未止。诊见患者神清，面色正常，六脉沉缓。

中医诊断： 颈部震颤。

治疗方案： 眼针取双上焦区埋藏皮内针。

7月20日复诊：主诉埋藏皮内针后，未发生震颤。去针休息1周，于7月27日第2次在双上焦区埋藏皮内针，8月3日来复查，据说一直未发生震颤，其病已愈，去掉皮内针。

【病例3】

病情概述： 薛某，男性，54岁，1976年9月6日来诊。患神经衰弱多年，于4年前发生两上肢震颤，以手为严重。饮食尚佳。诊见患者神清，面色微赤，舌质干而有白苔，脉来沉细。试让其写字，颇不能成形，手颤特甚。

中医诊断： 书痉。

治疗方案： 眼针取双上焦区。沿皮横刺以达全经。

针3次震颤有所好转，6次震颤渐止；1个疗程（10次）已恢复大半；至10月23日手颤已不明显，以后因公外出。至12月1日，薛某给我写了一封信，字体颇有风格。

【病例4】

病情概述： 局某，男性，13岁。1974年3月4日来诊。数年前上肢震颤，有时发作一次即恢复。2月23日春节后，颈部、手足均震颤不已。

中医诊断： 颤证。

治疗方案： 先治其颈部，取穴崇骨，百劳；再治上肢，取穴曲池、合谷；治下肢取足三里、内庭。

针后见轻，深刺久留。针后以手握其上下肢，颤减缓。共针 11 次，震颤全止。

【病例 5】

病情概述： 李某，男性，34 岁，1975 年 3 月 28 日来诊。右下睑痉挛，震颤不止，每日不知多少次，令人心烦难受。

中医诊断： 颤证。

治疗方案： 治其局部，用 30 号 1.5 寸不锈钢针一支，由下睑外端，刺入皮内，穿至内端，轻轻拔出。

复诊： 主诉震颤次数减少。依前法共针 4 次痊愈。经过 3 年，复发 1 次，仍用上述方法治愈。迄今无恙。

第四节　其他医案

【病例 1】

病情概述： 许某，女性，30 岁，1967 年 5 月 10 日来诊。眩晕 3 年，经多方治疗效果不佳。3 年来一直不能独立行走，动则晕甚，需人扶持。因畏针拒绝针治。后头痛甚，勉强接受针治，此一试见些效果，便主动来针治。诊见患者面色淡白，神倦，脉沉细，舌质淡，苔薄白。

查体： 触诊三阴交、胆俞、风池有明显压痛。

辅助检查： 知热感测定，胆经左 200 以上 / 右 50，肝经左 30 / 右 20，肾经左 50 / 右 17，余经正常。

中医诊断： 眩晕。

治疗方案： 取穴：风池、侠溪、太阳、照海、阴交、三阴交、承浆。在左胆俞置皮内针。每针治 3 次，做 1 次经络测定。经 10 次的调治，已能独立行走，眩晕好转，饮食、睡眠转佳。

十四诊（6 月 5 日）：经络检查，诸经接近平衡，唯独肾经相差 2 倍，即肾经左 56 / 右 24，又继续调肾。在左肾俞置皮内针，照海、百会、气海。连针 10 余次，则经络接近平衡，诸症渐消，基本痊愈。观察至今，一直未见复发。

医案解读：此例眩晕，属肾阴不足，而致肝阳上亢。久病体弱，亦见气血不足。因此，既要滋肾平肝，又要补气和血。兼理脾胃，而消痰化湿。遵"无火不作晕，无痰不作眩"之说，治疗眩晕以滋阴降火、健脾运化痰湿为治本。慢慢调理而眩晕得愈。

【病例 2】

病情概述：苟某，男性，24 岁，1967 年 12 月 1 日来诊。腰腿痛 2 年之久，后渐下肢痿躄，生活不能自理，先后赴几个大医院诊治，不见好转。此次从外地就医回依安，住于同一旅社，见之实为同情。其母守寡多年，为儿治病花费千余元，而不见效，焦虑异常。诊见患者患肢未见萎缩，肌肉紧硬弛缓无力，纳呆，二便正常，不渴。脉沉缓，苔厚腻。

中医诊断：痹证。

治疗方案：取穴委中、然谷、阴陵泉、公孙、照海、阴谷、血海、气海、脾俞、肾俞。

上方针治 5 次，肢体见灵活，痛减。原方配委阳与血海处刺络放血。又针治 5 次，患者能离床活动，唯感无力。基本痊愈，停治。半年后随访，已能参加生产劳动。

医案解读：此例下肢瘫痪 2 年余，按截瘫治无效。从中医辨证属湿痹，按湿痹治之而效。湿痹多从脾、肾着手。调和经络，助气和血，湿邪可去。否则只顾利湿见效迟缓，且久病体弱，利湿偏重，而有伤阴之弊。

【病例 3】

病情概述：王某，男性，42 岁，1971 年 6 月 7 日来诊。腰腿痛已达 2 年，近 8 个月来疼痛加剧，不能行动、下床。日轻夜重，痛甚时不能平卧，俯撑呼叫不休。经多方医治无效，1 个月前又患肺炎入锦西某医院医治。肺炎虽略好，但腿痛如故。后转我院治疗。诊见患者痛苦病容，站立、转侧困难，活动受限。脉紧弦，苔黄腻，目内赤脉贯睛。

查体：膈俞、心俞、脾俞、滑肉门、肓俞、中都、风市、孔最、阴郄，均呈强压痛。

辅助检查：白细胞 15×10^9/L。血沉 12mm/h。既往健康。经络电测定肺经左64 / 右20；心经左50 / 右18；三焦经左5 / 右25；肝经左34 / 右4；脾经左10 / 右3；胃经左7 / 右15；肾经左2 / 右0；膀胱经左7 / 右4；胆经左27 / 右15。余经未见成倍差度。

中医诊断：痹证。

治疗方案：取穴鱼际、曲池、风门、大椎。

二诊（6月8日）：咳嗽、胸痛略减。原方加右肺俞、右心俞、左三焦俞、右肝俞、右脾俞、右肾俞，均置皮内针。膈俞、孔最、滑肉门、风市、中都，均施平补平泻法。

三诊（6月9日）：自诉针第二天疼痛大减，可平卧，一夜安睡5个小时之多。经络电测定，肺经左32 / 右24，心经左44 / 右20，三焦经左10 / 右17，肝经左22 / 右12，脾经左15 / 右7，胃经左11 / 右20，肾经左7 / 右4，膀胱经左6 / 右4，胆经左25 / 右14。经络失调情况略有恢复，且症见好转。仅需调理肝、脾、胆为主，并于委中、血海、然谷附近处点刺瘀络出血。

经六诊后，诸症均安，血象正常，肺炎已愈。活动多时，患处作痛。后用灸法调整脾肾。灸穴：脾俞、章门、中脘、肾俞、关元、风市、血海、阳陵泉、曲池。续灸15次，基本痊愈出院。至今未见复发。

医案解读：痹证病本多在于脾。因脾虚则后天之源亏损，不能营运血脉，血脉闭而不通，方成痹证。痛痹属寒气胜者，寒属阴，阴主凝，血脉得寒凝而不通，不通则痛，且痛有定处。本例为寒湿致病，累及经络失调，虚实交错，标本难辨。宜先理经络失调，后顾病因之本。施灸可培本扶正祛邪，以固疗效。

【病例4】

病情概述：刘某，女性，38岁，1977年5月10日来诊。左腿痛甚，累及腰、膝、踝，痛得一点不敢动，不能下地活动。曾诊断为坐骨神经痛，经治半年余，不见好转。诊见患者脉弦，苔薄白，舌质淡。

查体：触诊胆俞、肾俞、阳陵泉、风门均呈明显压痛。

辅助检查：知热感度测定，胆经左200以上 / 右10；肾经左8 / 右50，余经正常。

中医诊断： 痹证。

治疗方案： 因该患者畏针，且就诊行动不便，当即埋皮内针调之。取穴：左胆俞、右肾俞。置针后 15 分钟，患者自感疼痛减轻，腿敢屈伸，于是患者扶墙试走，又大胆下地行动，已不觉疼痛，当时患者高兴得难以形容。仅此一次治疗就获痊愈。观察 3 年未见复发。

【病例 5】

病情概述： 朱某，男性，41 岁，1975 年 6 月 10 日来外科求治。左腿疼痛半年之久，原因不明显。经外科诊查，左腿抬高 45°，有肌肉萎缩现象。诊断为坐骨神经痛，转针灸科治疗。诊见患者面黄形瘦，精神疲倦，脉来沉迟无力。看眼左胆区血管发生明显变化，形粗而颜色浅淡。

中医诊断： 痹证。

治疗方案： 循经取穴，针胆俞、环跳、阳陵泉、绝骨，均右侧缪刺，使用补法。

6 月 16 日二诊。主诉：10 日针后疼痛减轻，忽于昨天疼痛甚剧，不能站立，不能走路，蹲下则不能站起。改用眼针，刺左胆区，直刺法。针后疼痛减轻，当时即可慢慢行走。

6 月 17 日三诊。疼痛减轻，走路较快，并未服药。仍针左胆区。

6 月 21 日四诊。主诉：行走自如，能蹲能起，疼痛亦不明显。看眼胆区络脉转细，脉来沉缓，寒邪渐去。每次都单用眼针，仍刺左胆区。

6 月 24 日五诊。主诉：走路正常，蹲下起来和平时一样灵便，腿疼已止，唯足心微痛，其他症状均无。足心属肾，其症向下传变，看眼左侧眼络脉由胆区延伸至肾区。遂用眼针刺左胆区、肾区、下焦区，多经同用法。

6 月 26 日六诊。一切症状消失，再用眼针 1 次以求巩固。观察 2 年，未复发。

第八章 眼针文献精选

　　眼针疗法理论研究通过追溯渊源、挖掘资料、总结经验，凝练眼针疗法核心理论"眼针八区十三穴、络脑通脏腑"，继承和发扬彭静山学术思想。自 1978 年至 2023 年 6 月已发表眼针疗法相关文献 1 900 余篇，辽宁省作为彭氏眼针的发源地，发表文章最多，并向全国推广，在很多地区均有研究。

　　其中眼针疗法临床研究相关文献 600 余篇，眼针疗法适应证广，局限性小，涉及内、外、妇、儿、五官多种学科，治疗疾病包括中风偏瘫、疼痛、循环系统、消化系统、精神系统等 40 余种疾病，其中中风占文献种类二分之一以上，在脑卒中急性期、恢复期与后遗症期均有很好疗效，为当前眼针疗法在临床应用上的研究趋势，研究证明眼针疗法可改善偏瘫患者运动功能、平衡功能、吞咽障碍等；眼针结合康复训练，在改善患者运动功能、提高日常生活能力方面具有很好的临床疗效；眼针疗法联合中药外治法熥疗技术能明显减轻中风肩手综合征患者疼痛程度，改善关节活动度，体现眼针疗法在治疗中风后遗症和痛证上的优势。其次不寐、面瘫、痛证、眩晕、颤证、痿证等疾病，在眼针疗法的临床应用上也具有一定优势。本研究中治疗组治疗方案为眼针结合其他疗法的有 400 余例，临床常以联合 1~2 种疗法为主，如体针、中药、西药、康复训练等。

　　眼针十三穴区和五脏六腑关系紧密，根据具体疾病临证取穴，均有较好疗效，统计优势病种的选穴分布，其中中风最常用选区为上焦区、下焦区、肾区、肝区，其余穴区根据中风阶段和并发症不同均有使用。头痛病位在上焦，常用选区为上焦区；腰痛病位在下焦，常用选区为下焦区、肾区；不寐常用选区在心区；面瘫常用选区在上焦区。该配穴方案与彭老《眼针疗法》一书中记载一致。癫闭、心悸、消渴等疾病最初并未在书中记载，但经辽宁彭氏眼针学术流派传承及深入研究，在临床也逐渐开始应用。

眼针留针时间不宜过长，彭老原书记载留针时间通常为 5～15 分钟，经文献计量分析研究发现现阶段临床应用眼针的留针时间多为 15～30 分钟，因为眼针穴区下有丰富的血管网和躯体感觉神经，血管网上有内脏感觉神经末梢，针刺时针体与感觉神经末梢紧密贴合，眼针针刺时易造成皮下出血。临床常用的针具为直径 0.25 毫米，长 13 毫米，或直径 0.35 毫米，长 13 毫米，针具较细，故更适合眼针疗法针刺部位的特殊性，且安全有效，延长了眼针疗法的留针时间。眼针带针康复疗法留针时间为 4～6 小时，为了操作方便减少出血，王鹏琴教授发明眼针运动疗法针具（专利号 CN201320166807），直径 0.25～0.30 毫米，长 7～8 毫米，末端为直径 2～5 毫米圆形针柄，针体刺入皮肤后用粘贴固定，可在体内长时间保留，持续刺激穴区，临床使用更加安全与便捷。

眼针疗法的机制研究也在不断进展中，目前实验研究表明，眼针通过刺激眼周穴位及穴区，可能促进脑梗死患者的二级侧支循环，开放三级侧支循环、扩张血管、提高脑血流、保护神经细胞，降低血浆中纤维蛋白原和 C- 反应蛋白酶。通过眼针持续刺激配合康复训练，从而改善脑缺血再灌注，促进神经肌肉活动，治疗神经功能缺损。

本书节选 41 篇具有代表性文章，分别简述眼针疗法及眼针带针康复疗法的理论研究成果、治疗中风相关的实验机制、治疗中风运动障碍、中风后痉挛、中风后肩手综合征、血管性痴呆等病的临床研究以及"观眼识病"研究进展的文献摘要。

第一节　眼针疗法理论相关研究

王鹏琴等在《中华中医药学刊》发表《眼针疗法的理论基础探讨》，文章提出眼针疗法是彭静山教授首创的一种微针疗法。分为观眼识证和眼针疗法两个部分。依据《证治准绳》所载"目形类丸，瞳神居中而前，如日月之丽东南而晚西北也。内有大络六，谓心、肺、脾、肝、肾，命门各主其一；中络八，谓胆、胃，大小肠、三焦、膀胱各主其一；外有旁支细络莫知其数，皆悬贯于脑，下连脏腑，通畅血气往来以滋于目。故凡病发，则有形色丝络显现，而可验内之何脏腑受病也"，结合《内经》关于眼与脑、脏腑、经络的联系的论述，及八廓八卦确立了眼周八区十三穴。观察白睛脉络颜色、形态变化以诊断疾病，根据变化及辨证在眼眶周围针刺以防病治病，提出"眼络于脑，通调脏腑"假说。

邵妍在《中华中医药学刊》发表《探讨彭氏眼针的理论渊源》，文章通过研究"五轮八廓"学说发展，系统梳理中医古代文献，理清五轮八廓学说学术源流，剖析眼针理论来源，对理论基础方面加以阐述，追溯彭氏眼针的理论渊源，明确眼针定位分区方案。查阅大量古代文献，发现眼与脏腑的密切联系，通过白睛的络脉颜色、形态改变来反映脏腑的疾病变化。彭老根据眼与脏腑的关系，联系八廓理论及其关系，并经过大量临床实践，从观眼识病、眼诊病、眼针疗法3个阶段创立眼针疗法，从而明确眼针疗法的八向八线定八区的方案。彭老通过眼的白睛脉络变化能反映脏腑的疾病，联系五轮八廓学说而创立眼针分区，经过不断研究发展，明确眼针疗法的八向八线定八区的方案，从而针刺眼周八区十三穴调整脏腑，治疗各种疾病。

王鹏琴等在《中国中医基础医学杂志》发表《基于文献临床实验研究探讨眼针疗法的理论基础——眼络于脑，通调脏腑》，文章阐述通过挖掘古代文献，综述眼针临床及实验研究资料，结合笔者多年从事眼针疗法研究体会。将眼与脑、眼与脏腑通过经络系统密切联系，既可观察白睛脉络颜色、形态变化以诊断疾病，又可于眼针穴区施术治疗疾病，得出眼络于脑，通调脏腑的理论基础。

邵妍等在《辽宁中医药大学学报》发表《浅析彭静山教授学术思想之——八字取穴大接经》，笔者通过查阅大量彭老相关书籍和文献，走访彭老的家人等多种方式，学习彭老的从医经历及诊病思路、过程，认真研究彭老诊治疾病方法，总结其中医辨证及针灸治疗方面的学术思想。彭老临证诊治疾病强调先辨阴阳，后立法处方，再则配穴处方。按照循经触诊取穴，采用七方十二剂和一点、二穴、三线、四面的配穴原则，采用原络配穴大接经方法调整机体经络气血达到治病目的。

丁思元等在《中华中医药学刊》发表《彭氏眼针学术思想发微》，笔者通过对彭氏眼针学术思想的挖掘、梳理、总结，分别详细阐述彭氏眼针理论溯源、核心思想、分区定穴、应用现状，达到完善学术内容，传承流派精华，推动技术创新之目的。

庞立健等在《中华中医药杂志》发表《彭氏眼针疗法理论阐释及应用》，笔者系统梳理彭氏眼针疗法理论的形成与发展，阐明其核心理论，提出五轮八廓学说是彭氏眼针疗法形成的理论基础，观眼识病（证）是辨病（证）关键，八区十三穴是理论体系核心，眼针带针康复疗法是现代创新模式。并通过优势病种临床应用文献分析，阐明彭氏眼针疗法临床疗效，充分体现其独创之处。

王兴阳等在《时珍国医国药》发表《浅析学派宗师彭静山"观眼识病"理论》，笔者通过探讨学派宗师彭静山教授"观眼识病"理论内涵，记述该理论与现代医学中球结膜微循环理论有较强的一致性。表明"观眼识病"理论对白睛络脉形、色、丝络变化的观察能诊察疾病，不仅扩展了中医望、闻、问、切的诊察范围，而且加强了四诊的针对性与可行性，填补中医望诊的空白。

第二节　眼针及眼针带针康复作用机制

一、眼针疗法血管性痴呆相关机制

王鹏琴等在《上海针灸杂志》发表《眼针疗法改善实验性血管性痴呆大鼠学习记忆障碍及海马神经元超微结构的变化》，通过取眼针肝区、心区、肾区治疗血管性痴呆大鼠，利用电镜观察海马神经元超微结构在治疗前后变化情况，得到眼针组与药物组 VD 大鼠学习记忆障碍明显改善，海马神经元超微结构变化明显轻于模型组的结果，得出眼针疗法可改善实验性血管性痴呆大鼠学习记忆障碍及海马神经元超微结构的变化的结论。

王鹏琴等在《中华中医药学刊》发表《眼针疗法对血管性痴呆大鼠学习记忆障碍及海马组织乙酰胆碱酯酶活性的影响》，通过取眼针肝区、心区、肾区治疗血管性痴呆大鼠，观察到眼针组乙酰胆碱酯酶（AchE）活性显著升高，较模型组学习记忆成绩改善，得出眼针疗法可通过调节神经内分泌网络系统，增加脑内 Ach 合成，提高学习记忆能力的结论。

王鹏琴等在《辽宁中医杂志》发表《眼针对血管性痴呆大鼠学习记忆障碍及血液流变的影响》，取眼针肝区、心区、肾区，测量血液流变各项指标，眼针组、尼莫地平组全血黏度、血浆黏度、红细胞压积及纤维蛋白原浓度降低，学习记忆能力明显改善，得出眼针能改善血管性痴呆（VD）大鼠学习记忆障碍及血液流变的各项指标的结论。

王鹏琴等在《中华中医药学刊》发表《眼针对血管性痴呆大鼠模型学习记忆障碍及血清 CGRP、ET 的影响》，取眼针肝区、心区、肾区治疗 30 天，进行 Y- 型迷宫测试及测量血清中降钙素基因相关肽（CGRP）和内皮素（ET），得出眼针组学习记忆能力明显改善，CGRP 和 ET 变化有显著差异，得出眼针能改善 VD 大鼠学习记忆障碍及调节血清中降钙素基因相关肽（CGRP）及内皮素（ET）两者的平衡，从而减轻缺血再灌注损伤。

二、眼针疗法急性脑梗死相关机制

王鹏琴等在《针灸临床杂志》发表《眼针对急性脑梗死患者神经功能缺损及血清 C 反应蛋白水平的影响》，选取 90 例起病 3 天内患者，分为眼针加基础治疗组和基础治疗对照组，采用神经功能缺损评分判断疗效，测定血清 C 反应蛋白水平。得出眼针组总有效率 82.22%，血清 C 反应蛋白水平眼针组由（28.24±6.02）mg/L 降至（12.79±3.87）mg/L，提示眼针组疗效优于基础治疗组。得出眼针降低急性脑梗死患者血清 C 反应蛋白水平可能是其治疗急性脑梗死的机理之一。

王鹏琴等在《上海针灸杂志》发表《眼针对急性脑梗死患者神经功能缺损及血浆纤维蛋白原水平的影响》，选取 120 例起病 7 天内患者，分为眼针加基础治疗组和基础治疗对照组，采用神经功能缺损评分判断疗效，测定血浆 FIB 水平。得出眼针组总有效率 95.0%，血浆 FIB 水平眼针组由（3.89±1.02）g/L 降至（2.53±0.81）g/L，提示眼针加基础治疗疗效优于基础治疗，得出眼针降低急性脑梗死患者血浆 FIB 水平可能是其治疗急性脑梗死的机制之一。

三、眼针疗法脑缺血再灌注相关机制

王鹏琴等在《中医药信息》发表《眼针对局灶性脑缺血再灌注大鼠脑组织半暗区 Fas/FasL 表达影响》，眼针组取上焦区、下焦区、肝区、肾区，检测 Fas、FasL 表达，模型组、眼针组 3h 其阳性表达明显增多，24h 表达数达到高峰，表明眼针组能明显降低缺血半暗区脑组织 Fas、FasL 基因表达。得出眼针可抑制缺血再灌注脑组织神经元及胶质细胞合成 Fas、FasL，抑制凋亡信号传递从而抑制凋亡，保护半暗区神经元，对脑缺血再灌注损伤起保护作用。

王鹏琴等在《针灸临床杂志》发表《眼针对局灶性脑缺血再灌注大鼠脑组织半暗区 Caspase-8、Caspase-3mRNA 表达的影响》，取眼针上焦区、下焦区、肝区、肾区为施加因素，检测半胱氨酸蛋白酶 -8（Caspase-8）、半胱氨酸蛋白酶 -3（Caspase-3）mRNA 表达，得到模型组、眼针组 Caspase-8、Caspase-3mRNA 表达于缺血再灌注 3h 开始增强、24h 最高、72h 有所回落的结果，得出眼针下调脑缺血再灌注缺血区脑组织 Caspase-8、Caspase-3mRNA 表达从而抑制细胞凋亡可能是眼针治疗缺血性脑血管病的机制之一。

王鹏琴等在《辽宁中医杂志》发表《眼针对局灶性脑缺血再灌注损伤大鼠神经功能梗死体积及超微结构影响》，取眼针上焦区、下焦区、肝区、肾区，采用神经功能缺损评分、测量梗死体积，观察缺血半暗区脑组织超微结构，得到眼针组与模型组比较神经功能缺损评分、梗死体积均有显著差异，电镜下观察到眼针组缺血半暗区脑组织神经细胞元、神经胶质细胞、毛细血管内皮等结构均较模型组损伤轻。得出眼针可降低脑缺血再灌注损伤大鼠神经功能缺损评分，缩小脑梗死体积，改善缺血半暗带区脑组织超微结构损伤，从而对脑缺血再灌注起保护作用。

王鹏琴等在《上海针灸杂志》发表《眼针对局灶脑缺血再灌注大鼠脑组织及血液肿瘤坏死因子含量的影响》，取上焦区、下焦区、肝区、肾区，检测大鼠脑组织及血液肿瘤坏死因子 -α（TNF-α）含量。得到眼针组与模型组脑组织及血液 TNF-α 含量表达于缺血再灌注 3h 开始增强、24h 最高、72h 有所回落的结果，得出眼针可降低缺血半暗区皮层脑组织及血液中 TNF-α 含量，从而抑制缺血再灌注的炎症反应及细胞凋亡，对脑缺血再灌

注起保护作用的结果。

王鹏琴等在《中华中医药学刊》发表《眼针对局灶脑缺血再灌注损伤保护机制研究——神经功能及半暗区细胞凋亡影响》，取上焦区、下焦区、肝区、肾区为施加因素，采用神经功能缺损评分，TUNEL 法检测细胞凋亡，得到眼针组与模型组比较凋亡细胞数 24h、72h 时间点有显著差异，得出眼针可降低脑缺血再灌注大鼠神经功能缺损症状评分，抑制缺血半暗区神经细胞凋亡。

孟祥亚等在《辽宁中医药大学学报》发表《眼康法治疗急性脑缺血再灌注伤实验研究》，探讨眼康法治疗对急性脑缺血再灌注伤康复训练及神经生长因子的影响，结果提示随着治疗期时间延长，大鼠的运动能力增强，治疗组的效果明显，其中眼康组效果最佳，大鼠大脑皮质及海马神经生长因子（NGF）的表达，眼康组的表达最多，优于单纯眼针组及单纯康复组，得出眼康法能够提高脑缺血再灌注伤大鼠的运动能力，其分子机制可能与大脑皮质及海马区的神经生长因子的表达增加有关。

邵妍等在《中国中医基础医学杂志》发表《眼针运动疗法对脑缺血再灌注大鼠脑缺血半暗带区 VEGF 蛋白及 VEGF mRNA 表达的影响》，检测各组大鼠脑组织中血管内皮生长因子（VEGF）、血管内皮生长因子受体 1/2（VEGFR1/2）基因及蛋白表达水平，观察到模型对照组、眼针组及眼针运动疗法组大鼠脑缺血半暗带区域组织中 VEGF、VEGFR1、VEGFR2 mRNA 及蛋白表达水平显著升高，眼针运动疗法组大鼠脑组织中 VEGF、VEGFR1、VEGFR2 mRNA 及蛋白表达水平高于眼针组。得到眼针运动疗法能够促进脑缺血再灌注损伤后脑内缺血半暗带区域内 VEGF、VEGFR1、VEGFR2 mRNA 及蛋白的表达，从而促进半暗带组织中血管的新生，加快侧支循环的建立，实现其脑保护作用的结论。

邵妍等在《中华中医药学刊》发表《眼针运动疗法对 MCAO 模型大鼠缺血半暗带区域脑组织 Ang-1、Tie-2 影响的实验研究》，探讨眼针运动疗法对 MCAO 模型大鼠大脑缺血半暗带区域内新生血管影响的机制，检测各组大鼠脑组织中血管生成素 -1（Ang-1）、人血管生成素受体酪氨酸激酶 2（Tie-2）基因及蛋白表达水平，观察到模型组、眼针组、头针组、眼针运动组大鼠缺血半暗带区域脑组织中 Ang-1、Tie-2 mRNA 表达水平显著上调，与模型组比较，眼针组和眼针运动组 Ang-1、Tie-2 mRNA 表达水平显著上调。得出眼针运动疗法在一定程度上能促进血清中 Ang-1 含量，增加 Ang-1 及其 mRNA 表达增加，与受体 Tie-2 结合，启动 Ang/Tie-2 信号传导系统，在时间和数量上调节缺血半暗带新生血管和侧支循环的形成，改善缺血半影区的脑血流，从而抑制神经元凋亡，恢复脑血流量，促进脑缺血后神经功能恢复的结论。

浦延鹏等在《针刺研究》发表《眼针对损伤大鼠脑组织自噬的影响》，探讨眼针对脑缺血再灌注损伤大鼠脑组织产生保护作用的机制，在大鼠脑缺血再灌注后 24h 进行神经功能评分，测量大鼠大脑皮层血流量和血流速度，观察缺血区脑组织神经元损伤情况，测定缺血区脑组织自噬相关蛋白 Beclin-1、微管相关蛋白 1 轻链 3（LC3）、p62 的表达。眼针组和抑制剂组大鼠神经功能缺损评分下降，大脑皮层血流量和血流速度均明显增加，缺血区脑组织尼氏小体的数量增多，Beclin-1 蛋白表达水平、LC3-Ⅱ/LC3-Ⅰ明显降低，p62 的表达水平明显升高。得出眼针能够改善脑缺血再灌注损伤大鼠的神经功能，其机制可能与增加脑血流量、加快脑血流速度以及抑制缺血区脑组织自噬有关的结论。

第三节　眼针及眼针带针康复临床应用

一、眼针疗法中风应用

王鹏琴在《北京中医》发表《彭静山教授的临床经验》，列举心动过缓、浮肿、盗汗、疑难症及疝气五个医案，从辨证准确、取穴精练、方法灵活、针药并用、行针手法方面介绍彭静山教授临床经验。

王鹏琴在《辽宁中医杂志》发表《眼针治疗出血性中风 138 例》，应用眼针治疗 138 例符合脑出血诊断标准患者，并与单纯西药治疗组进行对照比较，眼针组总有效率为 90.58%。得出凡生命体征平稳、病情稳定患者可在出血后 5~7 天开始眼针治疗，促进患侧功能恢复。

田立茹等在《中国中医急症》发表《眼针带针康复疗法在中风中的应用探析》，介绍眼针带针康复疗法以调气理血为治疗原则，从气滞血瘀角度探讨治疗中风的临床应用、具体操作，并举医案说明，为中风的临床治疗与康复提供新思路。

邵妍等在 *Medicine*（*Baltimore*）发表 *Eye-acupuncture with rehabilitation therapy for stroke*，观察 360 例脑卒中恢复期偏瘫患者治疗前后日常生活能力（ADL）量表（改良 Barthel 指数）、简易 Fugl-Meyer 运动功能评分、大脑静息状态下的功能性磁共振成像（fMRI）、中医证候评分量表、西方失语成套测验（WAB）、吞水试验、蒙特利尔认知评估（MoCA）、生长相关蛋白 -43（GAP-43）、微管相关蛋白 2（MAP-2）结果。此研究为评估脑卒中偏瘫患者康复期眼针联合康复训练的有效性提供证据。

二、眼针疗法血管性痴呆临床研究

王鹏琴等在《辽宁中医杂志》发表《眼针疗法治疗血管性痴呆的临床观察》，探讨眼针疗法治疗血管性痴呆（VD）临床疗效及其对血液流变学的影响。检测 60 例随机分组 VD 患者，观察治疗前后长谷川修改量表（HDS-R）、社会活动功能调查报告（FAQ）及检测治疗前后血液流变学的变化。眼针组上述指标较药物组有明显改善，其有效率 81.2%。眼针疗法可促进 VD 患者智能、社会活动功能的恢复，血液流变学各项指标改善优于药物组。

三、眼针疗法运动障碍临床研究

徐辉等在《辽宁中医药大学学报》发表《眼针结合运动功能训练治疗缺血性中风临床观察》，观察 106 例缺血性中风患者，治疗组予以眼针结合运动功能训练治疗，对照组予以舒血宁加西药常规治疗。得到治疗组总有效率 94.33%，明显优于对照组，治疗组治疗后运动功能评分、日常生活能力评分明显高于对照组。眼针结合运动功能训练治疗缺血性中风疗效确切。

王鹏琴等在《中国中医基础医学杂志》发表《眼针带针康复法促进中风偏瘫患者运动功能恢复的临床研究》，观察 240 例中风恢复期偏瘫患者分为眼针带针康复组和运动疗法组，治疗前后采用 Fugl-Meyer 评分、神经功能缺损评分及 ADL 评分评价疗效。眼针带针康复法组总有效率达 92.18%，试验组与对照组比较，Fugl-Meyer 评分、神经功能缺损评分及

ADL 评分显著差异。眼针带针康复组对脑卒中恢复期偏瘫患者运动功能恢复和生活质量提高优于单纯运动疗法组。

崔聪等在《辽宁中医药大学学报》发表《运用经颅直流电刺激后效应配合眼针带针运动疗法对中风后肢体运动功能障碍恢复临床研究》，观察 120 例中风后肢体运动功能障碍患者治疗前后神经功能缺损评分、简化 Fugl-Meyer 评分量表评分、日常生活能力评定 Barthel 量表评分及 Berg 平衡量表评分。治疗后 3 组患者神经功能缺损评分明显下降，简化 Fugl-Meyer 肢体运动功能量表评分、Barthel 量表分数、Berg 平衡量表评分升高。得出运用经颅直流电刺激后效应配合眼针带针康复疗法治疗中风后肢体运动功能障碍，可进一步增强眼针带针康复疗法疗效、增强患者运动能力、改善患者生存质量的结论。

四、眼针疗法吞咽障碍临床研究

姜润哲等在《针灸临床杂志》发表《眼针结合康复训练治疗脑卒中后吞咽困难临床观察》，观察 60 例脑卒中后吞咽困难患者，采用洼田饮水试验评价量表、Fugl-Meyer 运动功能评分表、改良 Barthel 指数评估量表、汉密尔顿抑郁量表（HAMD）、匹兹堡睡眠质量指数量表（PSQI）对治疗前后进行评分。两组患者治疗后洼田饮水试验评分、Fugl-Meyer 评分、Barthel 评分、HAMD 评分、PSQI 评分均明显改善且明显优于对照组。眼针结合康复训练能有效改善脑卒中患者的吞咽功能，提高患者的生活质量，对脑卒中后患者的整体康复意义深远。

黄明珠等在《中国中医急症》发表《眼 - 体针结合康复训练对假性延髓性麻痹吞咽困难的影响》，观察 87 例患者治疗 4 个疗程后洼田饮水试验、藤岛吞咽评分、X 线电视透视法（VFSS）及吞咽障碍特异性生活质量量表（SWAL-QOL）的评分变化。观察组除洼田饮水评分外，藤岛吞咽评分、VFSS 及 SWAL-QOL 评分均优于对照组，治疗有效率为 97.50%。眼体针并用配合综合康复训练，可改善脑卒中后假性延髓性麻痹吞咽困难患者吞咽功能，并可提高患者假性延髓性麻痹吞咽困难患者生活质量，且其疗效在中前期更为明显。

高嘉营等在《浙江中医药大学学报》发表《眼针联合康复训练治疗脑

卒中合并吞咽障碍的临床疗效观察》，观察 70 例脑卒中合并吞咽障碍患者
治疗前后洼田饮水试验评分、匹兹堡睡眠质量指数量表（PSQI）、汉密尔
顿抑郁量表（HAMD）、改良 Barthel 指数评估量表、Fugl-Meyer 运动功
能评分表的评分。观察组各项评分改善优于对照组，观察组治疗有效率
（91.42%）明显高于对照组。得出眼针联合康复训练能够改善脑卒中患者
的吞咽功能，有效提高脑卒中合并吞咽障碍患者生活质量的结论。

　　马晴等在《辽宁中医杂志》发表《应用改良洼田饮水试验评价眼针带
针康复疗法改善中风后吞咽障碍》，观察 60 例中风后吞咽障碍患者治疗前
后 MWST 和吞咽困难亚量表评价。眼针带针康复组有效率为 83.3%，眼
针带针康复组患者提高更明显。得出眼针带针康复疗法对中风患者吞咽功
能障碍的治疗效果显著的结论。

　　董岩等在《针灸临床杂志》发表《眼针联合超早期康复训练对急性
脑卒中患者吞咽功能障碍与肢体功能恢复的影响》，观察 106 例急性脑卒
中患者治疗前后中医症状积分变化、洼田饮水试验分级、Fugl-Meyer 运
动功能评分、肢体功能变化、血流变化指标。干预组较对照组中医症状
积分、洼田饮水试验分级、Fugl-Meyer 上升更为明显，血细胞比容水平、
全血黏度、纤维蛋白原和血浆黏度水平显著减少，干预组临床总有效率为
90.57%。得出眼针联合超早期康复训练可以改善急性脑卒中患者吞咽功
能障碍，恢复患者肢体功能，临床治疗急性脑卒中效果较好的结论。

五、眼针疗法平衡障碍临床研究

　　徐辉等在《辽宁中医药大学学报》发表《眼针带针康复法对中风偏瘫
患者神经功能恢复和平衡功能影响临床研究》，观察 160 例中风偏瘫患者
4 周后神经功能恢复和平衡功能恢复的情况。治疗组神经功能临床疗效明
显高于对照组，重心偏移各项指标较治疗前均有明显改善，WDI 和 SI 值
明显优于对照组。眼针带针康复疗法可明显改善脑卒中偏瘫患者神经功能
和平衡功能。

　　田立茹等在《河北中医》发表《眼针带针康复疗法治疗卒中后平衡功
能障碍的临床研究》，观察 96 例卒中后平衡功能障碍患者治疗前后 Berg
平衡量表（BBS）评分、Fugl-Meyer 平衡量表（FM-B）评分及 Tinetti 平

衡与步态量表（Tinetti POMA）评分、日常生活活动能力量表（ADL）评分及卒中专用生活质量量表（SS-QOL）评价。治疗组 BBS 评分、FM-B 评分、Tinetti POMA 评分、ADL 评分、SS-QOL 评分均高于对照组。说明眼针带针康复疗法治疗卒中后平衡功能障碍疗效确切，可明显促进患者平衡功能恢复，进而提高日常生活能力，改善生活质量，对卒中后平衡功能障碍的治疗具有重要临床意义。

六、眼针疗法止痛临床研究

Yuan Chi 等在 *Advances in Integrative Medicine* 发表 *Eye Acupuncture as a Pain Relief Therapy: A Systematic Review of Randomized Controlled Trials*，系统综述眼针作为一种止痛疗法，采用疼痛量表对 22 项随机对照试验进行评估，评价眼针治疗疼痛的有效性和安全性。报告了眼针治疗头痛、腰椎间盘突出、肠易激综合征、急性痛风性关节炎、痛经、痔疮术后疼痛、带状疱疹和丘脑痛综合征等 9 种疼痛症状。多数研究报告疼痛评分降低，说明眼针疗法在随机对照试验中降低一定数量的疼痛情况。

王梅等在《中国针灸》发表《眼针煴疗技术联合康复训练治疗痰瘀阻络型中风后肩手综合征：多中心随机对照试验》，观察 356 例中风后肩手综合征患者治疗前后疼痛视觉模拟量表（VAS）评分、永久残损评定指南（GEPI）评分和美国国立卫生院神经功能缺损（NIHSS）评分。得到 3 组 VAS、GEPI、NIHSS 评分均随治疗时间延长有所改善，治疗第 7、14、21、28 天随访，眼针＋煴疗＋康复组 VAS 评分均低于康复组，GEPI 评分均高于康复组，治疗 14 天后眼针＋煴疗＋康复组 NIHSS 评分有低于煴疗＋康复组的趋势，GEPI 评分有高于煴疗＋康复组的趋势。得出眼针煴疗技术联合康复训练治疗中风后肩手综合征（痰瘀阻络证）疗效优于康复训练的结论。

Yuan Chi 等在 *BMC COMPLEMENTARY MEDICINE AND THERAPIES* 发表 *Eye Acupuncture for Pain Conditions: A Scoping Review of Clinical Studies*，系统收集 81 项使用眼针治疗疼痛的临床研究，包括 45 个随机对照试验，5 个随机对照试验和 31 个病例系列，治疗了 7 113 例 44 种不同疼痛相关疾病或症状的患者。最常见的症状为头痛、急性腰痛和腰椎间盘突出症。

所有研究均证明眼针疗法具有一定的疗效，包括缓解疼痛，提高生活质量和心理健康。说明眼针疗法是一种很有前景的治疗各种疼痛的干预措施。

七、眼针疗法中风后痉挛临床研究

杨森等在《辽宁中医杂志》发表《眼针运动疗法治疗中风后痉挛的疗效观察》，观察 120 例中风恢复期伴有痉挛患者治疗前后改良 Ashworth 量表（MAS）、Fugl-Meyer 运动功能评分（FMA）、改良 Barthel 指数（MBI）评价。治疗组患者的痉挛缓解程度总有效率 88.33%，痉挛程度缓解更显著，Fugl-Meyer 运动功能评分（FMA）和改良 Barthel 指数（MBI）治疗组患者提高更明显。说明眼针运动疗法可明显缓解中风后痉挛患者的肢体痉挛程度，提高其运动功能和日常生活能力。

刘海飞等在《中华中医药学刊》发表《眼针疗法刺激拮抗肌侧腧穴联合康复训练治疗脑卒中后肌张力增高的临床效果》，观察 89 例脑卒中后肌张力增高患者治疗前后肌张力改善情况以及运动功能、自理能力、独立能力和神经功能、临床痉挛指数变化情况。观察组治疗后肌张力改善情况明显优于对照组的肌张力改善情况，观察组治疗后 Barthel 指数 BI、功能独立性评分系统 FIM、Fugl-Meyer 评分 FMA、临床神经功能缺损程度 NDS、痉挛指数评分 CSI 明显高于对照组。得出眼针疗法刺激拮抗肌侧腧穴联合康复训练可以有效缓解脑卒中后肌张力增高患者的肌张力增高症状，提高患者的运动功能、自理能力和独立能力，改善神经缺损和临床痉挛症状。

杨森等在《中国中医基础医学杂志》发表《中风后痉挛患者白睛络脉特点及眼针取穴方案》，观察 100 例中风后伴有痉挛患者的白睛络脉分布和形色特点并加以总结。得出中风后痉挛患者白睛络脉主要分布在肾区、下焦区、肝区和上焦区，异常形态多见曲张、分叉、延伸和垂露，异常颜色多见红中带黑、深红和紫红。因此可以将上焦区、下焦区配合肾区、肝区作为眼针治疗中风后痉挛的取穴方案。

刘晓宇等在《辽宁中医药大学学报》发表《眼针疗法结合大接经法治疗中风后下肢痉挛临床疗效评价》，观察 60 例中风后下肢痉挛性偏瘫患者治疗前后改良 Ashworth 痉挛量表、Brunnstrom 分期、Fugl-Meyer 下肢评定量表、改良 Barthel 指数评分。试验组较对照组的 Brunnstrom 分期、Fugl-Meyer 下肢功能评分及改良 Barthel 指数评分均高于对照组，总有效率为 90.00%。说明眼针疗法结合大接经法可以改善中风患者的下肢痉挛程度、下肢运动功能及生存质量。

附录 1 关于《中医康复规范研究项目》验收结果的通告

附图 1-1 关于《中医康复规范研究项目》验收结果的通告

附件：

通过结题验收项目一览表

序号	课题名称	课题承担单位	负责人
1	中医康复标准化工作指南 第1部分：编制通则	广东省中医院	李慧
2	中医康复标准化工作指南 第2部分：编写要求	广东省中医院	李慧
3	中医康复标准化工作指南 第3部分：标准体系	广东省中医院	李慧
4	中医康复临床实践指南 心肺复苏	山东中医药大学附属医院	毕鸿雁
5	康复机构、组织建设与管理指南	福建中医药大学附属康复医院	刘建忠
6	中医康复临床实践指南 认知障碍	福建中医药大学附属康复医院	杨珊莉
7	中医康复临床实践指南 脑卒中	福建中医药大学附属康复医院	薛偕华
8	中医康复临床实践指南 膝关节骨关节炎	中国中医科学院望京医院	王尚全
9	中医康复临床实践指南 类风湿关节炎	十堰市太和医院	兰培敏
10	中医康复临床实践指南 肩周炎	浙江中医药大学附属第三医院	方剑乔
11	中医康复临床实践指南 项痹（颈椎病）	湖南中医药大学第一附属医院	章薇
12	中医康复临床实践指南 腰痛（腰椎间盘突出症）	湖南中医药大学第一附属医院	章薇
13	中医康复临床实践指南 缺血性中风（脑梗塞）	湖南中医药大学第一附属医院	章薇
14	中医康复临床实践指南 不完全性截瘫	湖南中医药大学第一附属医院	章薇
15	中医康复技术操作规范 督灸	辽宁中医药大学附属医院	王晓彤
16	中医康复技术操作规范 麦粒灸	辽宁中医药大学附属医院	王晓彤
序号	课题名称	课题承担单位	负责人
17	中医康复技术操作规范 眼针带针	辽宁中医药大学第一附属医院	王鹏琴
18	中医康复临床实践指南 运动功能	广东省中医院	陈红霞
19	中医康复技术操作规范 艾箱灸	广东省中医院	陈红霞
20	中医康复技术操作规范 中药浴	广东省中医院	陈红霞
21	中医康复临床记录表（单） 物理治疗	广东省中医院	陈红霞
22	中医康复临床记录表（单） 作业治疗	广东省中医院	陈红霞
23	中医康复技术操作规范 中药湿泡	广东省中医院	潘锐焕
24	中医康复技术操作规范 耳穴压豆	广东省中医院	潘锐焕
25	中医康复技术操作规范 立式八段锦功法	辽宁中医药大学附属医院	关雪峰
26	中医康复技术操作规范 电针运动穴	辽宁中医药大学附属医院	关雪峰
27	中医（蒙医）康复临床实践指南 脑出血（射血性萨病）	内蒙古自治区国际蒙医医院	李季珍
28	中医（蒙医）康复临床实践指南 平朱奈乎英（颈椎病）	内蒙古自治区国际蒙医医院	陈平
29	中医（蒙医）康复临床实践指南 脑梗塞（脉阻性萨病）	内蒙古自治区国际蒙医医院	乌兰图雅
30	中医（蒙医）康复临床实践指南 小儿脑瘫（小儿嘎日病）	内蒙古自治区国际蒙医医院	旭日
31	中医康复临床实践指南 肩痹	江苏省中医院	孙建华
32	中医康复临床实践指南 膀胱功能障碍	江苏省中医院	孙建华

附图 1-2 通过结题验收项目一览表

附录2 中医康复技术操作规范·眼针带针康复疗法

2022 年 第 32 卷 第 6 期 http://kfxb.publish.founderss.cn/

康复学报
Rehabilitation Medicine

·临床指南·

中医康复技术操作规范·眼针带针康复疗法

中医康复技术操作规范·眼针带针康复疗法制定工作组

邵 妍[1],崔 聪[1],康 健[1],赵曦彤[1],于丽华[2],杨 森[1],孙孟镓[3],王晨阳[3],王兴阳[3],王鹏琴[1*]

1 辽宁中医药大学附属医院,辽宁 沈阳 110032;
2 阜新市中心医院,辽宁 阜新 123000;
3 辽宁中医药大学研究生学院,辽宁 沈阳 110033
* 通信作者:王鹏琴,E-mail:23318199@163.com

收稿日期:2022-02-08;接受日期:2022-08-25
基金项目:国家自然科学基金青年科学基金项目(82004477);中国中医药科技开发交流中心中医康复服务能力
规范化项目专项课题(GZK-KT201901-31);辽宁省自然科学基金项目(2019-MS-229)
DOI:10.3724/SP.J.1329.2022.06001

开放科学(资源服务)标识码(OSID):

摘要 眼针带针康复疗法是指眼针疗法与现代康复技术有机结合,根据康复对象不同的功能障碍,选取"眼针八区十三穴"对应穴区进行埋针,留针期间同步进行各种康复训练的一种疗法。制定眼针带针康复疗法技术操作规范主要目的是规范管理和指导中医专业技术人员正确使用眼针带针康复疗法进行康复治疗。本标准通过对眼针带针康复疗法的技术范围、规范性引用文件、定义和术语(眼针物理疗法、眼针作业疗法、眼针言语训练、眼针认知康复训练、眼针止痛康复技术)、操作步骤与要求(眼针针具选择、取穴原则、体位选择、环境要求和操作方法等)、主要适应证、禁忌证、注意事项等方面进行规范制定。本标准适用于指导各级各类医院及医疗机构的中医专业技术人员开展眼针带针康复疗法,具有较好的适用性和有效性。

关键词 眼针;眼针带针;康复疗法;中医康复;康复技术;操作规范

本标准按GB/T 1.1—2020给出的规则起草。

本标准由中医康复标准研究基地提出并归口。

本标准起草单位:辽宁中医药大学附属医院。

本标准主要起草人:王鹏琴、邵 妍。

本标准参与起草人:张桂艳、肖 健、邹晓明、崔 聪、徐 辉、安太健、富一宁、高 晨、高孟尧、韩天池、康 健、刘 娟、刘露阳、王鹤伊、杨 森、赵曦彤、赵 霞。

本标准专家指导组:吕 静、庄礼兴、陈以国、吕玉娥、张 哲、王晓彤、周鸿飞、白 丽、赵 钧、关 威、崔 琛、鞠庆波、彭建东、于丽华、慈洪飞、宋 哲。

1 范 围

本标准规定了眼针带针康复疗法的定义和术语、操作步骤与要求、适应证、禁忌证、注意事项等。

本标准适用于眼针带针康复疗法操作。

本标准适用于各级各类医院及医疗机构规范管理和指导有关医师和从事针灸及康复专业人员正确使用该项技术。

2 规范性引用文件

下列文件对于本文件的应用是必不可少的。凡是注明日期的引用文件,仅以当前日期的版本为本标准适用文件。凡是不注明日期的引用文件,其最新版本(包括所有的修改单)适用于本标准。

GB/T 15982—2012 医院消毒卫生标准。

GB/T 20348—2006 中医基础理论术语。

GB/T 33415—2016 针灸异常情况处理。

引用格式:中医康复技术操作规范·眼针带针康复疗法制定工作组. 中医康复技术操作规范·眼针带针康复疗法[J]. 康复学报,2022,32(6):477-481,501.
Working Group of Operational Standard for Eye Acupuncture Rehabilitation Therapy with Retention Needles of Traditional Chinese Medicine Rehabilitation Techniques. Operational standard for eye acupuncture rehabilitation therapy with retention needles of traditional chinese medicine rehabilitation techniques [J]. Rehabilitation Medicine,2022,32(6):477-481,501.
DOI:10.3724/SP.J.1329.2022.06001

康复学报 2022 年 第 32 卷 第 6 期

3 定义和术语

下列定义和术语适用于本文件。

3.1 眼针带针康复疗法

眼针带针康复疗法是指眼针疗法与现代康复技术有机结合，根据康复对象不同的功能障碍，选择"眼针八区十三穴"[1-3]对应穴区进行埋针，留针期间同步进行各种康复训练的一种疗法。

3.2 眼针物理疗法

眼针物理疗法是针对运动功能障碍的康复对象选择双侧肝区、肾区、上焦区、下焦区埋置针具，留针期间同时进行物理疗法治疗。主要包括眼针运动疗法和眼针器械训练 2 个部分。眼针运动疗法包括肌力与肌耐力训练技术、关节活动度训练技术、平衡及协调功能训练技术、肌肉牵伸技术和牵引技术等治疗；眼针器械训练包括肢体智能反馈训练系统、步态分析跑步机、智能运动训练器、全自动起立床、吞咽障碍治疗仪、情景互动康复系统和平衡功能检查训练系统等训练。

3.3 眼针作业疗法

眼针作业疗法是针对运动功能障碍的康复对象选择双侧肝区、肾区、上焦区、下焦区埋置针具，留针期间同时进行作业疗法治疗。主要包括日常生活活动训练技术、治疗性作业活动、认知与感知觉训练技术。

3.4 眼针言语训练

眼针言语训练是针对吞咽障碍、构音障碍、言语障碍的康复对象选择双侧上焦区、下焦区、心区埋置针具，留针期间同时进行言语专项训练。主要包括强制诱导性语言疗法、旋律疗法、构音障碍相关疗法。

3.5 眼针认知康复训练

眼针认知康复训练是针对认知功能障碍的康复对象选择双侧上焦区、下焦区、心区、肾区埋置针具，留针期间同时进行认知专项训练。主要包括注意障碍作业治疗技术、记忆障碍作业治疗技术、失认症作业治疗技术和失用症作业治疗技术。

3.6 眼针止痛康复技术

眼针止痛康复技术是针对疼痛感觉障碍的康复对象选择双侧上焦区、下焦区、心区、脾区埋置针具，留针期间同时进行关节松动术、关节保护技术、肌肉能量技术等减轻患者疼痛，改善关节活动度的康复技术。

4 操作步骤与要求

4.1 物品准备

眼针运动疗法所用针具、针盘、镊子、75% 酒精、无菌干棉球及棉签。

4.2 眼针操作前准备

4.2.1 针具选择 一次性针具选用眼针运动疗法针具(专利授权号：CN201320166807)，针具型号分别是 0.25 mm×7 mm、0.30 mm×7 mm、0.25 mm×8 mm、0.30 mm×8 mm。见图 1。

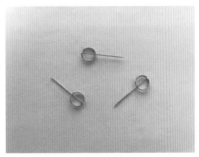

图 1 眼针运动疗法针具
Figure 1 Eye acupuncture exercise therapy needles

4.2.2 眼针穴区划分 参考《眼针疗法》[3]眼针穴区划分标准进行眼针穴区划分。取穴时，两眼向前平视，经瞳孔中心做一水平线延伸过内、外眦，再经瞳孔中心做该水平线之垂直线，延伸过上、下眼眶，将眼区分成 4 个象限。再将每 1 个象限分成 2 个相等区，即 8 个象限，区域相等，这 8 个相等区就是 8 个穴区。上焦、中焦、下焦各占 1 个穴区，其余一区两穴，即"眼针八区十三穴"。见图 2。

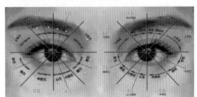

图 2 眼针八区十三穴示意图
Figure 2 Diagram of eight areas and thirteen points of eye acupuncture

4.2.3 眼针取穴原则

4.2.3.1 循经取穴 确诊病属于哪一经即取哪一经区穴位，或同时对症取几个经区，如咳嗽、咳喘属肺经疾病，则取肺穴。

4.2.3.2 观眼识穴 据观眼识病哪个经穴络脉的形状、颜色最明显则取哪一经穴位。如肾区脉络颜色明显，取肾穴。

4.2.3.3 病位取穴 按上、中、下三焦划分的界限，病在哪里即能针刺所属上、中、下焦哪个区。如头痛项强、不能举臂、胸痛等均针刺上焦区，取上焦穴；胃痛、胀满、胁痛等针刺中焦区；脐水平以下，小腹、腰臀及下肢，生殖、泌尿系统疾病均针刺下焦区。

4.2.4 体位选择 视患者病情选择卧位或坐位。①坐位平衡＜2级，需卧床不能活动的患者(如脑卒中急性期后处于软瘫期)，可取仰卧位进行针刺操作。②坐位平衡≥2级，有一定活动能力的患者，可取坐位进行针刺操作。

4.2.5 环境要求 环境应清洁卫生，避免污染、嘈杂。

4.2.6 消毒 医者双手先用肥皂水清洗干净，再用75%酒精棉球擦拭，然后用含75%酒精棉签或棉球在施术部位消毒。

4.3 操作方法

在眼眶眶缘外2 mm处，按照眼针取穴原则，以押手固定眼针穴区皮肤，刺手用镊子夹住眼针运动疗法针具针柄，将针尖对准眼针穴区起始点，沿皮肤15°左右向终点方向刺入，达真皮组织下不可再深刺，刺入5～8 mm，按压针柄以得气，粘贴固定针柄。观察5 min，根据不同功能障碍再配合进行物理疗法、作业疗法、言语训练、认知训练等。康复训练结束后，用镊子除去粘贴，捏持针柄，轻轻转动后缓慢出针1/2，然后慢慢拔出，拔针后即刻用干棉球按压针孔，按压30 s以上。1次/d，每次留针4～6 h，留针期间同时进行带针康复训练，每周休息2 d，连续治疗4周为1个疗程。

5 适应证

5.1 脑卒中

眼针带针康复疗法可用于治疗脑卒中(包括脑梗死、脑出血、蛛网膜下腔出血、脑静脉血栓形成、脑淀粉样血管病等)后运动功能障碍、言语障碍、吞咽障碍、感觉障碍等。根据脑卒中后不同的后遗症或者功能障碍情况，可以开展眼针物理疗法、眼针作业疗法、眼针言语训练、眼针止痛技术等治疗。

脑卒中后偏瘫上肢、下肢分别属于上焦部位和下焦部位，故脑卒中偏瘫患者治疗主穴均取双侧上焦区、下焦区。但应根据中医辨证分型选择对应的穴区进行治疗[4]。风痰入络证取双侧肝穴、脾穴；风阳上扰证取双侧肝穴；阴虚风动证取双侧肝穴、肾穴；风痰瘀阻证取双侧肝穴、脾穴、心穴；气虚血瘀证取双侧肾穴；肝肾亏虚证取双侧肝穴、肾穴。

有研究表明，眼针带针康复疗法能明显改善脑卒中患者运动功能障碍、言语障碍、吞咽障碍、平衡功能障碍和肩手综合征疼痛等[5-10]，可改善脑部血流，促进神经功能恢复，明显缩短康复疗程，提高生活质量。有基础研究表明，眼针带针康复疗法可提高跨膜受体蛋白Notch 1(notch homolog protein 1)、血管生成素1(Angiopoietin 1, Ang-1)含量，启动血管内皮生长因子(vascular endothelial growth factor, VEGF)/血管内皮细胞生长因子受体(vascular endothelial growth factor, VEGFR)和Ang/酪氨酸蛋白激酶2(tyrosine kinase receptors with immunoglobulin and EGF homology domains 2, Tie 2)信号传导系统，起到促进血管新生、改善脑缺血再灌注、加速二级侧支循环、恢复神经功能的作用[11-14]。

5.2 痿证

眼针带针康复疗法可用于治疗痿证(脊髓损伤恢复期、运动神经元病、周围神经病、吉兰-巴雷综合征、重症肌无力和多系统萎缩等)。针对痿证出现运动障碍、感觉障碍、尿便障碍等，进行眼针物理疗法、眼针作业疗法、眼针止痛技术。痿证出现肢体无力属于上焦区、下焦区，故取上焦区和下焦区，但应根据中医辨证分型选择相应的穴区进行治疗[4]。肺热津伤证取双侧肺穴、脾穴；湿热浸淫证取双侧肺穴、脾穴；脾胃虚弱证取双侧脾穴、胃穴；肝肾亏损证取双侧肝穴、肾穴；脉络瘀阻证取双侧肝穴、脾穴、心穴。

有研究表明，眼针带针康复疗法能明显促进痿证患者运动和感觉功能恢复，改善尿便障碍，提高日常生活活动能力，缩短康复疗程[15]。

5.3 颤证

眼针带针康复疗法可用于治疗颤证(帕金森病、帕金森综合征、特发性震颤、小脑病变所致姿势性震颤等)。针对帕金森病等颤证出现肢体运动障碍、言语障碍、平衡障碍、感觉障碍及认知障碍可进行眼针物理疗法、眼针作业疗法、眼针言语训练、眼针认知康复训练等治疗[16]。颤证出现肢体或头部摇动颤抖，属上焦和下焦部位，取双侧上焦区、下焦

康复学报　2022 年　第 32 卷　第 6 期

区,但应根据中医辨证分型选择相应的穴位进行治疗[4]。风阳内动证取双侧肝穴、心穴;痰热风动证取双侧肝穴、脾穴、肺穴;气血亏虚证取双侧脾穴、胃穴、肝穴、心穴;髓海不足证取双侧肾穴、肝穴、脾穴、胃穴;阳气虚衰证取双侧肾穴。

有研究表明,眼针带针康复疗法能明显缓解帕金森病发作性震颤、肢体运动障碍、肌强直,提高运动能力,改善患者生存质量[17]。

5.4　其他疼痛类疾病

眼针带针康复疗法可用于治疗军事训练伤、丘脑疼痛综合征、中风后肩手综合征等疼痛。治疗时可选择眼针止痛技术进行治疗,眼针取穴为双侧心区、脾区、肝区,配合神经促通训练、关节松动训练等康复治疗方法。

有研究表明,眼针止痛技术能明显减轻患者疼痛程度,提高关节活动度,改善运动功能,促进神经功能恢复[18-23]。

6　禁忌证

(1)严重晕针或对金属过敏患者。

(2)眼区有破损感染者。

(3)婴幼儿和躁动患者。

(4)患有传染病、精神疾病的患者。

(5)生命体征不平稳,原发性疾病仍进行性加重的患者。

(6)有出血性疾病或有自发性出血、凝血功能障碍的患者。

(7)有动脉瘤破裂危险、下肢深静脉血栓形成的患者。

(8)病情不稳定,患有颅内压升高、冠心病、心功能不全失代偿期、严重高血压、严重心律失常、严重肝肾功能不全的患者。

7　注意事项

(1)晕针时,立即将针全部拔出;晕针轻者仰卧片刻,饮用温开水或糖水;晕针严重者可选人中、内关、足三里等穴位进行针刺或指压。

(2)出现皮下出血,少量不必处理,局部肿胀、疼痛剧烈影响活动功能时先给予冷敷,24 h 后热敷或在局部轻轻揉按。

(3)操作时注意防止针刺部位感染。

(4)留针期间注意不要碰触留针部位。

(5)孕妇及新产后患者精神紧张、大汗后、劳累后或饥饿时以及出现震颤不止、躁动不安、眼睑肥

厚者慎用。

参考文献

[1] 邵妍,王鹏琴.彭氏眼针疗法的理论依据[N].中国中医药报,2012-12-03(4).
SHAO Y, WANG P Q. The theoretical basis of Peng's eye acupuncture therapy [N]. China News of Traditional Chinese Medicine,2012-12-03(4).

[2] 邵妍.彭氏眼针疗法[N].中国中医药报,2013-01-24(4).
SHAO Y. Peng's eye acupuncture therapy [N]. China News of Traditional Chinese Medicine,2013-01-24(4).

[3] 彭静山.眼针疗法[M].沈阳:辽宁科学技术出版社,1990:26-32.
PENG J S. Eye acupuncture therapy [M]. Shenyang: Liaoning Science and Technology Press,1990:26-32.

[4] 石岩.中医内科学[M].北京:科学出版社,2017:206-213,330-340.
SHI Y. Internal medicine of of traditional Chinese medicine [M]. Beijing:Science Press,2017:206-213,330-340.

[5] 王琦,邵妍,王梅,等.眼针结合康复训练治疗中风后运动功能障碍 Meta 分析[J].河南中医,2021,41(4):601-607.
WANG Q, SHAO Y, WANG M, et al. A meta analysis of eye acupuncture combined with rehabilitation training in the treatment of motor dysfunction after stroke [J]. Henan Tradit Chin Med,2021,41(4):601-607.

[6] 王鹏琴,鞠庆波,宋哲,等.眼针带针康复法促进中风偏瘫患者运动功能恢复的临床研究[J].中国中医基础医学杂志,2016,22(4):534-536,560.
WANG P Q, JU Q B, SONG Z, et al. Eye acupuncture combined with rehabilitation training to promote function recovery of stroke patients with hemiplegia movement of clinical research [J]. J Basic Chin Med,2016,22(4):534-536,560.

[7] 田立茹,王鹏琴,邵妍,等.眼针带针康复疗法治疗中后平衡功能障碍的临床研究[J].河北中医,2021,43(6):982-986,995.
TIAN L R, WANG P Q, SHAO Y, et al. Clinical research of eye-acupuncture with rehabilitation therapy for balance dysfunction after stroke [J]. Hebei J Tradit Chin Med,2021,43(6):982-986,995.

[8] 徐辉,王鹏琴,陈以国.眼针结合运动功能训练治疗缺血性中风临床观察[J].辽宁中医药大学学报,2014,16(9):123-125.
XU H, WANG P Q, CHEN Y G. Clinical observation on eye-acupuncture combined with motion functional training in treatment of ischemic stroke [J]. J Liaoning Univ Tradit Chin Med,2014,16(9):123-125.

[9] 徐辉.眼针带针康复法对中风偏瘫患者神经功能恢复和平衡功能影响临床研究[J].辽宁中医药大学学报,2018,20(7):137-140.
XU H. Clinical study on the effect of eye acupuncture and acupuncture rehabilitation on the recovery of neurological function and balance function in stroke patients with hemiplegia [J]. J Liaoning Univ Tradit Chin Med,2018,20(7):137-140.

[10] 贺倩倩,李佳凌,张笑蕊,等.眼针治疗疾病种类及疗效的文献分析[J].光明中医,2017,32(20):3044-3048.

中医康复技术操作规范·眼针带针康复疗法制定工作组：中医康复技术操作规范·眼针带针康复疗法

HE Q Q, LI J L, ZHANG X R, et al. Literature analysis on eye acupuncture in the treatment of disease types and the curative effect [J]. Guangming J Chin Med, 2017, 32(20): 3044-3048.

[11] 邵妍, 王鹏琴. 眼针运动疗法对MCAO模型大鼠缺血半暗带区域脑组织Ang-1、Tie2影响的实验研究[J]. 中华中医药学刊, 2015, 33(7): 1580-1584.
SHAO Y, WANG P Q. Experiment study on eye acupuncture and exercise therapy on Ang-1 and Tie2 in brain tissue of cerebral ischemia half dark area of MCAO rats [J]. Chin Arch Tradit Chin Med, 2015, 33(7): 1580-1584.

[12] 邵妍, 王鹏琴, 王树东, 等. 眼针运动疗法对缺血再灌注大鼠脑缺血半暗带区VEGF蛋白及VEGF mRNA表达的影响[J]. 中国中医基础医学杂志, 2015, 21(4): 445-448.
SHAO Y, WANG P Q, WANG S D, et al. Eye acupuncture with exercise to concentrate on cerebral ischemia and ischemia rats half dark stripe effect of VEGF protein expression and VEGF mRNA [J]. J Basic Chin Med, 2015, 21(4): 445-448.

[13] 浦延鹏, 王鹏琴. 眼针对脑缺血再灌注损伤大鼠脑组织自噬的影响[J]. 针刺研究, 2021, 46(2): 100-105.
PU Y P, WANG P Q. Effect of eye acupuncture on autophagy in brain tissue of rats with cerebral ischemia-reperfusion injury [J]. Acupunct Res, 2021, 46(2): 100-105.

[14] 周鸿飞, 王健, 曹铁军, 等. 应用SPECT观察眼针对脑梗死患者脑血流的影响[J]. 中国针灸, 2011, 31(5): 391-394.
ZHOU H F, WANG J, CAO T J, et al. Effects of eye acupuncture on SEPCT-determined cerebral blood flow in patients with cerebral infarction [J]. Chin Acupunct Moxibust, 2011, 31(5): 391-394.

[15] 李冰, 张朝霞, 冯晓东, 等. 眼针对不完全性脊髓损伤患者体感诱发电位及运动诱发电位的影响[J]. 针刺研究, 2022, 47(4): 329-335.
LI B, ZHANG Z X, FENG X D, et al. Effects of eye acupuncture on motor evoked potential and somatosensory evoked potential in patients with incomplete spinal cord injury based on neuroelectrophysiological technology [J]. Acupunct Res, 2022, 47(4): 329-335.

[16] 中华医学会神经病学分会神经康复学组, 中国微循环学会神经变性病专业委员会康复学组, 中国康复医学会帕金森病与运动障碍康复专业委员会, 等. 帕金森病康复中国专家共识[J]. 中国康复理论与实践, 2018, 24(7): 745-752.
Neurological Rehabilitation Group of Neurological Branch of Chinese Medical Association, Rehabilitation Group of Neurodegenerative Disease Professional Committee of Chinese Microcirculation Association, Parkinson's Disease and Movement Disorder Rehabilitation Professional Committee of Chinese Rehabilitation Medical Association, et al. Rehabilitation for Parkinson's disease: Chinese expert consensus [J]. Chin J Rehabil Theory Pract, 2018, 24(7): 745-752.

[17] 崔聪, 王鹏琴, 邵妍. 经颅直流电刺激配合眼针治疗帕金森病肢体运动功能障碍临床观察[J]. 社区医学杂志, 2021, 19(8): 493-496.
CUI C, WANG P Q, SHAO Y. Clinical observation of tDCS combined with eye acupuncture in the treatment of limb motor dysfunction in Parkinson's disease [J]. J Community Med, 2021, 19(8): 493-496.

[18] 王梅, 王鹏琴, 于丽华, 等. 眼针燔疗技术联合康复训练治疗痰瘀阻络型中风后肩手综合征: 多中心随机对照试验[J]. 中国针灸, 2022, 42(4): 385-389.
WANG M, WANG P Q, YU L H, et al. Post-stroke shoulder-hand syndrome of phlegm-stasis obstruction treated with the combined therapy of eye acupuncture, Tengliao and rehabilitation training: a multi-central randomized controlled trial [J]. Chin Acupunct Moxibust, 2022, 42(4): 385-389.

[19] 邵妍, 刘建平, 鞠庆波, 等. 眼针燔疗止痛技术治疗中风后肩手综合征的随机对照临床试验[J]. 中华中医药学刊, 2020, 38(9): 45-49.
SHAO Y, LIU J P, JU Q B, et al. Random clinical trail on efficacy of post-stroke shoulder-hand syndrome treated by eye-acupuncture therapy with warm external application of Chinese herbs [J]. Chin Arch Tradit Chin Med, 2020, 38(9): 45-49.

[20] 邵妍, 鞠庆波, 刘建平, 等. 眼针结合燔疗治疗356例中风后肩手综合征的平行随机对照研究[J]. 北京中医药大学学报, 2020, 43(7): 599-605.
SHAO Y, JU Q B, LIU J P, et al. Effects of eye acupuncture combined with external application of warm Chinese herbs on post-stroke shoulder-hand syndrome: a parallel randomized controlled trial of 356 cases [J]. J Beijing Univ Tradit Chin Med, 2020, 43(7): 599-605.

[21] 崔聪, 王鹏琴, 邵妍. 眼针结合燔疗治疗中风后肌张力增高的临床疗效观察[J]. 世界中西医结合杂志, 2020, 15(8): 1515-1518.
CUI C, WANG P Q, SHAO Y. Observation on the clinical effect of eye acupuncture combined with Tong therapy in the treatment of increased muscle tension after stroke [J]. World J Integr Tradit West Med, 2020, 15(8): 1515-1518.

[22] 高孟尧, 王鹏琴. 眼针联合燔疗改善痰瘀阻络型中风后肩手综合征 I 期临床研究[J]. 针灸临床杂志, 2019, 35(9): 8-11.
GAO M Y, WANG P Q. Clinical effect of eye-acupuncture combined with TCM Teng therapy in improving stage I post-stroke shoulder-hand syndrome of phlegm and blood stasis blocking collateral [J]. J Clin Acupunct Moxibustion, 2019, 35(9): 8-11.

[23] 鞠庆波, 王鹏琴. 眼针熨烫止痛技术治疗中风后肩手综合征临床观察[J]. 中国中医基础医学杂志, 2016, 22(7): 960-961, 996.
JU Q B, WANG P Q. Clinical research on the treatment of shoulder hand syndrome after stroke by eye-acupuncture cooperated with ironing analgesia [J]. J Basic Chin Med, 2016, 22(7): 960-961, 996.

（下转第501页）

（上接第 481 页）

Operational Standard for Eye Acupuncture Rehabilitation Therapy with Retention Needles of Traditional Chinese Medicine Rehabilitation Techniques

Working Group of Operational Standard for Eye Acupuncture Rehabilitation Therapy with Retention Needles of Traditional Chinese Medicine Rehabilitation Techniques

SHAO Yan[1], CUI Cong[1], KANG Jian[1], ZHAO Xitong[1], YU Lihua[2], YANG Sen[1], SUN Mengjia[3], WANG Chenyang[3], WANG Xingyang[3], WANG Pengqin[1]*

[1] Affiliated Hospital of Liaoning University of Traditional Chinese Medicine, Shenyang, Liaoning 110032, China;
[2] Fuxin Central Hospital, Fuxin, Liaoning 123000, China;
[3] Postgraduate School of Liaoning University of Traditional Chinese Medicine, Shenyang, Liaoning 110033, China
* Correspondence: WANG Pengqin, E-mail: 23318199@163.com

ABSTRACT　Eye acupuncture rehabilitation therapy with retention needles is a combination of eye acupuncture therapy and modern rehabilitation techniques. According to the different functional disorders of rehabilitation participants, the corresponding acupoints of "eight areas and thirteen points of eye acupuncture" were selected to bury the needles, and various rehabilitation trainings were carried out simultaneously during the needle retention period. The main purpose of establishing the operational standard for eye acupuncture rehabilitation therapy with retention needles is to standardize the management and guide the professionals and technical personnels of traditional Chinese medicine to correctly use the eye acupuncture rehabilitation therapy with retention needles for rehabilitation treatment. This standard includes the technical scope of eye acupuncture rehabilitation therapy with retention needles, normative references, terminology and definitions (eye acupuncture physical therapy, eye acupuncture occupational therapy, eye acupuncture speech training, eye acupuncture cognitive rehabilitation training, eye acupuncture pain rehabilitation techniques), operating procedures and requirements (selection of eye acupuncture needles, acupoint selection principle, body position selection, environmental requirements and operation methods, etc.), main indications, contraindications, precautions and other aspects. This operational standard could be applied to guide the professionals and technical personnels of traditional Chinese medicine in hospitals at all levels and medical and health care institutions to carry out eye acupuncture rehabilitation therapy with retention needles, with wide generality and effectiveness.

KEY WORDS　eye acupuncture; eye acupuncture with retention needles; rehabilitation therapy; traditional Chinese medicine rehabilitation; rehabilitation techniques; operational standard

DOI:10.3724/SP.J.1329.2022.06001

501

ICS
X XX (中国标准文献分类号)

ZYKF

中 医 康 复 标 准

ZYKF/T X—2019

眼针带针康复疗法操作标准

(征求意见稿)

(本稿完成时间: 2018-12-14)

201x-xx-xx **发布**　　　　　　　　　　201x-xx-xx **实施**

XXXXXXXX 发布

ZYKF/T x—201x

目次

2

ZYKF/T x—201x

前言

本标准按GB/T 1.1-2009给出的规则起草.

本标准由中医康复标准研究基地提出并归口.

本标准起草单位：辽宁中医药大学附属医院

本标准主要起草人：王鹏零　邵妍

参与起草人：安太健、崔聪、富一宁、高晨、高孟尧、韩天池、康健、刘娟、刘克飞、刘露阳、王鹤伊、肖健、徐辉、杨森、张桂艳、赵曦彤、赵霞、邹晓明

专家指导组：白丽、陈以国、慈洪飞、崔琛、关威、鞠庆波、吕静、吕玉娥、彭建东、宋哲、王晓彤、于丽华、张哲、赵钧、周鸿飞、庄礼兴

ZYKF/T x—201x

引言

针灸是祖国医学的重要组成部分，对我国人民的医疗保健事业发挥着重要作用，为世界各国人民解除病痛也有一定的贡献。眼针疗法是一种特色微针疗法，临床疗效确切。《黄帝内经》记载了针灸的起源，《素问·异法方宜论》云："九针者，亦从南方来……导引按跷者，亦从中央出也。"。

眼针疗法是彭静山教授于 1970 年开始研究，其理论基础是源于明·王肯堂《证治准绳》里载有华佗关于人生了病在眼的白睛上有形色丝络显现，可验内之何脏腑受病的一段话。到了 1974 年，观眼识病积累了一万多病例，准确率达到 90%，把望诊向前推进了一步，经过几年的临床实践，证明其适应证与针灸疗法相同，经过几十年研究，其优势病种中风病等肢体功能性疾病、功能性胃肠紊乱、神志病及各种疼痛证候均有迅速而良好的疗效。

1990 年彭老出版第一部眼针专著《眼针疗法》，2011 年彭静山教授嫡传弟子王鹏琴教授首先将彭氏眼针与康复技术相结合，2012 年由王鹏琴教授主持国家中医药管理局课题《辽宁彭氏眼针学术流派建设项目》创新性提出"眼针带针康复疗法"，出版了《彭静山眼针疗法研究》，在工作室建设期间，将这一疗法向国内 12 家二级工作站全面推广，疗效显著。

通过七年的临床验证，眼针带针康复疗法能明显提高中风急性期、恢复期的患者临床疗效、缩短疾病疗程。目前眼针带针康复疗法对中风病、脑血管疾病、脊髓损伤疾病、骨伤疼痛类疾病等具有突出疗效，但尚缺乏眼针带针康复疗法操作标准，为了进一步规范该疗法的临床操作标准，故编写此标准。

2018 年 11 月国家中医药管理局发布《中医康复服务能力规范化建设项目实施方案》（中国中医药科技中医便函[2016]130 号），立项开展了中医康复标准项目制修订工作，其中中医康复标准项目 39 项，包括《彭氏眼针带针康复疗法》项目。

ZYKF/T x—201x

彭氏眼针带针康复疗法操作标准

1 范围

本标准规定了眼针带针康复疗法的定义和术语、操作步骤与要求、适应症、注意事项及禁忌症。

本标准适用于眼针带针康复疗法操作规范。

本标准适用于对各级各类医院及医疗机构，规范管理和指导有关医师和从事针灸及康复专业人员正确使用该项技术。

2 规范性引用文件

下列文件对于本文件的应用是必不可少的。凡是注日期的引用文件，仅注日期的版本适用于本文件。凡是不注日期的引用文件，其最新版本（包括所有的修改单）适用于本文件。

文件 1 医院消毒卫生标准（现行）GB/15982-2012
文件 2 中医基础理论术语 GB/T 20348-2006
文件 3 针灸异常情况处理 GB/T 33415-2016

3 术语和定义

3.1 眼针带针康复疗法（eye acupuncture with rehabilitation therapy）

根据患者病情及康复评定结果，确定康复项目，按照彭氏眼针取穴原则将眼针运动疗法针具埋置眼针穴区后由康复师进行康复训练，训练结束后起针。（彭氏眼针穴区划分示意图见附录A）

眼针带针康复疗法包括眼针物理疗法、眼针作业疗法、眼针言语训练、眼针吞咽障碍训练、眼针认知康复、眼针止痛康复技术。

3.2 眼针物理疗法（eye acupuncture physical therapy）

包括眼针运动疗法和眼针器械训练。

埋置针具于双侧肝区、肾区、上焦区、下焦区，按照康复评定，确定康复项目，对患者进行徒手或器械各种运动训练来治疗，恢复或改善其功能障碍。

眼针器械训练所运用的器械包括肢体智能反馈训练系统、步态分析跑步机、智能运动训练器、全自动起立床、吞咽障碍治疗仪、情景互动康复系统、平衡功能检查训练系统等。

3.3 眼针作业疗法（eye acupuncture occupational therapy）

埋置眼针运动疗法针具于双侧肝区、肾区、上焦区、下焦区，同时根据患者日常生活、家庭生活、社会和职业生活方面需要，选择有目的的活动进行治疗和训练。

3.4 眼针言语训练（eye acupuncture speech training）

埋置眼针运动疗法针具于双侧上焦区、下焦区、心区，同时通过各种手段对有言语障碍的患者进行针于双侧上焦区、下焦区、心区、脾区，同时通过针对吞咽障碍患者的主要功能异常，循序渐进的进行康复锻炼治疗，以恢复或提高患者的吞咽功能。

6

3.5 眼针认知康复训练 (eye acupuncture cognitive rehabilitation training)

埋置眼针运动疗法针具于双侧上焦区、下焦区、心区、肾区，同时采用针对注意、记忆、计算、思维、问题解决和执行功能、知觉障碍的康复治疗，以改善和提高认知功能和日常生活能力。

3.6 眼针止痛康复技术 (eye acupuncture pain rehabilitation techniques)

埋置眼针运动疗法针具于双侧上焦区、下焦区、心区、脾区，同时通过针对功能障碍患者的主要功能异常进行康复训练。

4.操作步骤与要求

4.1 眼针针具施术准备

4.1.1 针具选择

选用眼针运动疗法针具，专利授权号CN201320166807，针具型号分别是 0.25x7mm、0.30x7mm、0.25x8mm、0.30x8mm，一次性针具（见附件B）。

针身应光滑、无锈蚀，针尖应锐利，无倒钩。

4.1.2 部位选择

在眼眶眶缘外 2mm 处，选取眼针穴区进行操作。

4.1.3 环境要求

环境应清洁卫生，避免污染、嘈杂。

4.1.4 消毒

4.1.4.1 针具消毒

宜选用一次性眼针运动疗法针具。

4.1.4.2 部位消毒

应用含 75%乙醇的棉签或棉球在施术部位消毒。

4.1.4.3 医者消毒

医者双手可先用肥皂水清洗干净，再用 75%乙醇棉球擦拭。

ZYKF/T x—201x

4.1.5 施术方法

以押手固定眼针穴区皮肤，刺手用镊子夹住眼针运动疗法针具针柄，由眼针穴区始点向眼针穴区终点方向，沿皮 15° 左右将眼针运动疗法针具刺入，刺入真皮达皮下组织中，不可再深刺，刺入 5-8mm，按压针柄以得气，粘贴固定针柄。

4.2 操作方法

埋置眼针运动疗法针具后，观察 5 分钟，按照康复评定，确定康复项目，由康复师进行康复训练。

4.3 施术结束处理

康复训练结束后，观察 5 分钟，出针。用镊子捏持针柄，轻轻转动后缓慢出针 1/2，然后慢慢拔出，拔针后即刻用干棉球按压针孔，宜按压 30 秒以上。

5.治疗间隔和疗程

眼针带针康复疗法治疗宜每日一次，每次留针康复训练时间 4-6 小时，每周 5 次，休息 2 日，连续治疗 4 周，进行下一疗程。

6.注意事项

6.1 施术者注意事项

6.1.1 注意发生晕针。
6.1.2 注意发生局部出血或血肿。
6.1.3 注意防止操作部位感染。
6.1.4 留针期间注意不要碰触留针部位。

6.2 慎用事项

6.2.1 孕妇及新产后慎用。
6.2.2 患者精神紧张、大汗后、劳累后或饥饿时慎用。
6.2.3 震颤不止，躁动不安，眼睑肥厚者慎用。

7 禁忌症

7.1 严重的晕针患者。
7.2 眼区有破损感染者。
7.3 婴幼儿和躁动患者。
7.4 传染病、精神病、金属过敏的患者。
7.5 生命体征不平稳，原发疾病仍进行性加重的患者。
7.6 有出血性疾病，或有自发性出血，凝血功能障碍的患者。

7.7 有动脉瘤破裂危险、下肢深静脉血栓形成、精神疾病的患者。

7.8 体温高于38℃，静息状态脉搏高于100次/分，血压收缩压高于160mmHg，舒张压高于100mmHg。

7.9 病情不稳定，患有颅内压升高、严重高血压、冠心病、心功能不全失代偿期、严重心律失常、严重肝肾功能不全的患者。

8.不良反应处理

8.1 晕针的预防及处理

预防：避免患者精神过度紧张、空腹，在治疗前做好解释，消除其对针刺的顾虑，行针时注意观察患者的神色，询问患者的感觉。

处理：患者出现晕针时，立即停止针刺，将针全部起出。让患者平卧，松开衣带，注意保暖。轻者仰卧片刻，给饮温开水或糖水后，即可恢复正常。重者可选人中、内关、足三里等穴针刺或指压，或灸百会、关元、气海等穴，即可恢复。若仍不省人事，可考虑配合其他治疗或采用急救措施。

8.2 血肿的处理

处理：若微量的皮下出血而呈现局部小块青紫时，一般不必处理，可以自行消退。若局部肿胀疼痛较剧，青紫面积大而且影响到活动功能时，先冷敷，24小时后再做热敷或在局部轻轻揉按。

ZYKF/T x—201x

附录 A

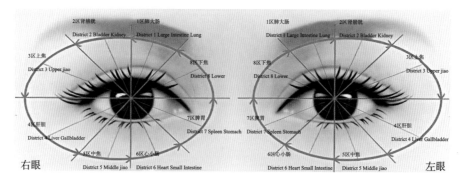

彭氏眼针穴区划分示意图

眼针带针康复疗法取穴标准参考 1990 年彭静山出版《眼针疗法》和 1992 年中华中医药学会发布《眼针疗法》视频.

附录 B

眼针运动疗法针具专利

B1 专利号：CN201320166807

B2 发明人：王鹏琴

B3 专利摘要

　　一种眼针运动疗法针具，它包括有针体、针柄，其技术要点是：所述针柄为圆形或椭圆形针柄并固设在针体的一端，而针体的另一端为针尖，针体的长度为 7mm-8mm，直径为 0.25mm-0.30mm，针柄直径 2-5mm。本实用新型适用于眼针操作，具有使用方便，不锈蚀，易固定，在体内可长时间保留，不损伤机体。本实用新型还具有结构简单，应用范围宽，而且使用寿命长等特点。

B4 专利图示

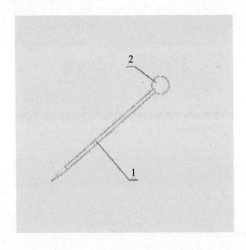

ZYKF/T x—201x

附录C

适应症

C.1 上肢、下肢运动障碍性疾病（偏瘫和截瘫）
C.1.1 脑血管病（包括脑梗死、脑出血、蛛网膜下腔出血、脑静脉血栓形成、脑淀粉样血管病、多发性硬化等）急性期、恢复期、后遗症期伴有肢体运动功能障碍。
C.1.2 其他原因（如颅内动脉瘤破裂、脑动静脉畸形、颅内肿瘤等）引起的颅内病变遗留有肢体功能障碍。
C.1.3 由于颅脑外伤所致肢体运动功能障碍。
C.1.4 由于脊髓损伤所导致的肢体运动功能障碍。

C.2 吞咽障碍
　　吞咽障碍指由于下颌、唇、舌、软腭、咽喉、食管括约肌或食管功能受损，不能安全有效地把食物由口送到胃内以取得足够营养和水分的进食困难，如脑损伤患者，如脑梗死、脑出血、脑外伤、帕金森病、急性格林巴利、慢性格林巴利等。

C.3 言语障碍
　　言语障碍指由于口语形成障碍，包括发音困难或不清，噪音产生困难、气流中断或言语韵律异常，如脑梗死、脑出血、脑外伤、脑瘫、帕金森病、运动神经元病、多发性硬化等。

C.4 认知功能障碍
　　认知功能障碍指视觉、听觉、触觉及自身躯体方面的障碍导致对外界环境的感知和适应困难及生活和社会适应性方面障碍，如脑血管病、颅内病变、颅脑外伤、帕金森病、多发性硬化等。

C.5 疼痛感觉障碍
　　出现疼痛感觉障碍或由此所致运动功能障碍，如中风后肩手综合、肩关节半脱位、急性格林巴利、慢性格林巴利、军事训练伤、骨关节疼痛、脊髓损伤、帕金森病、多发性硬化等。

C.6 生命体征平稳的患者。

ZYKF/T x--201x

参考文献

[1]邵妍. 彭氏眼针疗法的理论依据[N]. 中国中医药报,2012-12-03(004).

[2]吕蕊,王恩龙.眼针干预中风偏瘫的随机对照临床研究[J].实用中医内科杂志,2012,26(03):69-70.

[3]孙丽娜.眼针疗法的理论基础与临床[J].中华中医药学刊,2012,30(09):1950-1952.

[4]段玉萍.眼针疗法配合康复训练治疗脑卒中偏瘫对照临床观察[J].实用中医内科杂志,2012,26(04):70-72.

[5]闫启明,张立颖.眼针疗法治疗中风偏瘫临床研究[J].中医学报,2012,27(12):1674-1675.

[6]许建军,毕业东,张学健,李冬梅,景薇.眼针疗法治疗中风研究进展[J].河北中医,2012,34(11):1744-1746.

[7]赵悦,王健.眼针治疗神经系统疾病临床研究概况[J].辽宁中医药大学学报,2012,14(02):127-128.

[8]孙赫楠.眼针治疗中风84例临床分析[J].中国医药指南,2012,10(34):606.

[9]邵妍. 彭氏眼针疗法[N]. 中国中医药报,2013-01-24(004).

[10]侯本赤.眼针结合带针锻炼治疗脑梗死偏瘫肢体功能障碍41例, 2013

[11]汤明双,逯建存.眼针结合体针治疗卒中后遗症83例疗效观察[J].甘肃中医学院学报,2013,30(01):43-44.

[12]田迎春,张绍钦.眼针结合运动疗法治疗脑梗死恢复期硬瘫临床观察[J].中华中医药学刊,2013,31(03):674-675.

[13]徐获铸.眼针疗法在新加坡的临床应用及验案举隅[J].辽宁中医杂志,2013,40(11):2360-2362.

[14]孙赫楠.眼针治疗中风恢复期24例[J].中国针灸,2013,33(S1):81-82.

[15]王钠,刘君.眼针治疗中脑梗死weber综合征[J].实用中医内科杂志,2013,27(14):65-67.

[16]刘泰, 黄丽燕. 针刺早期介入对缺血性脑中风预后的研究进展, 2013

[17]吴海洋,王颖.针刺治疗中风后遗症研究进展[J].黑龙江中医药,2013,42(02):73-74.

[18]赵阳阳,王鹏琴.眼针联合功能锻炼治疗急性脑梗死随机平行对照研究[J].实用中医内科杂志,2013,28(12):122-124.

[19]邹嘉雄. 眼针结合头体针治疗缺血性中风的临床研究[D].广州中医药大学,2014.

[20]徐辉,王鹏琴,陈以国.眼针结合运动功能训练治疗缺血性中风临床观察[J].辽宁中医药大学学报,2014,16(09):123-125.

[21]何川. 眼针结合作业疗法对缺血性中风患者日常生活能力和上肢运动的影响[D].辽宁中医药大学,2014.

[22]赵阳阳. 眼针联合功能锻炼治疗急性脑梗死随机平行对照研究. 2014

[23]涂国刚,曾丽琴.眼针配合推拿疗法治疗中风后遗症临床观察[J].中医药临床杂志,2014,26(04):359-360.

[24]刘琳,周鸿飞.眼针疗法近二十年临床研究概况[J].辽宁中医药大学学报,2015,17(08):219-221.

[25]杨知博,刘东,常悦松,乔鹤,贾力.眼针配合Rood物理技术治疗中风后偏瘫肩痛的临床研究[J].中国中医药现代远程教育,2015,13(19):77-79

[26]刘斌. 眼针治疗急性脑干梗死眼肌麻痹的临床观察[D].辽宁中医药大学,2015.

[27]黄春元.眼针治疗脑梗死后偏瘫[J].吉林中医药,2015,35(03):309-311.

[28]张洪铭,王鹏琴.眼针治疗中风后遗症[J].实用中医内科杂志,2015,29(07):139-140

[29]何宇,何川,孙年怡,李开元,李超,罗佳,刘丰润,李浩.作业治疗结合眼针对脑卒中患者日常生活活动能力和上肢运动功能的疗效观察[J].中国康复医学杂志,2015,30(09):949-950.

[30]郭强,刘荣辉.眼针-头针-电针联合西药治疗急性期基底节区脑出血随机平行对照研究[J].实用中医内科杂志,2016,30(08):94-97.

[31]王鹏琴,鞠庆波,宋哲,邵妍,徐辉,赵嘉勋,杨森,赵霞,高胜奇,崔聪,高晨.眼针带针康复法促进中风偏瘫患

ZYKF/T x—201x

者运动功能恢复的临床研究[J].中国中医基础医学杂志,2016,22(04):534-536+560.

[32]姜润哲,王鹏琴.眼针结合康复训练治疗脑卒中后吞咽困难临床观察[J].针灸临床杂志,2016,32(10):12-15.

[33]刘琳,周鸿飞,董宝强.眼针疗法治疗中风病研究进展[J].辽宁中医杂志,2016,43(10):2232-2234.

[34]刘琳,周鸿飞.眼针疗法治疗中风病作用机理[J].辽宁中医药大学学报,2016,18(10):110-112.

[35]张瑜,马铁明.眼针留针联合康复训练治疗中风[J].实用中医内科杂志,2016,30(04):88-89.

[36]李莉,王刚,支世保.眼针治疗脑卒中后吞咽困难 46 例[J].河南中医,2016,36(12):2117-2119.

[37]孙秀业.眼针对急性期脑梗死患者神经功能缺损影响的临床研究[J].针灸临床杂志,2017,33(12):34-37.

[38]郭新玲.眼针与认知训练配合治疗脑卒中后认知功能障碍的疗效[J].临床医药文献电子杂志,2017,4(50):9718-9719.

[39]姜润哲.眼针运动疗法治疗中风后吞咽困难临床研究[D].辽宁中医药大学,2017.

[40]房晓宇,邬宏,闫婷.眼针在脑卒中偏瘫初期康复治疗中诱发肌力的作用观察[J].人民军医,2017,60(12):1199-1201.

[41]贺倩倩,李佳凌,张笑蕊,沈波,薛向涵,赵迪,邵妍.眼针治疗疾病种类及疗效的文献分析[J].光明中医,2017,32(20):3044-3048.

[42]桑鹏,张佳.眼针治疗脑梗死后认知障碍的临床研究[J].中国继续医学教育,2017,9(31):128-129.

[43]蔡玉翠.眼针治疗中风风痰入络证患者吞咽困难的临床疗效观察[J].中国医药指南,2017,15(24):193.

[44]徐辉.眼针带针康复法对中风偏瘫患者神经功能恢复和平衡功能影响临床研究[J].辽宁中医药大学学报,2018,20(07):137-140.

[45]张文军.眼针干预中风后遗症随机对照试验的系统评价[J].中医药导报,2018,24(09):119-121+133.

[46]刘超,万明珠,关红丽,颜海霞,曾玉珊,黄臻.眼针结合经颅直流电刺激治疗脑卒中后吞咽障碍临床疗效研究[J].辽宁中医杂志,2018,45(08):1722-1725.

[47]邹丽,柏强.眼针结合康复运动治疗气虚血瘀型中风偏瘫恢复期临床观察[J/OL].中医药临床杂志,2018(07):1247-1249[2018-09-10].

[48]江兴妹,钟志锋,邓钊立.眼针联合电脑辅助认知训练对脑卒中认知障碍的临床研究[J].中国医学创新,2018,15(01):63-66.

[49]赵厚男,张京,傅桥,胡茜.眼针联合醒脑开窍针刺治疗急性脑梗死探讨[J].中国中医药现代远程教育,2018,16(15):133-135.

[50]高广江,海英,汪振宇,齐静.眼针疗法治疗脑梗死临床疗效研究[J].辽宁中医药大学学报,2018,20(01):184-186

[51]赵志芬,吴凯旋.眼针配合阴阳经取穴针刺治疗偏瘫痉挛状态临床观察[J].中医药临床杂志,2018,30(03):494-496.

[52]刘涵,王鹏琴.眼针体针结合治疗中风后肢体偏瘫 30 例临床观察[J].湖南中医杂志,2018,34(02):69-70

[53]徐汉方,柏强.眼针治疗中风病偏瘫痉挛状态的临床观察[J].光明中医,2018,33(03):339-341.

[54]高晨,戚虹百,杨华林.眼针治疗中风后假性球麻痹临床疗效观察[J].辽宁中医药大学学报,2018(09):1-4.

参考文献

[1] 王兴阳，邵妍，王晨阳，等. 浅析学派宗师彭静山"观眼识病"理论 [J]. 时珍国医国药，2023，34（2）: 445-448.

[2] 庞立健，王鹏琴，吕晓东，等. 彭氏眼针疗法理论阐释及应用 [J]. 中华中医药杂志，2023，38（1）: 90-95.

[3] 邵妍，崔聪，康健，等. 中医康复技术操作规范·眼针带针康复疗法 [J]. 康复学报，2022，32（6）: 477-481，501.

[4] 丁思元，王琪格，栾镇宇，等. 彭氏眼针学术思想发微 [J]. 中华中医药学刊，2023，41（7）: 112-115.

[5] 田立茹，王鹏琴，邵妍，等. 眼针带针康复疗法治疗脑卒中后下肢痉挛的临床疗效及表面肌电特征研究 [J]. 中华中医药杂志，2022，37（11）: 6855-6859.

[6] 王晨阳，王兴阳，邵妍，等. 彭静山眼针"八区十三穴络脑通脏腑"理论 [J]. 实用中医内科杂志，2023，37（11）: 1-3.

[7] 刘通，邵妍，王鹏琴. 浅析彭静山眼针取穴分区定位与眼眶穴位相关性及异同 [J/OL]. 辽宁中医杂志: 1-6[2023-09-01]. http://kns.cnki.net/kcms/detail/21.1128.R.20221017.1404.002.html

[8] 康健，邵妍. 眼针埋针疗法联合体针治疗急性期周围性面瘫味觉障碍

临床疗效观察 [J]. 辽宁中医药大学学报，2023，25（1）：35-38.

[9] 陈虹宇，邵妍，王鹏琴. 针刺治疗脑卒中后痉挛性偏瘫临床研究 [J]. 中医药临床杂志，2022，34（7）：1362-1367.

[10] 王梅，王鹏琴，于丽华，等. 眼针燔疗技术联合康复训练治疗痰瘀阻络型中风后肩手综合征：多中心随机对照试验 [J]. 中国针灸，2022，42（4）：385-389.

[11] 刘晓宇，邵妍，王鹏琴. 眼针疗法结合大接经法治疗中风后下肢痉挛临床疗效评价 [J]. 辽宁中医药大学学报，2022，24（6）：136-140.

[12] 邵妍，丁思元. 眼针康复疗法对 MCAO 大鼠脑缺血半暗区组织 Flt-1、KDR 影响的机制研究 [C]// 世界中医药学会联合会，世界中医药学会联合会老年医学专业委员会 2021 年学术年会暨中国中西医结合学会慢病防治与管理专业委员会第四次学术年会论文摘要集，2021：14-15.

[13] 马晴，张亮，邵妍，等. 中能量冲击波刺激"肩三针"穴位治疗肩袖损伤及镇痛时效观察 [J]. 辽宁中医杂志，2022，49（2）：170-173.

[14] 田立茹，王鹏琴，邵妍，等. 眼针带针康复疗法治疗卒中后平衡功能障碍的临床研究 [J]. 河北中医，2021，43（6）：982-986，995.

[15] 崔聪，王鹏琴，邵妍. 经颅直流电刺激配合眼针治疗帕金森病肢体运动功能障碍临床观察 [J]. 社区医学杂志，2021，19（8）：493-496.

[16] 王琦，邵妍，王梅，等. 眼针结合康复训练治疗中风后运动功能障碍 Meta 分析 [J]. 河南中医，2021，41（4）：601-607.

[17] 崔聪，王鹏琴，邵妍，等. 运用经颅直流电刺激后效应配合眼针带针运动疗法对中风后肢体运动功能障碍恢复临床研究 [J]. 辽宁中医药大学学报，2021，23（5）：123-126.

[18] 杜鹃，邵妍，崔聪. 依据络病理论运用眼针配合中药汤剂治疗早期糖尿病肾病（气阴两虚证）的临床研究 [J]. 中国疗养医学，2021，30

（1）: 1-5.

[19]　邵妍，刘建平，鞠庆波，等. 眼针熥疗止痛技术治疗中风后肩手综合征的随机对照临床试验 [J]. 中华中医药学刊，2020，38（9）: 45-49.

[20]　崔聪，王鹏琴，邵妍. 眼针结合熥疗治疗中风后肌张力增高的临床疗效观察 [J]. 世界中西医结合杂志，2020，15（8）: 1515-1518.

[21]　邵妍，鞠庆波，刘建平，等. 眼针结合熥疗治疗 356 例中风后肩手综合征的平行随机对照研究 [J]. 北京中医药大学学报，2020，43（7）: 599-605.

[22]　马晴，邵妍，王鹏琴. 针刺和神经肌肉电刺激治疗中风后吞咽障碍研究进展 [J]. 实用中医内科杂志，2020，34（11）: 14-17.

[23]　王鹏琴，鞠庆波，宋哲，等. 眼针带针康复法促进中风偏瘫患者运动功能恢复的临床研究 [J]. 中国中医基础医学杂志，2016，22（4）: 534-536，560.

[24]　邵妍，王鹏琴. 眼针运动疗法对 MCAO 模型大鼠缺血半暗带区域脑组织 Ang-1、Tie2 影响的实验研究 [J]. 中华中医药学刊，2015，33（7）: 1580-1584.

[25]　邵妍，王鹏琴，王树东，等. 眼针运动疗法对脑缺血再灌注大鼠脑缺血半暗带区 VEGF 蛋白及 VEGFmRNA 表达的影响 [J]. 中国中医基础医学杂志，2015，21（4）: 445-448.

[26]　邵妍，王鹏琴. 浅析彭静山教授学术思想之——八字取穴大接经 [J]. 辽宁中医药大学学报，2015，17（4）: 84-86.

[27]　邵妍. 基于侧支循环开放探讨眼针运动疗法对 MCAO 模型大鼠作用机制的实验研究 [D]. 沈阳: 辽宁中医药大学，2015.

[28]　邵妍，陈以国，王鹏琴，等. 针刺结合中药治疗抑郁症的临床疗效分

析及评价体系 [J]. 中国中医基础医学杂志，2013，19（3）：331-333，349.

[29] 王健. 针刺结合中药治疗抑郁症的疗效评价与机理研究 [D]. 沈阳：辽宁中医药大学，2008.

[30] 邵妍，王健. 探讨彭氏眼针的理论渊源 [J]. 中华中医药学刊，2008，26（12）：2584-2588.

[31] 邵妍，王健. 探讨面瘫与面肌痉挛针刺治疗的异同 [J]. 辽宁中医杂志，2008（7）：1087-1088.

[32] 邵妍，王健. 运动神经元病误诊后中医治疗例析 [J]. 实用中医内科杂志，2008（5）：77.

[33] 邵妍. 针刺配合中药治疗抑郁症疗效观察 [D]. 沈阳：辽宁中医药大学，2008.

[34] 王鹏琴，王丽波，曹凤武. 眼针疗法对血管性痴呆大鼠学习记忆障碍及海马组织乙酰胆碱酯酶活性的影响 [J]. 中医药学刊，2004（4）：731-732.

[35] 王鹏琴，王丽波，曹凤武，等. 眼针疗法改善实验性血管性痴呆大鼠学习记忆障碍及海马神经元超微结构的变化 [J]. 上海针灸杂志，2004（1）：41-44.

[36] 王鹏琴，赵辉，王丽. 眼针疗法治疗血管性痴呆的临床观察 [J]. 辽宁中医杂志，2003（5）：392-393.

[37] 王鹏琴. 眼针疗法治疗血管性痴呆大鼠的实验研究 [D]. 沈阳：辽宁中医学院，2003.

[38] 于杰，张明波，周鸿飞，等. 活血开窍法治疗血管性痴呆作用机理探讨 [J]. 现代康复，2000（12）：1826-1827.

[39] 王鹏琴. 眼针治疗出血性中风 138 例 [J]. 辽宁中医杂志，1998（4）：34.

[40] 王鹏琴，隋智慧. 温针灸治疗吉兰 - 巴雷综合征 46 例 [J]. 辽宁中医杂志，1998（2）：35.

[41] 于杰，李桂清，王鹏琴，等. 中风急性期针药疗效的对比观察 [J]. 针灸临床杂志，1997（1）：15-16.

[42] 王鹏琴. 彭静山教授的临床经验 [J]. 北京中医，1988（4）：5-6.

[43] 吴彬. 眼针埋针治疗中风后抑郁的临床观察 [D]. 沈阳：辽宁中医药大学，2021.

[44] 刘兴安，赵霞. 地黄饮子联合针刺治疗帕金森临床观察 [J]. 中国中医药现代远程教育，2019，17（14）：54-55.

[45] 赵霞. 补阳还五汤联合针刺治疗脑梗后遗症的随机平行对照试验 [J]. 中国中医药现代远程教育，2019，17（13）：75-77.

[46] 赵霞，刘光辉. 不同针刺时机和选穴配伍联合治疗中风后痉挛状态增效因素探讨 [J]. 辽宁中医药大学学报，2019，21（8）：126-130.

[47] 赵霞. 浅述针灸治疗坐骨神经痛临床研究新进展 [J]. 辽宁中医药大学学报，2019，21（6）：216-218.

[48] 赵曦彤. 眼针埋针治疗缺血性中风后便秘临床观察 [D]. 沈阳：辽宁中医药大学，2018.

[49] 高孟尧，王鹏琴. 眼针联合熥疗改善痰瘀阻络型中风后肩手综合征 I 期临床研究 [J]. 针灸临床杂志，2019，35（9）：8-11.

[50] 郑斯卓，高孟尧. 叶酸联合依达拉奉治疗急性脑梗死的疗效及对氧化应激指标水平的影响 [J]. 中国民康医学，2019，31（10）：17-18，21.

[51] 郑斯卓，高孟尧. 胞二磷胆碱联合氯吡格雷治疗大动脉粥样硬化性脑梗死的临床疗效 [J]. 中国药物经济学，2019，14（3）：69-72.

[52] 高孟尧，姜树民. 姜树民教授治疗肠易激综合征经验拾萃 [J]. 实用中

医内科杂志，2010，24（4）：14-15.

[53] 安太健. 鼠神经生长因子对脑梗死患者血清细胞因子水平以及神经功能缺损的影响 [J]. 中国现代药物应用，2021，15（6）：149-151.

[54] 杨红，张威，安太健，等. 基于网络药理学探讨葛酮通络胶囊缓解缺血性脑卒中机制 [J]. 中国中医药信息杂志，2019，26（12）：84-89.

[55] 安太健，张威，杨红，等. 基于生物信息学考察骨髓干细胞治疗缺血性脑卒中的潜在机制 [J]. 中国组织工程研究，2019，23（33）：5249-5255.

[56] 安太健. 川芎嗪防治蛛网膜下腔出血后脑血管痉挛的实验研究 [D]. 沈阳：辽宁中医药大学，2010.

[57] 崔聪. 眼针与中药并用治疗气血亏虚型眩晕病的临床观察 [D]. 沈阳：辽宁中医药大学，2011.

[58] 崔聪，王鹏琴. 从虚论治眩晕浅析 [J]. 实用中医内科杂志，2011，25（4）：82-83.

[59] 徐辉. 眼针带针康复法对中风偏瘫患者神经功能恢复和平衡功能影响临床研究 [J]. 辽宁中医药大学学报，2018，20（7）：137-140.

[60] 徐辉. 眼针治疗对视网膜静脉阻塞兔 NF-κB 变化影响 [J]. 辽宁中医药大学学报，2017，19（3）：64-66.

[61] 徐辉，何伟，王鹏琴，等. 眼针疗法改善视网膜分支静脉阻塞兔微循环实验研究 [J]. 中国公共卫生，2015，31（6）：770-773.

[62] 徐辉. 眼针治疗视网膜分支静脉阻塞模型兔的实验研究 [D]. 沈阳：辽宁中医药大学，2015.

[63] 徐辉，王鹏琴，何伟. 三期三线法合眼针疗法治疗面瘫 70 例 [J]. 辽宁中医杂志，2014，41（9）：1958-1959.

[64] 徐辉，王鹏琴，陈以国. 眼针结合运动功能训练治疗缺血性中风临床
观察 [J]. 辽宁中医药大学学报，2014，16（9）：123-125.

[65] 徐辉，王鹏琴，何伟. 应用眼针疗法治疗失眠临床观察 [J]. 辽宁中医
药大学学报，2014，16（8）：109-111.

[66] 杨森，王鹏琴，鞠庆波. 中风后痉挛患者白睛络脉特点及眼针取穴方
案 [J]. 中国中医基础医学杂志，2020，26（7）：952-953，988.

[67] 罗媛媛，杨森. 眼针结合体针治疗卒中后失眠的临床观察 [J]. 辽宁中
医杂志，2020，47（5）：171-173.

[68] 杨森. 眼针带针康复疗法在脑卒中痉挛期的临床应用及时效关系研究
[D]. 沈阳：辽宁中医药大学，2020.

[69] 罗媛媛，杨森. 眼针及体针联合西药治疗脑卒中后呃逆 30 例临床研究
[J]. 江苏中医药，2020，52（1）：73-75.

[70] 杨森，王鹏琴，罗媛媛. 眼针运动疗法治疗中风后痉挛的疗效观察 [J].
辽宁中医杂志，2019，46（9）：1961-1963.

[71] 杨森，王鹏琴，鞠庆波. 眼针及综合康复训练治疗岩骨斜坡脑膜瘤术
后 1 例报告 [J]. 中国康复医学杂志，2019，34（5）：593-594.

[72] 杨森，王鹏琴，鞠庆波. 面瘫复元合剂结合眼针疗法治疗急性面神经
炎的疗效观察 [J]. 辽宁中医杂志，2019，46（6）：1266-1268.

[73] 杨森，王鹏琴. 近五年中医治疗中风后肩手综合征资料综述 [J]. 光明
中医，2014，29（3）：639-642.

[74] 鞠庆波，王鹏琴. 眼针配合雷火灸治疗急性周围性面瘫临床观察 [J].
辽宁中医杂志，2017，44（5）：1067-1069.

[75] 鞠庆波，王鹏琴. 眼针熨烫止痛技术治疗中风后肩手综合征临床观察
[J]. 中国中医基础医学杂志，2016，22（7）：960-961，996.

[76] 王鹏琴，鞠庆波，周鸿飞，等. 基于文献临床实验研究探讨眼针疗法的理论基础——眼络于脑，通调脏腑 [J]. 中国中医基础医学杂志，2011，17（10）：1133-1134，1139.

[77] 张明波，鞠庆波. 脑梗塞患者辨证分型与白睛脉络分布规律的相关性研究 [J]. 中华中医药学刊，2010，28（11）：2322-2324.

[78] 鞠庆波，张明波. 脑梗塞患者白睛脉络分布规律的临床研究 [J]. 中华中医药学刊，2010，28（11）：2346-2347.

[79] 鞠庆波. 眼针治疗缺血性中风的研究进展 [J]. 辽宁中医杂志，2010，37（9）：1842-1845.

[80] 王恩龙，鞠庆波，黄春元，等. 眼针对急性局灶性脑缺血再灌注模型大鼠 IL-1β 的影响 [J]. 辽宁中医杂志，2009，36（5）：842-843.

[81] 鞠庆波，王健，周鸿飞. 眼针配合常规西医疗法治疗急性周围性面瘫临床研究 [J]. 中华中医药学刊，2009，27（4）：722-724.

[82] 周鸿飞，黄春元，鞠庆波，等. 眼针与头针对脑梗塞进行分期治疗的临床观察 [J]. 针灸临床杂志，2006（4）：3-5.

[83] 鞠庆波，王鹏琴. 眼针疗法治疗顽固性呃逆 32 例 [J]. 现代中西医结合杂志，2005（22）：2980.

[84] 田维柱，彭氏眼针治疗急性缺血性中风的研究. 辽宁省，辽宁中医药大学附属医院，2005-01-01.

[85] 鞠庆波，黄春元. 眼针对 VD 大鼠学习记忆障碍及 SOD MDA 检验指标的影响 [J]. 辽宁中医杂志，2004（11）：966-967.

[86] 鞠庆波，王鹏琴，苑冬敏. 眼针疗法对 VD 大鼠学习记忆障碍及海马组织生长抑素含量的影响 [J]. 辽宁中医杂志，2004（7）：613-614.

[87] 李兆桦，王鹏琴. 眼针治疗中风后认知障碍的机制探讨 [J/OL]. 实用中医内科杂志：1-4[2023-09-01]. http://kns.cnki.net/kcms/detail/

21.1187.R.20230615.1157.002.html

[88] 林美，王鹏琴. 针刺治疗中风后运动性失语症 [J]. 实用中医内科杂志，2023，37（5）：8-10.

[89] 庞立健，王鹏琴，吕晓东，等. 彭氏眼针疗法理论阐释及应用 [J]. 中华中医药杂志，2023，38（1）：90-95.

[90] 丁思元，王琪格，栾镇宇，等. 彭氏眼针学术思想发微 [J]. 中华中医药学刊，2023，41（7）：112-115.

[91] 浦延鹏，王鹏琴，程景艳，等. 基于数据挖掘探析眼针的优势病种及治疗方法 [J]. 辽宁中医杂志，2023，50（4）：11-16.

[92] 王梅，王鹏琴，于丽华，等. 眼针燔疗技术联合康复训练治疗痰瘀阻络型中风后肩手综合征：多中心随机对照试验 [J]. 中国针灸，2022，42（4）：385-389.

[93] 贾霖霖，王鹏琴. 中风后吞咽障碍的病位 [J]. 实用中医内科杂志，2022，36（4）：35-37.

[94] 田立茹，王鹏琴，张嘉敏. 肝阳上亢型原发性高血压病患者白睛络脉形态学特点分析 [J]. 辽宁中医药大学学报，2022，24（5）：183-187.

[95] 王雪婷，王鹏琴. 卒中后抑郁的证候分布特点及防治 [J]. 实用中医内科杂志，2022，36（1）：5-7.

[96] 王雪婷，王鹏琴. 王鹏琴治疗痉挛性斜颈验案及经验总结 [J]. 中国民间疗法，2021，29（22）：93-95.

[97] 田立茹，王鹏琴，张嘉敏. 眼针带针康复疗法在中风中的应用探析 [J]. 中国中医急症，2021，30（11）：1970-1973.

[98] 王小溪，王鹏琴. 眼针联合解郁丸治疗卒中后抑郁临床观察 [J]. 山西中医，2021，37（8）：33-34.

[99] 王鹤伊，王鹏琴. 眼针联合非甾体抗炎药治疗紧张型头痛临床疗效观察 [J]. 辽宁中医药大学学报，2022，24（3）：90-93.

[100] 王鹤伊，王鹏琴. 眼针联合经颅直流电刺激治疗脑卒中后认知障碍疗效评价 [J]. 辽宁中医药大学学报，2022，24（4）：59-62.

[101] 夏烨，王鹏琴. 眼针联合康复训练治疗脑卒中合并吞咽障碍的疗效 [J]. 中国医药指南，2021，19（14）：138-139，144.

[102] 浦延鹏，王鹏琴. 眼睑痉挛患者白睛络脉特点及眼针疗法临床疗效 [J]. 中华中医药杂志，2021，36（5）：3056-3059.

[103] 浦延鹏，王鹏琴. 眼针对脑缺血再灌注损伤大鼠脑组织自噬的影响 [J]. 针刺研究，2021，46（2）：100-105.

[104] 吴彬，王鹏琴. 眼针配合逍遥散治疗中风后抑郁临床观察 [J]. 实用中医药杂志，2021，37（2）：170-172.

[105] 马晴，王鹏琴. 应用改良洼田饮水试验评价眼针带针康复疗法改善中风后吞咽障碍 [J]. 辽宁中医杂志，2021，48（6）：195-197.

[106] 浦延鹏，王鹏琴. 眼针止痛，从络论治 [J]. 辽宁中医杂志，2020，47（9）：147-149.

[107] 郭宝全，王鹏琴. 从"肝与大肠相通"论治针刺治疗中风后便秘 [J]. 实用中医内科杂志，2020，34（10）：21-24.

[108] 浦延鹏，王鹏琴. 基于全息理论中医观眼识病理论探究 [J]. 辽宁中医药大学学报，2020，22（9）：163-166.

[109] 贾博惟，王鹏琴. 头针结合经颅直流电刺激治疗卒中后失语症的个案研究 [J]. 实用中医内科杂志，2020，34（5）：21-23.

[110] 冯定文，王鹏琴. 眼针带针康复治疗卒中后吞咽障碍临床观察 [J]. 实用中医内科杂志，2020，34（3）：10-12.

[111] 程修平，王鹏琴，王艺蓉. 基于球结膜微循环改变验证彭静山教授观眼识病理论 [J]. 中华中医药学刊，2020，38（3）：129-133，273.

[112] 董力毓，王鹏琴. 眼针疗法配合膈俞穴治疗顽固性呃逆 60 例 [J]. 中国中医药现代远程教育，2020，18（1）：101-103.

[113] 张淑娴，王鹏琴. 王鹏琴治疗脑梗死后构音障碍经验总结 [J]. 实用中医内科杂志，2019，33（10）：11-14.

[114] 李明珊，王鹏琴. 眼针治疗原发性痛经 30 例疗效观察 [J]. 云南中医中药杂志，2019，40（10）：56-57.

[115] 杨巍，王鹏琴. 眼针治疗中风后抑郁临床疗效系统综述与 Meta 分析 [J]. 实用中医内科杂志，2019，33（4）：1-5，77.

[116] 程修平，王鹏琴. 眼针联合治疗中风后抑郁疗效 Meta 分析 [J]. 辽宁中医药大学学报，2019，21（6）：113-116.

[117] 程修平，王鹏琴. 眼针联合疗法治疗气虚血瘀型中风恢复期患者白睛络脉研究 [J]. 辽宁中医药大学学报，2019，21（5）：91-94.

[118] 李禹瑭，王鹏琴. 眼针疗法治疗心肾不交型不寐 42 例临床观察 [J]. 湖南中医杂志，2019，35（2）：69-71.

[119] 刘露阳，崔韶阳，袁双双，等. 基于观眼识证理论分析肝肾阴虚证下焦区络脉特异性 [J]. 辽宁中医杂志，2018，45（10）：2030-2034.

[120] 张金娜，王鹏琴. 穴位注射结合针刺治疗周围性面瘫后遗症疗效观察 [J]. 亚太传统医药，2018，14（6）：169-170.

[121] 迟源，王鹏琴. 针刺治疗原发性痛经 [J]. 辽宁中医杂志，2018，45（6）：1251-1254.

[122] 王东旭，王鹏琴. 眼针疗法联合百合地黄汤加减治疗阴虚火旺型不寐 30 例临床观察 [J]. 湖南中医杂志，2018，34（3）：89-90.

[123] 刘涵，王鹏琴. 眼针体针结合治疗中风后肢体偏瘫 30 例临床观察 [J].
湖南中医杂志，2018，34（2）：69-70.

[124] 颜妮，王鹏琴. 三睑法针刺治疗周围性面瘫后眼睑闭合不全 70 例疗效
观察 [J]. 湖南中医杂志，2018，34（2）：73-74.

[125] 赵霞，王鹏琴，王漾彬，等. 基于调和阴阳论中风后痉挛性偏瘫从项腹
论治诊疗思路 [J]. 辽宁中医药大学学报，2018，20（4）：175-178.

[126] 刘露阳，王鹏琴. 功能磁共振成像技术在针刺机制研究中的应用 [J].
辽宁中医杂志，2018，45（1）：203-206.

[127] 张金娜，王鹏琴. 眼针联合黄芪桂枝五物汤治疗中风后肢体麻木疗效
观察 [J]. 亚太传统医药，2017，13（23）：125-127.

[128] 姜瀛，王鹏琴. 原络 - 络原大接经疗法临床应用解析 [J]. 亚太传统医
药，2017，13（21）：33-35.

[129] 耿郡唯，王鹏琴. 眼针结合会厌逐瘀汤治疗脑卒中后吞咽障碍临床观
察 [J]. 亚太传统医药，2017，13（19）：127-128.

[130] 刘露阳，王鹏琴. 基于观眼识病理论面瘫白睛络脉特点研究与面瘫从
肝论治眼针治疗 [J]. 中华中医药杂志，2017，32（9）：4321-4323.

[131] 佟阳，王鹏琴. 眼针结合雷火灸治疗脑卒中后肩手综合征 60 例疗效观
察 [J]. 湖南中医杂志，2017，33（5）：102-103.

[132] 武玥，王鹏琴. 眼针与体针治疗脑干梗塞后眼肌麻痹疗效观察 [J]. 辽
宁中医药大学学报，2017，19（4）：112-114.

[133] 刘露阳，王鹏琴. 眼针治疗卒中后失眠的随机对照研究 [J]. 针刺研究，
2017，42（1）：67-71.

[134] 刘露阳，王鹏琴. 眼针治疗中风偏瘫疗效 Meta 分析 [J]. 辽宁中医药
大学学报，2017，19（2）：102-104.

[135] 姜润哲，王鹏琴. 眼针结合康复训练治疗脑卒中后吞咽困难临床观察 [J]. 针灸临床杂志，2016，32（10）：12-15.

[136] 赵霞，王鹏琴. 眼针配合体针治疗丘脑痛疗效观察 [J]. 上海针灸杂志，2016，35（7）：805-807.

[137] 姜润哲，王鹏琴. 眼针结合火通疗治疗颈性眩晕30例临床观察 [J]. 国医论坛，2016，31（4）：28-29.

[138] 马立娜，王鹏琴. 穴位刺激治疗周围性面神经炎简况 [J]. 实用中医内科杂志，2016，30（6）：106-108.

[139] 刘慧影，王鹏琴，边颖，等. 眼针干预脑缺血再灌注模型大鼠神经功能及相关神经营养因子的表达 [J]. 中国组织工程研究，2016，20（18）：2634-2641.

[140] 李嗣祺，王鹏琴. 彭氏眼针治疗心肾不交型不寐40例临床观察 [J]. 实用中医内科杂志，2016，30（5）：112-113.

[141] 高鹏，王鹏琴. 眼针结合体针治疗后循环缺血性眩晕 [J]. 实用中医内科杂志，2016，30（3）：100-101.

[142] 王洋，王鹏琴. 眼针治疗瘀血头痛80例临床观察 [J]. 实用中医内科杂志，2016，30（4）：96-98.

[143] 黄婷婷，王鹏琴. 眼针配脑空穴治疗肝阳上亢型眩晕35例临床观察 [J]. 内蒙古中医药，2016，35（1）：77-78.

[144] 胡小东，王鹏琴. 眼体针结合治疗后循环缺血性眩晕40例 [J]. 针灸临床杂志，2016，32（1）：24-26.

[145] 胡小东，王鹏琴. 眼针治疗帕金森病疗效观察 [J]. 山西中医，2016，32（1）：33-34.

[146] 荆思琪，王鹏琴. 彭氏眼针治疗头痛疗效观察 [J]. 上海针灸杂志，2015，34（11）：1038-1039.

[147] 任莹莹，王鹏琴. 眼针配合头针治疗眩晕 30 例 [J]. 光明中医，2015，30（10）: 2166-2167.

[148] 刘硕，王鹏琴. 针刺治疗三叉神经痛选穴理论初探 [J]. 湖南中医杂志，2015，31（9）: 93-94.

[149] 李超华，王鹏琴. 体质学说与针刺治疗郁证 [J]. 实用中医内科杂志，2015，29（7）: 85-87.

[150] 鞠庆波，王鹏琴，苑冬敏. 眼针疗法对 VD 大鼠学习记忆障碍及海马组织生长抑素含量的影响 [J]. 辽宁中医杂志，2004（7）: 613-614.

[151] 张洪铭，王鹏琴. 眼针治疗中风后遗症 [J]. 实用中医内科杂志，2015，29（7）: 139-140.

[152] 赵阳阳，王鹏琴. 眼针干预脑缺血再灌注模型大鼠抗氧化机制随机平行对照研究 [J]. 实用中医内科杂志，2015，29（2）: 124-126，156.

[153] 赵阳阳，王鹏琴. 眼针联合功能锻炼治疗急性脑梗死随机平行对照研究 [J]. 实用中医内科杂志，2014，28（12）: 122-124.

[154] 刘斌，王鹏琴. 眼针与疏血通注射液结合治疗中风后眼肌麻痹 74 例 [J]. 内蒙古中医药，2014，33（31）: 61-62.

[155] 孟祥亚，王鹏琴. 眼康法治疗急性脑缺血再灌注伤实验研究 [J]. 辽宁中医药大学学报，2014，16（6）: 17-19.

[156] 杨桐，王鹏琴. 基于经络腧穴及解剖探讨眼针穴区特异性 [J]. 湖南中医杂志，2014，30（4）: 99-101.

[157] 孟祥亚，王鹏琴. 针灸对大鼠脑缺血再灌注损伤 NF-κB 信号通路影响 [J]. 辽宁中医药大学学报，2014，16（5）: 9-11.

[158] 何川，孙年怡，何宇，等. 针灸治疗肠易激综合征临床研究概况 [J]. 实用中医药杂志，2014，30（4）: 376-378.

[159] 陈冰，王鹏琴. 针刺治疗特发性面神经麻痹探析 [J]. 辽宁中医药大学学报，2014，16（3）：150-152.

[160] 刘欣，王鹏琴. 针刺与康复训练联合西药治疗气虚血瘀型中风恢复期随机平行对照研究 [J]. 实用中医内科杂志，2013，27（24）：68-70.

[161] 王振川，王鹏琴. 肩痛穴配合蜡疗治疗中风后肩痛 40 例 [J]. 陕西中医学院学报，2013，36（6）：87-88.

[162] 王瑶，王鹏琴. 眼针联合中药治疗偏头痛随机对照观察 [J]. 实用中医内科杂志，2013，27（1）：133-134.

[163] 王德山，基于临床眼针优势病种疗效的特异性生物效应机制研究. 辽宁省，辽宁中医药大学，2012-11-20.

[164] 郭茂楠，王鹏琴. 眼针对腹泻型肠易激综合征患者脑血流量的影响 [J]. 上海针灸杂志，2012，31（8）：540-541.

[165] 张博，王鹏琴. 针刺治疗球麻痹概况 [J]. 实用中医内科杂志，2012，26（6）：79-80.

[166] 邹凌云，王鹏琴. 眼针对肠易激综合征患者血清 5- 羟色胺水平的影响 [J]. 上海针灸杂志，2012，31（4）：211-212.

[167] 田京立，王鹏琴. 眼针对肠易激综合征腹泻型患者生活质量及精神心理因素的影响 [J]. 上海针灸杂志，2012，31（4）：213-214.

[168] 吴朋，王鹏琴. 经验穴治疗面肌痉挛的疗效探讨 [J]. 实用中医内科杂志，2012，26（3）：79-80.

[169] 周鸿飞，王健，王鹏琴，等. 眼针疗法之穴区与脏腑相关性 [J]. 实用中医内科杂志，2011，25（11）：9-13.

[170] 王鹏琴，陈苏宁，柳越冬，等. 眼针治疗腹泻型肠易激综合征 60 例临床研究 [J]. 中医杂志，2011，52（14）：1203-1206.

[171] 王鹏琴，刘若实，周杰，等. 眼针对局灶脑缺血再灌注损伤保护机制研究——神经功能及半暗区细胞凋亡影响 [J]. 中华中医药学刊，2011，29（4）：735-737.

[172] 王鹏琴，周鸿飞，王健，等. 眼针对局灶脑缺血再灌注大鼠脑组织及血液肿瘤坏死因子含量的影响 [J]. 上海针灸杂志，2011，30（2）：71-73.

[173] 王鹏琴，周杰，刘若实，等. 眼针对局灶性脑缺血再灌注损伤大鼠神经功能梗塞体积及超微结构影响 [J]. 辽宁中医杂志，2011，38（2）：360-363.

[174] 王健，基于"观眼识证"的彭氏眼针疗法临床应用及作用机制研究. 辽宁省，辽宁中医药大学，2010-12-20.

[175] 邹娜，丁常宇，王鹏琴. 综合疗法治疗特发性面神经麻痹（急性期）疗效观察 [J]. 实用中医内科杂志，2010，24（10）：23-24.

[176] 丁常宇，邹娜，王鹏琴. 中西医结合治疗短暂性脑缺血发作浅析 [J]. 实用中医内科杂志，2010，24（10）：80-81.

[177] 王鹏琴，白丽，蔡虹，等. 眼针对局灶性脑缺血再灌注大鼠脑组织半暗区 Caspase-8、Caspase-3 mRNA 表达的影响 [J]. 针灸临床杂志，2010，26（9）：51-54.

[178] 黄兴丽，王鹏琴. 眼针治疗顽固性失眠症临床观察 [J]. 辽宁中医杂志，2010，37（9）：1801-1802.

[179] 王鹏琴，周鸿飞，刘峻，等. 眼针对局灶性脑缺血再灌注大鼠脑组织半暗区 Fax/Faxl 表达影响 [J]. 中医药信息，2010，27（5）：85-89.

[180] 刘娟，王鹏琴. 眼针对肩关节周围炎家兔模型保护作用的研究 [J]. 实用中医内科杂志，2010，24（7）：23-25.

[181] 孙淑婷，王鹏琴. 眼针体针并用治疗痿证疗效观察 [J]. 实用中医内科

杂志，2010，24（3）：88-89.

[182] 张雪松，王鹏琴. 眼针治疗脑中风 26 例疗效观察 [J]. 实用中医内科杂志，2010，24（2）：100-101.

[183] 孙福学，王鹏琴. 眼针治疗特发性水肿 16 例疗效观察 [J]. 实用中医内科杂志，2009，23（12）：119-120.

[184] 蔡雨，李云多，王鹏琴. 针刺治疗神经性皮炎疗效观察 [J]. 实用中医内科杂志，2008，22（12）：55.

[185] 王鹏琴，王健，周鸿飞，等. 眼针疗法的理论基础探讨 [J]. 中华中医药学刊，2008（4）：700-703.

[186] 王鹏琴，王健，周鸿飞. 眼针对急性脑梗死患者神经功能缺损及血浆纤维蛋白原水平的影响 [J]. 上海针灸杂志，2008（3）：5-7.

[187] 王鹏琴. 眼针对大鼠局灶性脑缺血再灌注损伤保护作用及凋亡机制研究 [D]. 沈阳：辽宁中医药大学，2008.

[188] 刘若实，王鹏琴. 眼针治疗眩晕 63 例临证辨析 [J]. 实用中医内科杂志，2008（2）：57-58.

[189] 周杰，黄春元，王鹏琴. 针刺完骨列缺穴为主治疗周围性面瘫 120 例 [J]. 实用中医内科杂志，2008（2）：62-64.

[190] 王鹏琴，王健，李敬林. 眼针对血管性痴呆大鼠模型学习记忆障碍及血清 CGRP ET 的影响 [J]. 中华中医药学刊，2008（1）：94-95.

[191] 王鹏琴，李敬林，王健. 眼针对急性脑梗死患者神经功能缺损及血清 C 反应蛋白水平的影响 [J]. 针灸临床杂志，2007（12）：23-24，58.

[192] 王鹏琴，王健，李敬林. 眼针对血管性痴呆大鼠学习记忆障碍及血液流变的影响 [J]. 辽宁中医杂志，2007（10）：1487-1488.

[193] 王健，王鹏琴. 眼针疗法对拟血管性痴呆大鼠学习记忆障碍及血清 NO

含量 NOS 活性的影响 [J]. 中华中医药学刊，2007（3）：485-486.

[194] 侯本赤，李淑红，王鹏琴，等. 中西医结合治疗真性红细胞增多症合并脑出血例析 [J]. 实用中医内科杂志，2007（7）：49.

[195] 黄春元，王健，王鹏琴. 头针疗法治疗血管性痴呆大鼠的实验研究 [J]. 现代中西医结合杂志，2006（22）：3041-3044，3153.

[196] 鞠庆波，王鹏琴. 眼针疗法治疗顽固性呃逆 32 例 [J]. 现代中西医结合杂志，2005（22）：2980.

[197] 王丽波，王鹏琴，蔡虹，等. 通脉益智丹对血管性痴呆大鼠学习记忆的影响 [J]. 实用中西医结合临床，2005（3）：9-10.